U0546216

金匱要略新論

惲子愉 著

Ainosco Press

目　錄

緣起 i
凡例 iii
推薦序 v
前言 ix
藏府經絡先後病脈證第一 1
痙濕暍病脈證并治第二 23
百合狐惑陰陽毒病脈證并治第三 43
瘧病脈證并治第四 55
中風歷節病脈證并治第五 63
血痺虛勞脈證并治第六 75
肺痿肺癰咳嗽上氣脈證并治第七 89
奔豚氣病脈證并治第八 99
胸痺心痛短氣脈證并治第九 103
腹滿寒疝宿食病脈證并治第十 109
五藏風寒積聚脈證并治第十一 123
痰飲咳嗽脈證并治第十二 135
消渴小便不利淋病脈證并治第十三 155
水氣病脈證并治第十四 163
黃疸病脈證并治第十五 189
驚悸吐衄下血胸滿瘀血脈證并治第十六 201
嘔吐噦下利脈證并治第十七 215
瘡癰腸癰浸淫脈證并治第十八 239

趺蹶手指臂腫轉筋狐疝蚘蟲脈證并治第十九 245
婦人妊娠病脈證并治第二十 251
婦人產後病脈證并治第二十一 259
婦人雜病脈證并治第二十二 265
方劑索引 279

緣起

感謝多年來支持「惲子愉醫學系列叢書」的讀者和好朋友們，在 2020 年春天，我們決定重新整理出版這套書，由王世興醫師、惲純和醫師、葉姿麟醫師和華藝數位股份有限公司學術出版部的同仁就內容及索引，以當代學術出版的方式，一字一句地校對調整，並陸續交由華藝數位股份有限公司發行。

這套著作是對傳統中醫最重要的幾部典籍用現代醫學理論提出獨到的註解，其中《臨證特殊案件之經過及治驗》一書包含了作者卅多年行醫生涯精彩的病例分享及說明，希望藉由這次的重新出版，可以為苦於尋找傳統中醫與現代醫學之間連結的中醫同好們提供一盞明燈，以求達到知識學問的傳承與推廣傳統中醫現代化的目的。

凡例

一、醫實則無分中西，唯以尊重事實為貴，故本書之寫，力求符合事實，使人人能讀中國醫書、人人能懂中國醫學。故凡治之而有效，言之而成理者，均可收拋磚引玉之功。以待後來高明，繼續發揚光大，俾使先聖之學，薪傳有人。

二、本書之前言，是對本書做一有系統的介紹，為本書之總綱，如果先行瀏覽，則對本書之瞭解有事半功倍之效。

三、因書寫方式是橫行由左而右，與古代書寫方式不同，故古書上的「右項」均一律改寫成「上行」，亦即是在前之意，要之為便於瀏覽。由於《金匱要略》對藥物、藥方的泡製及組成，均非常特別，故原方均一律忠實錄寫，以便啟發讀者之靈感。

推薦序

　　惲師的兒子純和電話聯絡我，訴說著長期支持老師的讀者，希望能再出版老師的著作，以利推廣老師的理念。

　　純和目前執業西醫，受此期望，也激起他內心深處的承擔，籌備再版，對中醫情有獨鍾的人士或從事中醫的各行各業，作為啟發參考，也是對上一代的一種交代。我想是時候了，他的夫人於新冠疫情年，開立中醫診所，懸壺濟世，慶幸惲師有傳人！

　　我的思緒，也回轉到三十幾年前學生時代的場景，往事歷歷在目。猶記得惲師每週從台北下來上課，最期待的是，老師於下課後，會在教授休息室看診，病人大多自遠方來，帶著疑難雜症，透過別人的介紹來就醫，診療後老師會分析疾病的條件，作用機轉，如何理、法、方、藥，如何調兵遣將，運籌帷幄，依臨床實證的進展過程，一一解說，將懵懂的我，帶進中醫深奧的殿堂。

　　後來北上到台北實習，從住院醫師，到次專科訓練，其間每週假日，都會去老師看診地方，跟診學習處方用藥。晚了，師母會請我們一起用晚餐，外地遊子的我，備感溫馨。

　　綜觀探討人類這種生物是如何運作，中醫使用的方式，是不斷觀察人對各種外在因素的反應，以及不同反應之間的關連性，這樣的觀察需要非常大數目的人及觀測點，需耗費很多時間，過程會是雜亂且緩慢。然而當資料不斷擴大超過某一個程度後，如同現代的大數據分析以及人工智能深度學習，會建立有意義的初始模型。如此往後資料的收集以及比對，就會越有系統化，資料關連性的連結就越細膩。持續的反饋模型修正，模型也會越精準，越來

越有意義及實質價值。如此大量資料收集及模式修正的方式，用來解釋人類這種生物的運作，雷同中醫學宏觀的發展過程。

中醫是歷經千年的古老學問，護衛中華民族的生存，在臨床實踐中驗證那些規律理論，得到卓越的臨床治療效果，都證明了中醫的正確性及卓越性。然在理論及應用方面，總是深奧，令人難以全面瞭解。

古老的中醫書籍告訴我們許多人體的假說、定律，卻沒有解釋那些規律是怎麼來的，原始的研究方法以及數據也不復存在，或隱約散落存在其他經典之中，非常不完整。只留下研究的「結論」，沒有過程，就無法驗證其真實性，很容易被認為只是哲學思想的範疇。

中醫的重現率不像其他學科那麼精準，在於不完全知其所以然，需要累積更多的條件數據。

目前的研究模式，是用現代的醫學、生命科學、基因、分子生物學、流體力學、生物物理學的角度，來說明中醫古書中的理論及治療方法。然而中、西醫學的出發點和基本定律完全不同，即使在最終的理論上或許可以連結，但是臨床應用上卻不是很有效率，這也是目前所看到無休止的生命科學研發過程。

惲師治學以科學的求真求實的精神及邏輯推理的方式，使複雜系統模型簡單化，以簡馭繁。對臨床醫學深入觀察、驗證、實踐、反思，以看病的臨床數據，來驗證中醫理論及治療方案，觸類旁通，舉一反三，故能於臨床看病上，得到很好的療效，屢建奇功！

目前中醫、西醫其哲學思維模式不同，衍生不同的理論基礎，然人就是人，其本質生命的運作，本就千變萬化，極其複雜。惲師始終堅持真理是一個，一生致力於中醫的發展，怕大家學不好、聽不懂，最後中醫學會以不科學、不能懂而消滅，常有「數點梅花亡國淚，二分明月故臣心」的感慨，以國之將亡哀痛如此，表達道之將廢，又何嘗不是如此。期能拋磚引玉，期待當代的張仲景們，能開創新中醫，為中醫學的根基開創高峰。如今中、西醫還沒有找到真正統合的基礎點，有賴更多專業科學家的投入研究，期許深度

推薦序

整合醫學的進展,會對人類的身心靈整體照護,更為全面,更圓滿!

學生　楊茂庭

2020 年 12 月 31 日

前言

　　諺云：「讀十年之書無可治之病，治十年之病無可讀之書」，這是事實，古時候如此，現在亦復如斯，那麼做醫生的就可以不讀書，隨便給人亂治病草菅人命卻又大不為然，此諺非獎勵你不去讀書，乃是感慨單是讀死書是一點用處都沒有，非但不足以治病，更且無形之中殺人而不自知，可嘆亦復可憐！究其原因為什麼會落得如此悲哀而沒落的地步呢？其結果之發生簡單言之即是全信書不如無書；如果我們來做更深一步的分析，乃知諸凡天下之事絕對沒有二樁事件完全相同的，但是亦沒有所有的事情全部不同的，因為無論如何的不同，總有部分略同或者相似之處，如此而言即是天下事絕對不同，但是不同歸不同，大多卻相似，所以現代所稱的統計可信度並不太高，但統計力學，並不是真正的統計，自有其不可變異的機轉、原則和理論，不過是不能絕對地確定，大概地確定是絕無問題的，絕不致於所求的結果南轅北轍全然不合拍或互相矛盾，所謂統計必須要窮理致知實在是山窮水盡了；「不能確知解答」──一如俄國大物理學家藍道（Davidovich Landau）所言：「統計者，不得已也！」一切可能機轉全部用竭耗盡（the exhaustion of mechanism），才用統計之法。如今美國人好用統計，例如：全國女子每年耗去多少化妝品，全國人民每年吃掉多少麵包，這是因為理由不多，只能統計，變化不大，無法盡其全力以求其原委，這種統計有些像遊戲，至多也只能做參考，而今醫學上未知數正多，可以尋找原因，求其圓滿之答案，或者至少能做合理的猜測或推斷之處正多，一定要用統計而自絕於思考研究之外，似乎有些過分了。正如一位美國有名的大醫學家，此人得過諾貝爾醫學獎，曾

經說過：「統計有時可以 make white from black or make black from white」，不可考的地方正多，十個 cases 不稱少，一萬個 cases 不算多，一般較高深的醫學生理學實驗中，得到的答案不盡相同，手續進行有不同，實驗環境有不同，甚則觀察者，實驗者的心態也不同，諸不同之條件，結果豈能相同，此其一也。我們再回頭過來看看前面的一句諺語，醫書上所說的病案及學問要與臨床上的病例相同殆幾乎不可能，讀書愈讀愈死，這種死書讀它做什麼，不讀還好治病，愈讀愈糟，其原因在於一定要將書上讀的事物應用在實際上的臨床當然無法貫通，正如照棋譜與人下棋必敗，其原因在於不權變通達，要能權變通達，必須澈底明白你讀到了什麼，你懂了多少，如全懂則必然有所悟，有所悟則必然能變，如此則讀書愈多治病愈精，如果純用書上讀到的一些東西來治病或與人相辯論，想法實在太簡單了。書是天下皆有的東西，除非神話或者武俠小說的絕代武功秘笈藏在石室洞府，上有機關，下有尖刀，只能有緣的小俠或者少俠能得到之外，別人無法問津，但這是神話，是小說，事實上是行不通的；你看到的別人亦能看到，照書直講的，別人亦能直講照書，說這是大學問，誠然寫書的或看書的人都可以有學問，也可以東抄西抄，照樣不能說是有學問，但你做的經驗，世界上的人卻並不能一定與你有相同的經驗，做比讀要精細，於是「治十年之病無可讀之書」，但這又是怎麼一回事呢？因為所看的病處處都與書上所講不同，入社會問世之後看來看去就是這些病，就是如此了，隨便來隨便看，範圍愈看愈狹，看傷風咳嗽則稱傷風咳嗽專家，看婦科則稱婦科專家，心臟科則稱心臟專家……，多讀書愈讀得深的，愈是只在研究學術上打轉與臨床毫無關係，讀之無益，讀它做什麼；實在說，人身是整體不可分，節節相連的，豈能單看某一部分便能了事，這是不對的。但是要讀的東西太多了，讀得焦頭爛額還是讀不完的，那你說怎麼辦呢？錯了！應該是求其總綱與原則，配合臨床經驗，則無病不可斷，處方雖不敢說是必治好，但必然有效，治病的範圍可以愈治愈廣，絕不愈治愈狹，而且興趣多多，旦旦而不倦。我們所努力的目標是力求近於事實，儘可能的應用我們所知，使讀古書者容易明瞭，既有所悟，則必有所行，行而悟，

悟而知，知而處方有效，我想這沒有什麼不對；如果有人說你所講的毫無根據，我沒有在任何書上看到過（在書上看到，別人早就講了，又何必多此一舉），或者書上看到的不是那麼一回事，或者又說根本不對，這些話我非常尊重，但是有一點，希望你所說到的，能夠對我們的古醫書、醫術，有更可靠、更詳細的說明闡述，才是比較積極，否則說一句「沒有根據」，自己又不去做，這是為反對而反對，一句風涼話而已。如果這也不知道（unknown），那也不知道，不知道就是不知道，既不努力去追求知道，又任其自然不知道就是不知道，一來使讀者士氣大受打擊，二來既然不知道又要為人治病，不知道而行與古人說「知而後行」互相矛盾，或者將你所知道的講來，假如離事實愈講愈遠，愈不實用，愈離譜，我不敢說你毫無根據，在你的說述中，未知數至少應該比我的多（因為我是根據事實臨床在醫病，進而做述說，至少有此事實，有此根據，治之有效，言之而成理亦是有的），那麼恕我直言，你就不會比我高明到哪裡去了，是否公平，我們可以訴諸公論，求諸讀者，諸君以為然否？

　　基於以上種種原因，要寫的都寫了，只有《金匱要略》還沒有寫，其實《金匱要略》此書非常奇怪，表面上看起來雜亂無章，方子又多，見效的方又少，又不似《傷寒論》、《溫病條辨》般的有連續性，節節相連；《內經》純是以古人的經驗來論病論理，不講治療及處方，《金匱要略》此書其對脈講的很多，都是就病而實事求是鐵定的來論脈；《內經》論脈只是總論（general consideration），而《金匱要略》論脈「一掌一招」全部要見真章，處處要有交代，實在是難上加難。綜觀清末民初近代名醫以《傷寒論》治病出身者很多，《溫病條辨》尤其多，參悟對《內經》有心得者已經很少了，但仍不乏有人，而對《金匱要略》上具功夫的，平心而論，實不多見，因為此書實在難懂，即使張仲景也大有不支之感，且看在《傷寒論》上張仲景是如何的生龍活虎，雖有「師曰」，究竟少少幾條而已，其他都是自己發揮淋漓盡致，張仲景是東漢時代的人，古人向例尊師重道，絕不自己稱師，張仲景之所以為聖非但在醫道、醫術上足為後世法，更在學術上相當誠實，絕不篡奪別人

的占為己有,「師曰」是指張仲景的老師,《傷寒論》中師曰不多,《金匱要略》中幾乎滿篇都是師曰,可見張仲景也大有抵擋不住,力不從心之感,只有請教老師了,所以師曰特別多,此乃張仲景可以為醫聖的誠實可敬之處。這本書為什麼如此之難解呢?是有理由的,大概不出乎如後幾點,《金匱要略》所治的多為慢性病,慢性病當然不好治,可處的方不過一、二張,單憑這一、二方要治變化萬千延時日久的慢性病何啻緣木求魚,所以方大多不靈,甚則無效或使病情反而加重;其所以使人無法辨認,更有很多觀念無法理解及互相矛盾之處:

一、中醫是以症治病的,西醫是以病為主的,同樣一個症很多病都可以有同樣的症狀,反過來講同一個病在其病的進行時又可見種種不同的症狀,所以有人要想將中西病名做一對照表,要想將症與病恰恰「兩陣對圓」,卻是難上加難;而且加重雙方的誤會,不客氣的說,簡直是不懂醫,非但毫無成果,而且後必有災,副作用特多,一如「五四運動」時期,胡適之說中文必須有文法,其實無所謂文法,不過習用、熟用而已,英文中的《納氏文法》(Nesfield grammar)非常有名,但不是為了英國人而寫,而是為了印度人而寫,當時的印度是英國的殖民地,印度人不懂英文,《納氏文法》是給印度人方便讀英文而寫,殖民地人民可憐不得不讀,而中文是中國人的文字,何須要用什麼文法,更笑話的,居然有一位馬先生不知其名為何,今已忘卻,因之而寫了一部厚厚的兩大冊「中文文法」名之云《馬氏文通》。在五四運動時期大為吃香,結果教人看了啼笑皆非,《馬氏文通》愈讀愈不通,真是幼稚之至,笑煞人也;一味亂學外國,連月亮也是外國的圓,現在想起來簡直是一椿鬧劇而已,如今又要「醫貫中西」來個「中西醫病名對照表」,殊不知雙方文化背景學術思考的方式完全不同,一味硬打鴨子上架,認為只要曉得西醫說的是什麼病,我就打開中西醫名對照表一查就知道中醫上是什麼病,用什麼藥就好了,如此愚蠢,如此偷懶,天下有如此便宜之事,簡直是痴人說夢話矣!如果讀過《金匱要略》就知道其難處了。中國藥處方表面

上是從症，骨子裡是從機轉著手，所以一張名方可以治多種不同的病，同樣一種病可以用很多張方子來治，其原因不喻自明，蓋一症有多種病，一病又有多種症象，已經明確無疑如斯也！

二、《金匱要略》即以症為分類，一如西醫以病名來分類，其間有很多相同處，亦有很多不相同，不相同處亦比相同處多了好多倍。例如：「痙、濕、暍」並不是病而是症，症象的產生各有不同的機轉，絕不能硬將其症象戴上個西醫病名就能了事，如果一定硬幹，則這本書無法讀通，而且愈讀愈難過，結果一丟了之，不亦悲乎！所以必須先知道其機轉，譬如某些症象是由於某某身體部位發生某種不正常變化而產生，如此則不管你是什麼病，是什麼症，都能以機轉而用藥，即使用藥不靈或者不效，亦不致於失誤。

三、醫的對象是人，人生了病所以須要醫治，在人身上並沒有陰陽五行六氣之類，這不過是古人在自然科學不發達，事實真相未明之前，既有此事實，不得不做一時假說而已，並非真正有那麼一回事；而《金匱要略》中講得相當多，而且陰陽五行六氣可以隨心所欲將之翻波騰瀾，講到哪裡是哪裡，實在沒有什麼道理；如今我們要儘其可能使它成為某種事實，就事論事，可以喻人，可以自喻，這本書才有價值，否則是一無可取，但是《金匱要略》的機轉遠比《傷寒論》為深，一句一節都非常困難闡明，如逆水行舟，極為艱苦，此書所述，反覆混雜，不是這類病隨便竄入，有時且以訛傳訛，要使之定位已屬不易，更何況解釋得晴空如畫呢？單想讀了些書引證一些別人的語錄加上按語是無法貫通的，純讀西醫書不過能知這一些病的變化或病理上的不同，其實活體在變化的過程中與在屍體解剖上變化完全不同，要憑功夫具有相當想像方始有效，更須配合很深的思考，很廣博的學問做靈活機轉，即使如此仍不能得其要領，更須要極精、極博的臨床經驗方克有成。所以在寫本書時曾經幾次因心力交疲，想放棄不寫了，後來上我師于立忠先生住處，幾經商討有關第一章第五條的「色鮮明有留飲」；第三章第十條的「狐惑病」及第十五

條的「陰陽毒」；第四章第一條的「瘧脈自弦」及第三條的「溫瘧」；第五章第八條；第六章第一條「血痺」；第十一章第四條「肝中風」；第十三章第一條「厥陰消渴」及第十一條的「茯苓戎鹽湯」；第十四章第二十三條的「黃汗」；第十五章第二十條；第十九章第一條，經我師指點，方始有決定性的結論。

四、《金匱要略》的論病極為複雜精深，有時候又相當怪誕，如：吳鞠通、張錫純在他們的著作中可以隱約地看出其對《金匱要略》的研究頗有心得，但從未明言，更從不解釋《金匱要略》，真正解釋《金匱要略》如尤怡（尤在涇）之流又說理不明，只能做字面上的解釋，而近代諸君子用老式辦法的說明也相差不多。《金匱要略》所重者在法則，不在方劑，方劑不過示範而已，而法則既明，聰明人自然奇計橫生，處方可以隨機應變，頭頭是道，吳鞠通先生便是一個很好的例子；我們必須一再聲明的，絕非拿西醫的知識削足適履硬加在中醫書上，我們不過是想用接近事實的方式以闡明此書的優點，不分是中是西，請勿誤會什麼「中西溝通，學貫中西」，我們不敢當，也沒有這種想法，我們的目的是教人人能懂中國醫學，如此中國醫學才有進步，不要為了自己的利益，陰陰陽陽亂蓋，使人如墜五里霧中，學不好聽不懂，最後中醫學澈底因不科學不能令人懂而消滅；覆巢之下安有完卵乎？我們更反覆強調「醫」是以「人加上病」為對象，忽略了人和病，單講什麼藥有效，什麼方有效，毋乃太躁！捨本逐末了。又講什麼方劑有效，什麼單方有效，而不提及病人在什麼條件之下有效，這不是醫者，是郎中，沒有意思，此西醫之所以把中醫看扁的原因在此。凡醫之原則是「人生病」，其他一切均是隨之而來，人之生病必有條件，必有原因，此《傷寒論》、《金匱要略》、《內經》之所以可貴。東方文化講究的是舉一反三、觸類旁通，需要智慧更需要靈感。

五、《金匱要略》的最精彩處是論脈，平心而論，中國醫學在古時候不知什麼血液循環動力論、電解質、滲透壓、毛細血管循環、靜脈血管、淋巴

流量等,但在既定已知的事實上,處處講得井井有條。本來自然界一般中國人所說的「上蒼」、「造物者」,基督教徒說的「上帝」,就從來沒有將一樁事物仔細分析給人類看過,都是混合的、整體的、籠統性的方式顯示的,而人將之仔細分析無非想明其理,而便於教學而已,若為便於應用靈活啟發,則整體籠統的遠較分析的為優,所以縱覽現在最新的血液動力學、系統的酵素作用、生化作用,仍遠不及古書的整體做事實上的敘述來得高明而且應用靈活;像目前最尖端科學的量子力學及相對論,也只能以矩陣(matrix)及群體理論(theory of group)來表示之,並非單線的,醫學乃科學中之一小環,又豈能例外!蛋白合成、酵素轉化,中醫在病人的症象變化有極精彩的描述,惜世人不察耳!脈象並不只是隨心搏跳動而變,其變數有很多,在拙著《內經素問真相之探討》述之甚詳,但《內經》的論脈固然精彩卻遠不如《金匱要略》,《金匱要略》就症論病,就病論脈極為精細具體而實在,也極為難於解析明瞭,如果一旦全部貫通則更不必再唸什麼脈學了,如:《瀕湖脈訣》、《脈經》等,脫離了病及人的基本原則,單論脈象是捨本逐末,愈描愈黑,恐怕永遠無法見到天日了;真理之闡明必須要有前置條件,如果在「現有的一點」上立論是在「現有的定點」上,則前置條件必在定點之前,未來茫茫信難求其變化,過去已往一切既成事實,隨便你做如何辨證及解說,總無法脫離改變其存在的前置條件,又無法否定現在的必然定位,無論如何雖不中也不遠矣!我們的堅持,隨便如何批駁沒有根據,總在事實範圍之內,要之離真相不遠,我們希望的是大雅君子不吝賜教,以求拋磚引玉,我們不希望為反對而反對,單單一句「毫無根據」四個字就抹煞了別人嘔心錐血的努力,這是不公平的。《金匱要略》的論脈極為複雜,我們費了九牛二虎之力,約略能窺其堂奧於萬一,如果各位能懂得《金匱要略》的論脈則就懂得所謂血液動力學、酵素轉化、滲透理論,對各位治醫臨床均有極大的幫助,西醫所述只是理論,《金匱要略》所說更偏重診斷實用,可貴之處在此。

六、如果懂得《金匱要略》處方的原則，即懂得什麼叫東方醫學更能領略到什麼是東方文化，於是處方可以千變萬化而不著痕跡，一般說《難經》所講是法則，根據我們看《難經》是一本不怎麼出色的書，《金匱要略》也有人認為是非常不出色的書，我以前也曾這樣想過，但是仔細看來其文章蘊藏玄奧之處很多。平心而論《金匱要略》倒真正是一本講治病法則的書遠勝《難經》多矣！醫學是大學問，其實簡單言之不過循環不良、血管瘀栓、黏連、滲透壓改變、血液中成分變化、血液動力變化、代謝性變化、酵素轉換失常、蠕動失常等，此類條件《金匱要略》中都有述及，要看讀者是否能夠應變了。目前所謂醫學專家將醫學愈分愈細，愈不能連貫，距全體事實真相愈來愈遠，對治療沒有什麼幫助，在研究進行中，一日而數變，今是而昨非，今天又非而明日又是，要根據之以做討論，連他們自己都不知道對與不對，更無法與之討論矣！

看病臨床是最具體、最實質、最直接的，比起實驗研究、動物試驗更為實在，因為心理因素、環境變遷、生活條件非單用動物試驗就能達到目的，而實驗室的科學成果，無非是將事實用種種條件限制之後所得到的結果，換句話說不過是將事實割出一塊來，以限定範圍內所得到的事實，要想以之來治病是不夠完備的。以前認為科學萬能，如今明智之士已經知道科學不一定是萬能，人不一定能勝天。因此哲學和藝術尚有生存的空間，強以為是，就是迷信，迷信不一定專指信鬼神，強詞奪理、堅持成見、抹煞事實又何嘗不是迷信；職是之故諸君如能以其法推其理變其方，臨床上必有非凡的進步及成就！事實勝於雄辯，盍乎興來一試，信手書來不禁盈篇盈幅。在此總結時，首先我當感謝的是我的老師于立忠先生的鼓勵及啟示，在此對吾師致至誠的謝意，此書的原稿字跡潦草，承連讚興先生、林健雄醫師、黃升騰醫師、梁正來醫師、吳宜輯醫師諸位年輕才俊熱誠地為我重新抄寫謄清一遍，否則此書恐怕無法如期出版，在此特致衷心的感謝，並祝他們前途無量。

再者有一點更須聲明的是開處方與寫文章雖是兩回事，情形幾乎是相同的，寫文章是以意為主，處方是以病為主，意可以變幻莫測，處方可以千變

萬化，字是文章組合的單元，藥是方劑組合的單位，辭典是查詢文字之如何應用，藥物學、藥理學是查詢藥物如何用法的。字非文章，好文章絕非讀辭典可以成功，處好方，同時也絕非知道些藥物可以濟事；文之佳是基於意之妙，醫之高是基於明知病之變，《金匱要略》此書也有此高招，敬附上此筆以備我人深思。

惲子愉
敬識於 1989 年 9 月 27 日自寓

藏府經絡先後病脈證第一

問曰：上工治未病，何也？師曰：夫治未病者，見肝之病，知肝傳脾，當先實脾，四季脾王不受邪，即勿補之；中工不曉相傳，見肝之病，不解實脾，惟治肝也。

夫肝之病，補用酸，助用焦苦，益用甘味之藥調之。酸入肝，焦苦入心，甘入脾。脾能傷腎，腎氣微弱，則水不行；水不行，則心火氣盛；心火氣盛，則傷肺，肺被傷，則金氣不行；金氣不行，則肝氣盛。故實脾，則肝自愈。此治肝補脾之要妙也。肝虛則用此法，實則不任用之。

經曰：無實實，無虛虛，補不足，損有餘，是其義也。餘藏準此。

  《金匱要略》最困難之處，不在開端，而在以後諸治病的各章中，一般古醫書都是在開宗明義的時候，來一個總論，即在現代醫學中的總論（general consideration）一樣，此類總論大都是遵照《內經》的一般治病法則。自從《金匱要略》開其端以後，各醫家無論出什麼書、什麼論，前面都仿照《金匱要略》，一律有篇總論，名目各有不同，實則是大同小異，如果說它很有意義，無非是遵照四時五行反覆地略述一番，可以說沒有什麼新創見，今且不論，但是《金匱》與《傷寒論》合稱《傷寒雜病論》，是經方的後半部，獨立與《傷寒》分開，乃成《金匱要略》。既是經書經方，自然必須加以說明，所謂「上工治未病」，《內經》中早已述及，是一種預防醫學（preventive medicine），所謂預防醫學比較含糊而廣泛，《金匱要略》較《內經》卻更為具體，對「上工治未病」做進一步的解釋，乃曰：「治未病者，見肝之病，知肝傳脾……餘藏準此」。如果就現代眼光來看，其「肝之病」並非實質的肝病，「脾之器」也不是如今所稱的脾，但是有一點非常值得注意的是，現代的肝病及脾病或稱任何病，以臟器為名稱者或以作用為名稱如傷寒、瘧疾、痢疾等，都包括在古稱的肝脾、瘧疾、痢疾諸病中。反過來現代所謂諸種病症都不一定包括在古人所稱的疾病中，此一點是非常重要的觀念。所以不要看古書雖然非常簡單，卻包羅萬象，方今的現代醫學內外婦兒分立極細，盈篇累牘非常冗長，但所講病的範圍都相當有限而且狹窄，由此以觀設如具有極熟悉的現在醫學知識，可以從相當簡單的古書，悟得無盡精義，此乃一般人所不察，良為可惜。範圍愈狹，思考推理的方式，無從著手，範圍愈廣則非但思考推理的方式愈廣，抑且應用治病的原則愈加靈活，其古書經方如《傷寒論》之所以如此寶貴，歷傳近二千年，非無因也。如今再反過來講本條的涵義所在，古人指肝之病包括精神、神經及真正的肝病都包含在內，所謂脾病包括了消化系統各種機能作用及實質的腸胃運化，更包括了部分實質的脾臟在內，何以知之，因為古書所講的是症狀，病的症狀，雖然簡單，但是仔細分析極盡複雜，要將它分析得非常清楚，則必須現代醫學的知識極為活用和熟練，《金匱要略》的上工治未病又較《內經》更為講得具體明確了，如果說見肝之病包括精神不定、情緒煩躁、憂鬱、吞酸、胃部灼熱，這些症狀可以說是精神狀態，但是真正的肝病，諸如肝炎、肝硬化，有時有、有時無，多多少少都有此類症象，其實按照現代眼光來看，不是肝病而是自律神經失調，長期失調便稱肝鬱，兼有濾過性病毒 A 或 B 的感染，又成為不折不扣的肝炎，嗣後可能發生肝硬化或肝癌，或竟膽道阻塞等，所謂「上工治未病」，就著實較《內經》為實在了，上工治的未病就先見肝病亦即自律神經失調的時候，明知腹腔或部分胸腔是自律神經的大本營，乃先調節腹腔的自律神經，其妙處不在直接對神經下功夫（因為古人不知什麼叫神經），而在對腸胃的動量及消化道不良，諸下泄、胃口不佳，更兼脹氣、失眠等上下功夫，用清

理腸胃、調節蠕動藥，腸胃之調節促使自律神經穩定，自律神經既穩定，則所謂肝病諸症狀可以立刻消失，遠比現代醫學使用神經鎮靜劑來得高明，蓋現代所用的神經鎮靜劑都以鎮靜中樞神經為主，對末梢神經鎮靜的觀念尚付之闕如，末梢神經即使有了新發明的鎮靜劑，也絕對不含此古人的治肝先治脾來得高明，因為血管活性腸肽（vasoactive intestinal peptide, VIP）之發現，先在腸內，所以其命名為 VIP，發現之處在小腸，如今知道發生作用之處，非但在小腸，更在脊髓神經處及大腦，運用胃腸可以使立刻受影響而改變，遠比直接用藥於神經來得高明，上稱「胃不和則眠不安」即是指出此不過一例而已，所以初見肝之病，知肝傳脾，當先實脾，此歸脾湯之所以設也，所謂補用酸，助用焦苦，益用甘味之藥調之，不過舉例用藥而已，其實味酸者未必一定在身上為酸，焦苦者可以健胃，所謂苦味健胃之劑。益用甘味者，部分為神經穩定、代謝補充，藥味如：人參、枸杞、六味等，不一而足，以後當逐一論及。藥根本無所謂，病之變為最要緊，今人恆捨病而專論藥，是捨本而逐末焉，須知病之變化既明，則藥方自然而出，更不需八法，此藥為寒為熱，其症為虛為實，像作戰一樣，敵情不明，已經自亂陣腳，成事不足，敗事有餘，奈何計不及此，一味死熬句下良可嘆也。復次再論肝虛肝實，中國醫學最精彩處一如數學及物理有其精當不易之原則，故應用之妙存乎一心，但絕對沒有一定的模式，是以環境之變化而變化，非一味就重點死進死幹，像相對論及量子力學而非牛頓式的古典力學，按理說應該較現代醫學的治療和研究更為精彩傳神。理工學院其精彩處在理、成就處在工，因為牛頓古典力學不能導盡宇宙真理，至少在地球上巨觀地還能用，一輛機車從弄裡開到馬路上，輪子絕對不會像甜燒餅（doughnut）那樣彎彎曲曲，因為雖有變化，變化極微而不足道，所以工學院之科技可以非常發達，若就宇宙間或竟不需要宇宙間，就以太空船來說罷，一舉而飛上天，脫離地心吸力，即使空氣的摩擦力可以燒得發紅，恐怕就不像機車來的高明了，無奈醫學之道，內對人體臟器，一處變則處處變，一如量子力學向量論的矩陣變化，要想憑一些特效藥，或者一些固定方子來治病實在非常困難，故以模式治病，不只說是緣

木求魚，恐怕未必高明到哪裡去，古人已有明鑒，「肝虛」即是一般神經性精神性的疾病。「肝實」乃是近乎肝膽的實質病，按例肝膽對人體的變化影響極為重要，代謝、消化、神經穩定無不息息相關。但對外來的藥物，直接承受的是胃腸，肝膽是間接的，所以肝炎則有黃疸、有無黃疸，這且不談，以後當詳盡，在腸胃道受肝膽之影響而蠕動↓，膽汁的分泌因之也↓，膽汁鬱滯或逆流，則需清理腸胃，用消導藥、利膽劑、去「濕」劑，所謂濕熱，在拙著《溫病涵義及其處方述要》中述之甚詳，茲不復贅。腸胃隨之而清潔，則肝膽之病因之緩解，故云實則不任用之。尤其在夏秋之季因氣候影響，此類病相當多，經曰「無實實，無虛虛，補不足，損有餘」，實則宜用防風通聖散、藿香正氣散之類是也，這就是所謂上工治未病了，治肝先治脾，較《內經》講得更為具體而清晰，今乃有多多思考之路，可謂妙著。

> 夫人稟五常，因風氣而生長，風氣雖能生萬物，亦能害萬物，如水能浮舟，亦能覆舟。若五藏元真通暢，人即安和。客氣邪風，中人多死。千般疢難，不越三條：一者，經絡受邪，入臟腑，為內所因也；二者，四肢九竅，血脈相傳，壅塞不通，為外皮膚所中也；三者，房室、金刃、蟲獸所傷。以此詳之，病由都盡。
> 若人能養慎，不令邪風干忤經絡；適中經絡；未流傳臟腑，即醫治之。四肢纔覺重滯，即導引、吐納、針灸、膏摩，勿令九竅閉塞；更能無犯王法、禽獸災傷，房室勿令竭乏，服食節其冷、熱、苦、酸、辛、甘，不遺形體有衰，病則無由入其腠理。腠者，是三焦通會元真之處，為血氣所注。理者，是皮膚臟腑之文理也。

以現代醫學眼光來看，古人講得似乎太簡單了些，實則不然，千般疢難不越三條，可以說包羅了所有的病變，除王法不屬於醫之外，蟲獸所傷、房室所竭都屬於醫的範圍，有些地方我們應該修正觀念的是邪風中皮膚入內臟，這一點在《傷寒論之現代基礎理論及臨床應用》中已經交待過，是不通的，

《溫病條辨》的講法比較合理,古人所以有此錯覺,是因為各種感染病即使最簡單的傷風來講,無不怕冷、骨頭痛等前驅症開始,其實內因、外因,在現代眼光看來,並無多大重要,古人不察認為非如此不可者,蓋其便於解說,便於傳授而已,於是又分外感及內傷,如此一分卻害人不淺,試問什麼叫外感,什麼又叫內傷,這不過是病的進行,不同的條件而已,邪入內稱外感,不過是感染,感染不一定需要發熱、發燒,內因病發熱、發燒者,如:白血病、紅斑性狼瘡等比比皆是,金刃蟲獸所傷是外傷,也可以發熱,蓋白血球↑也,邪風中經、四肢九竅、血脈相傳、壅塞不通等,無非是表面文章而已,如今看來已經沒有多大意義,什麼腠理三焦、元真、皮膚之文理對讀古書、古人學說的認知略有用處,若對臨床治病非但無用,更且是絕大的障礙,用現代醫學觀念遠較其為簡單而合理,我們是從後段先論再講到前段,如此則比較容易解釋,「夫人稟五常,因風氣而生長……如水能浮舟,亦能覆舟」者,徒憑空而解說,相差甚遠,可謂不知所云,先說古人的意思是風之一字屬春天,所謂風木是萬物生長之源,又說風為百病之長,風速行而善變,或如本條所稱因風氣而生長,歸根究底其解釋,非但是醫學,應該更深一層,由醫學的出源處,生物化學及生物學來著手論之,生物不同於無生物,乃是有代謝、有生殖,所以具如此的功能,其構成體的活性及變化,遠較非生命複雜,更較非生物靈活,其所構成的素材是蛋白質,蛋白質的組成及傳變,可以說是瞬間萬變,千頭萬緒,但是有一點是非常明顯的,就是所有的生物,無論是動物、植物,都由成千上萬數不盡的蛋白質所組成,其組成雖然明顯的不同,但非完全絕對的不同,其相似之處極多,只要有一絲不同,蛋白質就功用不同,但只要有一絲相似,即可為其他生物,尤其是動物,改製而利用,如果將分析成單性,或較簡單的物質,稱為科學提煉的有效成分,雖在重點上,具有明顯效果,但在環境上並不適合,蓋任何病症,因為人體複雜至極的性質,絕對不可能以一二種條件而成疾病,即使可以成一疾病,但疾病的表現,可以不同,可以相同。無論不同與相同,單絲絕不能成線,單純分子式的提煉藥可以奏效絕響於一時,而後因其環境之複雜,效果漸漸降低,

更能引起不可測之副作用，此所以新發明之藥，用到最後總是不靈，日本醫者恆有新藥之發表，不過多造成些新病而已，倒反而不如漢藥，原始的生藥，雖然效果沒有像提煉藥之明顯，但生物、生命之創成，究竟是屬於一系一家的，非但可以代謝之、利用之，日積月累更可以消病於無形，全部治愈。譬如：蟑螂、鼠糞等，不要說是看到，令人想到，即有嘔吐感，但是其中的酵素、蛋白質卻與高等動物的人類，有極相似之處，只要稍經淨化，不要太髒，一如中醫之所講「煅灰存性」或者「炮製成末」等，即可用之於人體。因生物之內分泌等，均屬相同或相似，可以充分代謝利用，外表看似粗，治療反而要適宜體內的自然變化環境，而更臻完美，可是我們可以說，人之構成，秉蛋白質的細胞、內分泌等。而濾過性病毒，雖然簡單也是蛋白質，同屬蛋白質而有親和力，一旦入侵人體即構成異性蛋白，此類蛋白若人體抗力不足（其抗體、抗原亦是蛋白質），則生病。從感冒到任何感染，無不如此，則謂因風氣而生長，風氣者蛋白質也，亦能客萬物，其親和力，使抗體↓而患病，或感染而患病，所以亦能害萬物也。客氣邪風，是外來的細菌和濾過性病毒的蛋白為患，四肢九竅、血脈相傳，其內在蛋白質的變動是血栓或自身免疫性蛋白↓而患病。房室本是人倫之常，絕無害處，但旦旦而伐，可以使抗體↓，蓋交時神經、精神極度興奮，交後由盛而衰，不俟恢復，恣意行淫，不敗何待。猛食猛喝，胃腸承受不住，可以生過敏，久則或甚則生癌，如抽菸之易得肺癌，喝酒之易得肝癌，雖非絕對，蓋蛋白質交互的變化，即使科學發達至今（一如量子力學之無法確立）仍不能確定也。

> 問曰：病人有氣色見於面部，願聞其說。師曰：鼻頭色青，腹中痛，苦冷者死；鼻頭色微黑，有水氣；色黃者，胸上有寒；色白者，亡血也，設微赤非時者死；其目正圓者痙，不治。又色青為痛，色黑為勞，色赤為風，色黃者便難，色鮮明者有留飲。

為什麼氣色一定見於面部呢？有其精當不易的真理，頭部占身體的十六分之一，而頭部出入循環的血液，卻占全身的六分之一，頭頂、頭後兩側，

均為頭髮覆蓋，惟有臉部則是暴露在外，臉部的皮下血液，特別充足；人為萬物之靈，臉部的表現非一般動物所有，由於臉部下面解剖學的結構相當複雜，例如前額有額竇、篩骨竇，眼瞼雖然很薄，但是反應靈活，血管循環特別多。其次則鼻邊兩旁，以及印堂、兩頰、環唇，在在都可以表現出微血管循環的情形，由於微血管的循環條件，更可以測知其人內在條件的變動，故而氣色都見於面部，如：驚恐則面色「蒼白」、生氣之極則臉色「鐵青」、感到不好意思則「面紅耳赤」，諸款之間除了醫學之外，文學表達，日常所言中，不勝枚舉。「師曰：鼻頭色青」，看了不禁好笑，鼻若成藍色，則絕對沒有這種情形發生，紅鼻子、酒糟鼻倒是有，外國小丑塗上個紅鼻子，中國京戲裡面的丑角是白鼻子，從未見過或者聽過是藍鼻子，故色青者絕非色藍，不可以直覺感地混看，否則便一無是處了，所謂鼻頭色青者，不是鼻準，乃是鼻根印堂處，青色者蒼白而無血色，甚且冷汗淋漓，沿鼻準而滴下，此乃呼吸循環衰弱，延髓生救濟作用的危候。腹中痛，是臨命之前，腹腔靜脈有變化。苦冷者，心跳隨時可絕，血液循環崩盤，屬死症。為什麼會如此，則並非隨便在此條件中補上兩句就算了，必須詳細知其來龍去脈的機轉（mechanism），方克為準，但此處並未提出任何可參考的條件，只能從闕，以後再談。鼻頭色微黑，所謂鼻頭，非鼻之準頭，乃是鼻根，亦即山根以上的印堂區，若該處色黯無光，並非真正像煤炭的黑，是可以想見的，一般自律神經失調，影響內分泌及水分調節，不拘是水氣的水分積聚，或竟是脫水，對眼眶後面的腦下垂體後葉的神經葉（neurophilic part）（其中含有抗利尿激素 [antidiuretic hormone, ADH]），可使腎小管對水分的排洩生抑制或促進作用，而使體內水分平衡，有影響時，印堂必然呈黝暗色，自律神經失調，屬長期性的，必然影響肝膽及腸胃道，如果長期神經性的腹瀉，產生神經長期低度緊張狀態，而使水分失調者，印堂山根部分發黑可以蔓延，使整個臉部完全呈黃裡透黑的汙黃色。又云色黃者，胸上有寒，是印堂處略呈黃色，並非整臉似黃疸般的黃色，都屬胃腸道消化不良，由於消化不良，腸中常生氣體，影響橫膈膜的上下呼吸運動，肺本是被動的，本身並無動量，其動量的

供給，全恃橫膈膜上下配合呼吸，設如橫膈膜上下動量低落，則肺活量顯然不夠，此時可能見臉上呈現兩種情況，如果純是肺活量不夠，納氧量略差，則面色呈蒼白色，如果波及膈下的肝膽系統，則印堂必然發黃，長期慢性的，更可以黃中帶黑，所以要一一分辨得非常清楚，則顯然不可能，一如物理的測不準定律（principle of uncertainty）指其大概不能明確分定界限，如此說來，則色白者之血果然是條件之一，但並非是全部的條件，也有消化不良，肺活量↓者反而屬多數，微赤者也不一定是非時者死，除非《傷寒論》上說的戴陽（cyanosis），也不能單獨憑臉色診斷，當有不少其他症狀條件。目正圓者，是瞳孔散大，迴光返照↓，不一定屬痙，當然必死，因為是死前條件之一，本條文到此處，說理是相當混亂，先是講鼻上、鼻附近的情況，如今所講又是講整個臉部泛泛所指的現象，並非一定必具，但有症象可見，乃帶筆附提一番。又痛時細胞間質液中分泌大量前列腺素（prostaglandin）使人劇痛，又稱痛素，這類內分泌可使血管收縮、血壓低降，當然面色發青，亦即蒼白，故稱色青為痛。色黑為勞，勞本是慢性消耗病，一般影響內分泌兼及水分的調節，《內經》所謂新病見脈，久病辨色，就是這個道理。色赤為風，面色發紅，不是上面所說「設微赤」大都屬於血清素（serotonin）分泌的影響，一般都屬於一過性的傳染病為多數，當然亦有慢性病如類癌症候群（carcinoid syndrome）不在此例，若使小腸中的杯狀嗜銀性細胞分泌↑，必然面色發紅。多汗而嗜睡，為一般發熱感染病所常見。「風」之一字，在古人心目中，包括了很多情況，神經性的病是風，稱風勝則動，一般感染亦是風，風速行而善變，風為百病之長，其實是先受涼，或勞累，抗力↓，然後再感染，古人不知感染的病原體，但是很精細地體會到，先受了風寒或者勞累，乃致生病，其論點自然而然就套到「風」上去了，色黃者便難，乃指黃疸的膽紅素（bilirubin）使神經的反射↓，腸胃動量不期而然↓，當然大便困難，但亦不是單指一種症狀，必需配合其他佐證，色鮮明者有留飲，是水分不調節，積聚於皮下，呈透明水晶狀而發亮，古時候蛋白質攝取量↓，只憑醣類維持生命，滲透壓因無蛋白質的緩衝而不穩定則常見，如今此類現象少見了。

師曰：病人語聲寂然喜驚呼者，骨節間病；語聲喑喑然不徹者，心膈間病；語聲啾啾然細而長者，頭中痛。

其實除非精神病、發瘋大喊大叫之外，病人有病身體不舒服，當然需要休息臥床，大致都是靜態性、低沉性、抑止性者為多，語聲寂寂時而驚呼，為什麼一定要關節痛？感冒發高燒，病有時亦會從睡夢中驚呼，尤其以兒童為多。如果關節略翻身，或竟搖動碰撞而驚呼，實在必然如此，真是不值一提。喑喑然不徹者，並非心肺，實則喉頭，喉痛則語喑而不徹。語聲啾啾然，是低聲小語，蓋頭痛，講話大聲，頭痛必劇，故不得不爾，此條以《金匱要略》整體而言，實在太膚淺了。

師曰：息搖肩者，心中堅；息引胸中上氣者，咳；息張口短氣者，肺痿唾沫。

呼吸困難，須以肩膀用力向上做代償性的幫助呼吸，當然是胸中滿悶，或稱胸中堅，講來簡單，其實胸中堅的病不知有多少，凡是胸腔中有水分、腫瘤、支氣管狹窄、心臟肥大、心包膜積水、肋間積水，在病勢急劇進行而干擾呼吸時，都有此種情況，說了也等於白說，欲視其條件而論，其中最能使人發生胸悶感的，不是胸中堅，卻是橫膈膜上下受影響時，最容易發生此類情況，所以真正在胸腔中出問題的，反而少見。在腹腔中有問題，向上撐頂及橫膈膜，致使呼吸困難的反而多，就下面的條文，則顯然可見，挨諸一般生病的事實，也復如此。引胸中上氣者，就是病人感覺有一股氣，直接往胸中上衝喉頭而咳，這不過是病人主訴的直覺感而已，真正的條件是喉頭發癢，發癢的原因是感染，喉頭黏膜面發炎而過敏，於是喉頭肌經此刺激而收縮，被動地感覺有一股氣往胸中直衝咽喉，咽喉經強力收縮而放鬆，此氣暴出，乃生咳嗽。張口短氣者，並非呼吸困難，而是感覺呼吸量不夠，都是真正的胸中有問題，使肺呼吸量不夠而見淺，氧氣微量地不夠，恆使人氣管壁分泌細胞，分泌黏液↑，同時氧既不能全部入小氣泡實行呼吸，部分在小氣泡及黏液的分泌時混合乃成泡沫狀的痰，故稱肺痿唾沫。

師曰：吸而微數，其病在中焦，實也，當下之即愈；虛者不治。在上焦者，其吸促，在下焦者，其吸遠，此皆難治。呼吸動搖振振者，不治。

按病的直接病理（mechanism）事實來講，是一種作用力及動量的混合發生的症狀，絕不能單指上、中、下三焦的變化，即能濟事，若說吸而微數，即呼吸較快而急促，是橫膈膜上下動量受阻，受阻的原因當然很多，但大都如前所述不發生於真正的胸腔，卻在於膈膜下的腹脹滿，但單是腹脹滿，只見腹部脹滿感而已，絕不致於呼吸急促，必須影響到喉頭，呼吸於是微數，當下之則愈，即使腹腔脹滿之條件，用下法使之消除，即可改善，此時更須鎮定喉頭，其法當用鎮靜頸椎的條件，方可使之完全平息。並非單用瀉中焦就可以解決，所以《溫病條辨》的吳鞠通用藥就遠較其高明了。虛者不治，也未必如此；如果脊椎反射無力，則不一定是不治之症，用補藥，如補中益氣湯、黃耆、當歸、白朮、附子等藥，照樣可以治療，如果是癌瘤，則不治。「在上焦者，其吸促」，是上焦真正有物滿塞胸腔，當然難治，或竟不可治。「在下焦者，其吸遠」，吸遠二字乃指呼吸微弱的意思，問題不在下焦，乃在上焦或中焦，但以上焦者為多，一般屬心臟病，如心臟肥大、心臟瓣膜不全，而使肺間質充血、鬱血，或竟非心臟病而使肺充血、肺鬱血，乃見此種症狀，當然難治，其與呼吸急促不同之處，乃是呼吸急促是有物阻礙呼吸。呼吸遠是微弱、是呼吸器官本身呼吸量衰竭而漸漸產生不夠的狀態，兩者顯然不同，於呼吸困難而動搖身體做代償與前條所指肩息並無二致，例在不救，蓋本屬臨命之前兆也，即使用氧氣筒，幫助呼吸，仍屬不治，因為不是缺氧，而是肺衰竭無法再行呼吸，故曰必死，非無因也。

師曰：寸口脈動者，因其王時而動，假令肝旺色青，四時各隨其色。肝色青而反白，非其時色脈，皆當病。
問曰：有未至而至，有至而不至，有至而不去，有至而太過，何謂也？
師曰：冬至之後，甲子夜半少陽起，少陽之時，陽始生，天

得溫和。以未得甲子，天因溫和，此為未至而至也；以得甲子，而天未溫和，為至而不至也；以得甲子，而天大寒不解，此為至而不去也；以得甲子，而天溫如盛夏五六月時，此為至而太過也。

　　以上兩條均為人身以感應氣候的關係，不過約略《內經》經旨所言而已，詳細情形當參照《內經》、拙著《內經素問真相之探討》，述之甚詳，毋須多贅。《金匱要略》不過為引證《內經》之論，其第二段舉冬天之後為例，古稱冬至──陽生，以冬至作──至與不至，……等天候之變，人類本來生於空氣中，氣候之變非但有影響，氣候之變更影響某種細菌或濾過性病毒有利的傳變和傳染，其實此類論述與中國中原的氣候有關，若乃熱帶赤道地區之常熱，寒帶如中國東北地區、北歐地區、亞洲西伯利亞地區之常寒，則又作何講呢？此乃是生物之習慣及適存性問題，此條著人注意的是環境問題，生病不單是病原區的單純病灶，更須配合病灶附近環境，更進一步配合人的生活環境，《內經》之精神，在東方哲學上發揮無遺，西方理論物理學及哲學如今亦漸漸認同。在東方人的智慧及卓見，我們在治病的實例、實證上可見西方的解剖學包括病理學，只求在屍體上結構的變化，果然不失為一種研究方式，但是如果在活體上見其病，而知其可以致病的條件、環境及情緒變化，去其在應用上及作用上，遠較求結構變化為高明，其原因，蓋在一切機械如車輛、飛機均為人所創造，人可以將之拆開細心研究，又可將之合成或竟重新再製造一部嶄新的機器，但人非人所可再製造，乃是父母所生，徒自研究死後的結果，而不去詳察其致死病因的來源環境、心理因素，一味單線的用藥，或用外科上物理性的橫加干涉，而不考慮所行結果之事後環境變化，整體研討恐怕未必能得真道，其去道也，雖不可說太遠，亦未必有資格稱接近庶幾也，其實人體賴以存活者、延命者，全恃蛋白質構成的酵素（enzyme）靈活的轉化及傳遞，而酵素的存在又須恃生活的條件來確定，而確定一如嬰兒之凝乳酶，在腸中很發達，因為其賴以生存的食物為乳汁，迨至年齡漸長，則此類酵素即漸漸消失而無形，所謂適存（adaptation）乃是酵素所變化，酵

素既為極靈活之蛋白質構成，故可以牽一髮而動全局，變化萬千，但等人死之後，屍體中酵素，幾乎全部消失，只知其構造，而未知其構造之微觀作用，因為無轉化過程可循，幫助不大。若參考未死之前，病者尚活時的變化，則幫助更大，中醫藥之所以有效，實賴於此。治西醫者，無法知其奧妙，徒責其不科學，科學無非就事實論事實，接近事實，分析事實，今自己去事實相當遠，治療死板板而責他人不科學，其不科學也則宜。復次病之所以稱病，乃生化上不正常的變化，亦即蛋白質酵素有不正常的變化，不從真正的原因著眼，徒自用物理性、機械式的開刀，或人工之換心、換腎，甚至換肝，所費不貲，而徒然無功者，當有所反省，生化變化，乃漸漸緩緩而來，非如物理機械變化，可一蹴可成也，自詡開刀萬靈，開刀不過消極性器官割去移去，並不能使之重新生長，重行部署，健康至此已大受損害，此乃一如用兵，是萬不得已的事情，豈能動輒開刀，視人生命如草芥乎，中槍、車禍、傷患急救，自屬必要，否則寧可緩議。

師曰：病人脈浮者在前，其病在表；浮者在後，其病在裡，腰痛背強不能行，必短氣而極也。

純是論脈，沒有意義，《內經》論脈配合四時五行，大概是指生理性的變化以論脈，可以說是脈之常，人的生理狀態以正常狀態為主，又以變態之脈為病，則遠不及《金匱》論脈具體，脈之為物必須與病合奏，才能稱有價值，天下萬方事項，物性很少有截然壁壘分別的，絕對是互相相關的，浮脈本是興奮性的脈搏，在拙著《傷寒論之現代基礎理論及臨床應用》及《內經素問真相之探討》已經述之甚詳。因為輕取即得的脈象，當然是數洪等興奮性脈象，一般屬心臟跳動較快有力量，脈浮在前是指關以上的寸口脈來論，寸口脈本來較關脈為小，較尺脈為大，是自然現象，每個人都能體認的，由於脈搏跳得快而大，而呈浮，所謂輕取即得，顯然是代謝亢進，身體常以興奮代謝為手段，以抗病毒細菌的傳染，至少在身體正常，未衰竭的前期必然如此，見拙著《傷寒論之現代基礎理論及臨床應用》，於是說病在表，病屬太陽。浮者在後，指在關脈後部的尺脈，尺脈本來較寸關都弱，而所以見浮象的原

因，是關脈以前的寸脈變弱了，此點在拙著《內經素問真相之探討》，言之甚詳，由於心臟搏動力不夠，或者血液黏滯度升高，脈的搏動力↓不及到寸的部位，故寸口脈變弱，尺脈相對性地變成容易候到的浮脈，並非尺脈真正地呈亢奮性，就原則而論心搏量↑，當然循環快，假使快得來不及全部推動進展到下身、腰椎骨盤之間，亦就是說前一波循環進入下身骨盆之間的血液尚未全部到，後一波又接踵而來，如此則上焦亦即是上部身體，接近心臟的各部位，無形之中，脈搏應搏動之脈波，加上來不及推進的脈波，自然變盛、變旺乃成浮脈，在寸口亦即關之前，這類緊張的情形，最後必然因汗出而緩解，中醫認為浮即在表，用表藥而發汗，不過是幫助其緩解的一種手段而已，如果脈搏力↓，或竟血液濃度↑，推動力無形變弱，距離心臟遠區的腰脊骨盤，必然因循環力不足的血流較慢，亦可能骨盆有壓力，例如：女性的懷孕或骨盆腔炎（pelvic inflammatory disease, PID），或者一般腰脊骨痛，生骨刺而緊張，非獨使本已遲緩的血液滯流，更因其發炎、血管痙攣、神經緊張，或者因痛而 prostaglandin 之溢出，於是脈搏更緩慢，動量大↓而無力，則不足以進入寸口部位，回流至尺部，使尺脈亦即浮者在後，相對的是旺，更由於脊髓下端腰脊處，或者骨盆腔神經之影響副交感神經叢，則脈搏不能上達，勢雖緩而迷走神經興奮的狀態，脈搏跳動有力，但是見沉遲，尺脈本來比較沉而遲，但無加上副交感性的興奮，可以變成沉而遲而有力，乍候之下，一如浮脈，其浮的條件在有力，脊髓骨盆腔之問題，要使之改善，惟一辦法，即令解除壓力，當然病是在裡囉，同為解除壓力，一般都用「內在的」消裡藥、下行藥、去積藥，中醫認為在內，亦未始不可，所以腰痛、背強是脊髓，尤其是腰椎的病痛，痛至極則緊張，緊張至不能行，呼吸自然因緊張而短促，不明自喻。

問曰：經云「厥陽獨行」，何謂也？師曰：此為有陽無陰，故稱厥陽。

厥陰常常聽到，厥陽卻聞所未聞，《金匱要略》獨創此說，究竟是什麼道理呢？「有陽無陰」四個字，實在無法交代過去，讀書不可以含混，尤其

是醫書，要明這個道理，必須從「迴光返照」上著手，所謂「迴光返照」的現象是一個病情嚴重的病人，在臨死以前，突然病情好轉，似乎一切緩解，經過一段極短時期，或者數小時或一天，便立刻死亡，這又是什麼道理呢？根據最簡單的比喻，但較深入的理論，我們可以知道，宇宙間一切萬物無不受電子支配，可惜人類只著重分析，可以一直分析到原子、中子、質子、電子，但是對於分子力學、流體力學、化學鍵分子的構成和變化、蛋白質分子的脫離與結合等，電磁學上的學問尚未有深切的研究而有令人滿意的成果，十分可惜，但無論如何，我們已經知道，當持續進行的電流突然中斷時，電壓會突然瞬間升高，瞬間較平時為更亮，我們在看到電燈泡的燈絲斷裂而熄滅之前的瞬刻，燈光會突然一剎那較平時更亮，然後歸諸熄滅，生命的維持，全靠電子交流，神經傳遞是電流的作用，在臨死之前的迴光返照，大概可以推斷的結論，便是如此，若照古人的說法，陰絕而陽獨存，即是等於藕斷絲連，電荷雖斷絕，電壓反而增高，則作用增高於一剎那間，可稱無陰而陽獨存，稱之為厥陽，厥陽是不是一定會死，則又不然，因為定義不明，例如菌毒症的高熱，全身潰爛，或竟黏膜面的潰爛、化膿，也可以稱為有陽而無陰。總之，當就病患之原由出發，研究其治療方法，如《傷寒論》陽明府證，譫語、高燒、神智不清，主張所謂「急下存陰」，單就陰陰陽陽可以講個沒完沒了，但知其大要就可以了，深究無益，反而惑亂人意。

> 問曰：寸脈沉大而滑，沉則為實，滑則為氣，實氣相搏，血氣入藏即死，入府即愈，此為卒厥，何謂也？
> 師曰：唇口青，身冷，為入藏即死；如身和，汗自出，為入府即愈。

單論脈，不論病，等於單講船隻而不講水，毫無意義，其瀕湖脈訣及脈經，所以不知所云，愈描愈黑，一無是處者，即在此。《內經》論脈除四時之脈屬生理性之外，也有論及疾病而兼脈象者，那就比較實在，而《金匱要略》又更加進一步論及實質的病，亦即實實在在的病與脈的關係，就更為具體，所以根本不必去讀《脈經》、《瀕湖脈訣》、脈什麼什麼的，全是廢話，

若能細究《內經》，更及《金匱》，則脈理可以全部貫通，復加現代醫學的機轉，臨床所見，優良的病案所見，勝過單論脈的書，不啻萬倍，否則捨近就遠，自己硬鑽死胡同，其愚誠不可及，忠言逆耳，也只有感慨而已，即使你能確定這是什麼脈，弦脈、洪脈等，不明病理機轉，不知病情進退，也是白費工夫而已，《金匱》論脈從症，是其極大的特色，也是《金匱要略》這本書最精彩而能做一連線，使之連貫的本錢，否則此書之價值觀，就大為降低了，就根本不值得重寫、再行解釋，茲不復贅。本條文之「寸脈沉大而滑，沉則為實，滑者為氣」，是指一般感染的熱病，不管是什麼病，傷寒、溫病等老名詞，或者什麼什麼的急性感染，其所走的傳變途徑，先是肺及上呼吸道，嗣後再入腸胃道，幾乎是不易的原則，中國醫學本來對病名的定義，並不太講究，對病的進行和傳變的方式，卻極為考究，所以單憑《傷寒論》、《金匱》兩本書，或稱《傷寒雜病論》，就可以治療不少疾病，如今所說的乃是疾病，尤其是熱病進入第二個階段，病人一方面因大便盈積在腸，腸中大腸桿菌繁殖之毒素，由血行而入腦，使人昏瞶，另一方面抗病，此時由發揚期發高燒而漸漸進入衰竭期間，極有生敗血症（septicemia）的危險，高熱入腦則副交感神經，代之而興奮，乃見脈搏沉遲，面色隱青，尤其是人王部隱青，亦即所謂熱深厥深，所以為實者，由於腸中糞便之積滯，滑是骨盆腔內因大腸之壅塞而受波及，乃使尾椎骨神經亦生興奮，尾椎骨神經，亦屬副交感神經，與大腦的迷走神經相同，大腦是受高熱而呈虛性亢奮，尾椎叢是受骨盆腔因大腸積垢，產生壓力而興奮，凡骨盆腔有壓力，乃致影響尾椎神經興奮者，其脈必滑，一如婦女有孕，胎兒在骨盆腔長大而壓力開始↑時脈滑故稱，婦女有孕而脈滑，故稱滑則為氣，所謂實氣相搏，實在是熱病、大腸積垢，熱度↑熱深厥深的病候，是相當危險的症候，若病人抵抗力因之而↓，則稱之謂藏生菌毒症，敗血症而死亡，而色蒼白，手足冰冷之熱深厥深，謂之卒厥。「師曰：唇口青，身冷，為入藏即死」。其實此時若遇到高手深知其病理，一如我祖父惲鐵樵，在他的著作中曾經屢次提及，與此條所述無不絲絲入扣，如果用大承氣湯，所謂急瀉存陰，間或亦有救，未必一定會死，至於如身和汗出，便是病人抗力↑，由緊張狀態（stress）漸趨平和，

則汗自出，副交感神經之緊張，由是而緩解，為入府即能漸漸全愈，如果用大承氣湯以急下存陰，是順其病勢，略做推動，必然大下，積滯宿糞，暴迫而下，緊張↓，於是汗出而和，所以知道汗出，並不一定要用發汗藥，不過順勢如太極拳的四兩撥千斤，助其一臂之力而已，此在拙著《傷寒論之現代基礎理論及臨床應用》中已經詳述，今不復多贅。

問曰：脈脫入藏即死，入府即愈，何謂也？
師曰：非為一病，百病皆。譬如浸淫瘡，從口起流何四肢者可治，從四肢流來入口者不可治；病在外者可治，入裏者即死。

一般所謂的臟與腑，無非是指臟是實質的（parenchymal）作用，藏而不顯，腑是中空的用於傳遞、傳送等，都是沿用以前的說法做解釋，其實都是隔靴抓癢，抓不到真諦，入臟入腑，應該按病人的抗病力來講，抗病除了包括免疫機能、解毒機能、心肺施行循環呼吸的本能，做一綜合估計，如果抗病能力強，便是入腑，抗病力衰弱便是入臟。中國醫學就機能來講，比較就結構物質的實體來講要確實而且更精彩，我們再進一步申論腸胃道、膀胱、三焦都屬腑，其實更應該包括皮膚，才算完全，因為病人如果對病毒（尤其是傳染病，更能體會），或者體中的 stress 呈緩解狀態，必然會使之排出，其排出的辦法，無非是大小便，或者皮膚，例如：麻疹、天花、水痘等，大小便受小腸、大腸及膀胱所排，三焦亦稱腑，在實際觀來，並沒有此類東西在體內，只不過是一種傳遞機能，廣泛稱上焦、中焦、下焦，如果病毒最後的排泄從皮膚上，以前中醫稱屬肺，三焦傳水分，腸亦傳水分，要之本來無中生有，不過是以傳遞方式，或者以傳遞機能而言，膽為肝之腑，假令肝有病常常能使膽道發生阻塞，不管在肝外、肝內，這種分別並不重要，但分利膽道，使膽汁暢通，不管用任何方法，例如像前條的治肝先治消化作用的脾，由消化作用的十二指腸先生動量↑，而使膽汁分泌↑，兩者反饋相乘的效果，乃使肝臟機能改善。總之病毒、病症減半之時，必然由大、小便，故西醫著名的生理病理學，輒以大小便的通暢，視為病勢由 stress 開始緩解的徵兆。

由皮膚及膽道而排出，亦等於一種病勢改輕的條件，是證明病人抗病力↑，使病情得到相當控制的情況，故稱入腑，當為一般病之常情，故稱百病皆然。入臟即抗力↓，病勢嚴重，嚴重的結果影響呼吸屬肺、循環屬心、排泄屬腎，腸胃雖不致於稱衰竭，但由於心、肺、腎等↓，而閉塞乃使膨脹，一如腹水等，古人認為屬脾衰竭，諸上原因而死亡或呈危險症候稱入臟，百病皆然是為的論，不須再行解說，其後段又講，浸淫瘡屬於天疱瘡，是免疫性、嚴重的疾病，中西都無法治療，預後極為不良，發生於全身，在四肢者是初發病的症狀，入口者是病已末期漸及全身，嚴重的後果，四肢流入口者，不過是古人的一種誤會，病情的進展，倒也的確如此。

問曰：陽病十八，何謂也？師曰：頭痛、項、腰、脊、臂、脚掣痛。陰病十八，何謂也？
師曰：欬、上氣、喘、噦、咽、腸鳴、脹滿、心痛、拘急。五藏病各有十八，合為九十病，人又有六微，微有十八病，合為一百八病，五勞、七傷、六極、婦人三十六病，不在其中。
清邪居上，濁邪居下，大邪中表，小邪中裏，穀飪之邪，從口入者，宿食也。五邪中人，各有法度，風中於前，寒中於後，濕傷於下，霧傷於上，風令脈浮，寒令脈急，霧傷皮腠，濕流關節，食傷脾胃，極寒傷經，極熱傷絡。

　　一般常說，智者察其所異，愚者察其所同，然《內經》上卻反過來說，智者察其所同，愚者察其所異。到底哪個對呢？我們在本條中，可見一斑，本條是講病的分類，當然是察其所異了，根據哲學上思辨的方法論來講，分析便於教學、便於認知，綜合便於應用、便於啟發，而解決問題中乃有未知數，則綜合是較分析有利的，古人自然科學知識缺乏，對病之發生，未知數遠較我們為多，突然地加以反對所有的病之分析，當然是相當粗淺了，所以這一段，絕對是《金匱要略》的敗筆，因為這種分類，不具什麼價值，由於《金匱要略》是經文，我們不妨來看看，它究竟怎麼分類法，頭項、腰脊、

臂腳屬於體外的肌肉，所謂 somatic 部分稱陽，再加以什麼營氣、衛氣、榮衛相雜之氣，六乘三是為十八，咳、上氣、喘、噦、咽、腸鳴、脹滿、心痛、拘急，一共九種症象，古人認為咳上氣……都屬內部，內屬陰，有虛有實，所以九乘二亦是十八，又說五臟有病，無非每一臟硬配上風、寒、暑、濕、燥、火所謂天之六邪，中人身之氣或血，或氣血雙中，六淫乘人身的中邪，共十八，再乘五臟共為九十種，又有六微，微者都是平時不甚察覺，等到顯著時才發現的，例如：痿、腫、脹、滿、偏枯、麻木不仁，共六種，乘以上中下焦，共得十八種病，九十加十八是一百零八種病症，再加五癆、七傷、六極及婦人的三十六種，大概是指月事、白帶、經產、哺乳等，看起來使人非常乏味，一如算流水帳，流水帳至少還有帳可循，此則就現代醫學觀之，分類既屬不倫不類，對真正的醫學知識來講，徒亂人意，毫無幫助，所以與其分類、分析，不如綜合、明辨其理，精通活動，此《傷寒論》之所以遠勝《金匱要略》也，《溫病條辨》雖然措辭荒唐，前後一貫，處方切實，都勝《金匱要略》遠矣，《金匱要略》唯一精彩、擅長之處，不在論病，而在論病之形勢，其連貫病勢的法則，以脈為主，各有不同，是此書最大的優點，常為一般人所不察耳，所以這一條可以說是《金匱要略》最差的一條，古人本著重綜合，根據事實連貫的演進，採取一連串相應治療的辦法，此《傷寒論》、《溫病條辨》之所以能標榜千古，嘆為觀止之故也，而《金匱要略》卻是英華內斂的書，看來零零碎碎，其內在的一貫精神，都被它的外述什麼病，第幾第幾所淹沒了，故無人察知著眼於此處，以後我當詳為深論。於今再看本條，邪即是病態，清邪居上，濁邪居下，現代眼光看之，無分上下，只有循環支配律的不同，脊髓神經反射的條件不同，即可明辨，不必多兜圈子，使人莫名所以，又云大邪中表，小邪中裡，大邪是急遽而來的急病，如各種劇烈能發燒的感染疾病屬之，故稱屬表。小邪中裡，是各種微妙莫測之疾病條件，例如糖尿病，雖有先天遺傳性者，後天中年而發者居多數，有如血管硬化、尿酸增高等，無不由於平時不注意珍攝以後，再來發病，故云小邪中裡。穀飪之邪從口入者，宿食也，不講可以自明，五邪中人各有法度，未必如此，否則醫生就太好當了，後面幾句全是在做對仗句子，像文字

遊戲，風中於前者，一般傷寒、咳嗽、鼻涕、眼淚交加，屬於人身的前面（ventral）。寒生於後者，畏冷、毛骨凜冽，都起於背脊，因為遇寒則背脊的肌肉，因寒冷而收縮，甚則連及後腦俗稱毛髮直戴，頭髮實起於人的後腦，是屬於人身的後面（dorsal）。濕傷於下，一般身體較為肥胖的人，或者代謝↓的人，若身受真菌感染，諸如：香港腳等，當遇到工作疲勞，心力不濟的時候，由於此種感染，常常使人過敏、皮下的過敏，恆在下半身發生，同一件理由，代謝↓心臟循環較慢，則末梢容易發生一過性的水腫或竟濕疹。霧傷於上，真正有霧，不致於使人上部受傷，大部分是氣候濕度（humidity）偏濕而氣壓↓，若如患感冒，由於鼻子、咽喉上行波及耳蝸迷路的淋巴，於是疾目畏光，頭暈眼花，或者發燒雖不高，久久而不退，都是水分積聚在上部，尤其頭部、耳蝸、腦底部分。風令脈浮，受感冒傷風，脈跳之速，在皮下顯然候之即得，稱之謂浮。寒本感在人身之後，肌肉緊張，原因蓋在神經緊張，腎上腺素↑，脈管收縮，心搏加快，當然脈緊。霧傷皮腠，指一般皮膚病，非一定是霧傷。濕流關節，指一般關節痛、關節炎，也不一定是濕流關節。食傷脾胃，其條件也不是如此單純。寒極傷經，意思是筋腱的活動扯緊不靈，是筋腱發炎，筋腱處血流受阻，而此處平時生理狀態下，血液本來不足，一般食牛筋、豬蹄即可知道，用熱藥即所以促進循環，使毛細血管、血流↑，有助於組織復健賦活作用，但也並不是一定的定則。熱極傷絡，假如天候極熱，汗出如雨，人便懶得舉動，或者另外的條件，發高熱小血管因之燃燒價高，代謝↑而痠痛由於乳酸（lactic acid）及 CO_2↑，稱之謂熱極傷絡。此類種種都不可以一概而論，不過略舉其例，以表門面而已，所以分類法，實無多大用處，在西醫方面，不失為有其準確性，但非常零亂，令人無法捉摸，《金匱要略》此條所述，去之遠矣，實在不高明，非但沒有創見新意，只不過是管中窺豹，僅見一斑而已，可說是古人論病的大概原則如此。

> 問曰：病有急當救裏救表者？何謂也？師曰：病，醫下之，續得下利清穀不止，身體疼痛者，急當救裏；後身體疼痛，清便自調者，急當救表也。

本來在《傷寒論》中言之甚詳，今不憚辭費再講一遍。所謂表裡是古人的假想，其實根本不是那麼一回事，病的侵犯，如果屬內科病，除皮膚之外，無不由裡而表，在拙著《溫病涵義及其處方述要》中亦曾詳論之。身疼痛，清便自調，是表皮淺在神經緊張，皮下毛細血管循環變遲，《傷寒論》都用桂枝湯，實則病亦不必一定堅持在裡和在表，藥方亦不一定要用桂枝湯。下利清穀是經過瀉之後，代謝受抑制，胃腸道動量↑，而消化吸收↓，用四逆湯救裡，如此而已，別無深義，如果《傷寒論》讀得相當好，此條文與廢話沒有什麼兩樣。

　　　夫病痼疾加以卒病，當先治其卒病，後乃治其痼疾也。

　　一般本有宿疾，復加患新病，所謂卒病乃是新發之病，一般而論大都為感冒等，因氣候轉變而生的病，當然得先治突然間來的疾病，嗣後再兼顧原有的痼疾。但是原有的宿疾，本來隱藏在內而未嘗發作，一旦發生急性病乃能觸發固有的宿疾機會也復不少，如果要加以定位，何者是痼、何者是卒，說說很簡單，行來頗不易，《內經》、《素問》的標本中氣論較《金匱要略》講得詳細，但也不見得有多大用處，備存一格而已。

　　　師曰：五臟病各有所得者愈，五臟病各有所惡，各隨其所不
　　　喜者為病。病者素不應食，而反暴思之，必發熱也。

　　此處所言，較內經差多矣，《內經》、《素問》中盈篇累牘，大談五臟如何云云，可參考之，茲不復贅，拙著《內經素問真相之探討》中，述之多矣。若乃後下半段，病者素不應食，意恐是病者生病，本來不思飲食，如今思食，則必是病情好轉之候，無論是慢性病、急性病、或竟是癌症，如果慢慢思飲食，胃口轉佳，當然病情轉好，絕對屬佳象。必發熱，未必如此，例如傷寒或各種感染疾病，可能體力尚未恢復，病既已減輕，病人極思飲食，食後又因腸胃一時運化習慣，尚未完全正常，食後發熱，間或有之，必發熱，不作準。

　　　夫諸病在臟，欲攻之，當隨其所得而攻之，如渴者，與豬苓
　　　湯。餘皆仿此。

豬苓湯方：

　　豬苓去皮　茯苓　阿膠　滑石　澤瀉各一兩
上五味，以水四升，先煮四味，取二升，去滓，內膠烊消，
溫服七合，日三服。

　　病既在藏，必屬危候，今又曰夫病在藏，欲攻之，當隨其所得而攻之，既是危候，豈得遽用攻藥，又更且曰當隨其所得，所得是指什麼？可知此藏字非臟字同解，藏者內藏之意，所以說病在皮膚腠理之內，有病屬病在內，當然是非常粗淺的想法，試看《內經》，中國醫學用詞，少有一定的標準，以行文方便來論，說到哪裡算哪裡，為後世讀者帶來不少困擾，但是先後對照，不難能夠明瞭其意義。此處後接的是豬苓湯，豬苓湯之功用，一般稱是利濕劑，實則是水分調節劑，此與入臟者死，無多大關係，唯其能以其所得，即以其條件做判斷而用之，絕無豬苓湯能治臟之病也，此處之藏，乃當內部而定，或內在而言，非指五臟，可以明喻。

痙濕暍病脈證并治第二

太陽病，發熱無汗，反惡寒者，名曰剛痙。

假如用老式的辨證論治就悲哀了，因為無法說明事實真相，用日本漢醫學者的辦法，那就是麻黃證了，最多也只得說明風寒外束，無法再行其他說明，如果就事實來論，加以現代學說，便可以說明得非常透澈。在此我們先要看看，現今人類文明的大前題下，有什麼缺點，自從十九世紀牛頓力學、機械文明大放光明之後，人類對於地球上的一切事物，都有極明確的交代，因之發明及文化，長足進步，古典力學的集中論調，發展到登峰造極，也就是說人類對於整個地球的瞭解與控制，大部分都有了眉目，飛機、輪船之發明，大城市之紛紛建立，但是遇到電磁學中，各種事實及現象，古典力學無法說明，對外太空（outspace）的知識不夠，愛因斯坦（Albert Einstein）的相對論，以及量子力學脫穎而出，對外太空的宇宙有了更進一步的認識，然而對於外太空的內空間（innerspace）的認識，顯然仍嫌不夠，正如我們前一章提起的一輛機車從巷子內開到大路上的問題，在地球上來講，一般看起來，可以說是毫無變動，車輛的輪胎、輪子，仍是好端端的，絕不會變成 doughnut 一樣亂七八糟、彎彎曲曲，但若以相對論在外太空來講，那這車輛以亂七八糟來形容，還算是很保守，簡直可以化為烏有了。在量子物理學或量子力學中，牽一髮可以動全局，牛頓力學的集中論，譬如像我們初級物理學教科書中，將物體集中起來，假設成為一質量做演算，更假設忽略空氣的阻力、物體運行的能量消耗等，種種牽連問題一概略而不計，所以樹上九隻

麻雀，用槍打落一個，還有八隻是不錯，當然事實是大錯而特錯，因為採取了重點論而忽略了環境的演變，內空間也就是人體內部的變化與量子力學相似，因為空間有限，這包括人體的內在，而萬能機轉，無窮無盡，一處有小變動，連鎖因子反應成各種連鎖相位 phase，絕非簡單略述可以交代，所以硬將學科分之極細極細的分門別類，又硬用外科的機械方式以解決人體的不正常處亦即疾病，是無法得到結論及效果的。外科西藥用用奏效，用在急救上則可，用在治病上，則難免遜色了，或竟更為惡劣，治療比不治療，聽其自然還壞，此絕非虛言，而是事實，領教過的人，何啻千萬，茲不復贅。反過來再講本條的真正意義所在，要瞭解中西醫根本的不同，然後才能貫通，否則中醫書上抄一些，西醫書上抄一些，無補於事，反而貽笑大方，兩種醫學根本不同點是西醫以病名做標準，中醫不可以定病名做標準，亦即不可以定名，只可像量子力學般的定相，然後再定位，此在拙著的各種書中，尤其是《內經素問真相之探討》中，述之甚詳，《傷寒論之現代基礎理論及臨床應用》中亦多有述及，唯其是定相，故而每一種相，亦即疾病中有很多病，其這些很多很多數不清的病，根據《內經》所述，智者察其所同，其真正的原因及機轉，也只是有限的幾種而已，由幾種的先後次序排列（permutation）的不同，以及組合的部位及部分的不同 combination，乃產生各種不同，西醫從而定了不少病名，又將病名分類屬於哪一科、哪一門，成了專科及專門，於是流失無窮，醫生愈讀愈迷茫，病人受的檢驗愈來愈多，痛苦不堪，說法愈來愈不能連貫，要用之以治病，是吃力不討好。假如要解決本條的含義，就必須先說明「痙」，先論的是剛痙是什麼意思，痙者，四肢痙攣，眼珠上翻，肌肉扭轉，甚則神志昏迷，頭痛如裂、角弓反張都屬之，這些現象如果就西醫的病名做定論，當然是腦脊髓膜炎（meningitis），尤其是急性腦脊髓膜炎最為相似，這是以今病及古人所述的症象做比較，而產生的錯覺，眼球上翻、渾身抽搐，在小孩產生驚嚇後腦底代謝上變化，或者神經質的小孩如大哭之下，突然昏厥，喉頭收縮較一般為之敏感，或由於 Ca^{2+}、Na^+ 離子，在血中降低，都可以產生此類症狀。總而言之，此類症狀之發現，可以包括了西醫

書上很多的病，歸根究底，此類症象亦即所謂剛痙之發生，最最原始的條件是神經緊張，尤其是脊髓神經緊張，其致緊張的條件有很多，但原因及因素的最初起點是緊張，在要發生之前的緊急性前驅症狀，當然是脈緊、無汗、緊張，尤其是脊髓神經緊張，則背部肌肉強烈反射之結果，是背肌強烈收縮則惡寒，發熱，可能是發炎，可能是感染，可能是體質一時不能調節，都可以致之，此乃剛痙的前驅症狀，說不定還有頭項強直等症狀，但絕非此條所引述的症狀，就可以稱之為剛痙，它不過是前驅症狀的神經極度緊張，緊張後便生痙攣是一種相，非某種病，是可以清晰領悟的。

太陽病，發熱汗出，而不惡寒，名曰柔痙。

痙既是神經反常的常見症狀，與《傷寒論》所見不同者，乃是其神經症狀反應極為強烈，古人既不知將要發生何等變症，只能在前驅症狀上做觀察，若以《傷寒論》來講，此條是桂枝症，如果以後生神經症狀，便定之為柔痙，因為汗出則當然背部肌肉因汗出的緩解，則惡寒原因就此而緩解或消失。

太陽病，發熱，脈沉而細者，名曰痙，為難治。

痙既為神經性症狀，發熱脈沉而細，單只一條，不足為憑，依中醫古老的理論，凡發熱如屬風寒，脈呈浮而數，尤其浮數二字有相互關係，或浮而緊（見拙著《傷寒論之現代基礎理論及臨床應用》），脈沉而細，不一定為痙病，但神經反射有問題的可能，似無可置疑，因為人體體液的調節是根據 Na^+、K^+、Ca^{2+} 等電解質做標準的，脈的沉細是證明脈管收縮，收縮則彈力、搏動力大↓，其原因不外乎脈管中體液亦即血容積（blood volume）↓，則脈管不得不收縮，以做代價，電解質變化，引起體液之不調節，脈管的代謝性收縮，須以神經的興奮及緊張做代價→痙，乃自然可能發生之事，按現代觀念來看，並不難治。

太陽病，發汗太多，因致痙。

由上條種種原因，發汗太多，是心臟搏動↑，水分↓，鹽類電解質的調節↓，發汗是興奮大腦、興奮腎上腺素及醣解的，糖解則腎上腺素↑，蓋心臟搏

動↑，本使大腦上身及近心臟區域部位血流壅塞，醣消耗↑，O_2消耗↑，則醣↓，O_2↓，腦又充血，病毒感染↑（此乃真正觸發的原因），不痙何待。

　　夫風病，下之則痙，復發熱，必拘急。

　　所謂風病，本屬神經性的疾病，中醫稱風勝則動，動即不正常的動，與痙是異曲同工，若將痙而下之，則電解質生紊亂，尤其是Ca^{2+}，本來有穩定神經的功效，更有Na^+本來對水分調節，肌肉運轉都有作用，經瀉之後，脫水Na^+、Ca^{2+}大為↓失調，可能成《傷寒論》上之種種症象，如果病毒的種類不同、氣候不同，對某些病毒傳播有利，設對親和神經的病毒發展力較↑則痙，復發熱便是此類感染的結果，再脫水Ca^{2+}↓則必拘急，講來清空如畫，頭頭是道，沒有一些含糊。

　　瘡家雖身疼痛，不可發汗，汗出則痙。

　　本篇開始到現在這幾條，上面都冠以太陽病，但是痙不是太陽病，是太陽主人一身之表，意義上就大有出入了，故而老派醫學，矛盾之處很多，實在無法令人滿意。此條本來《傷寒論》上就有，於此乃重覆，是別具意義的，因為瘡家之瘡在皮膚上，皮膚及神經大腦在胚胎學上，本來同屬外胚層（ectoderm），雖然生長成人後，其原始關係、形態上大為改變，幾乎完全不同，但在作用上無處不節節相同，針灸之所以有用，是根據此以調節大腦皮層的，大腦皮層的活動，乃一切生命的根據，皮層死亡即成為植物人，與死人無異，所以患瘡之人絕非皮膚外敷可以致效，即使致效，不過是真正所謂癬疥小瘡而已，嚴重而廣泛的皮膚病，是內科病尤其是神經、精神不正常之寫照，如果發汗，此類人本來神經緊張，因長期神經緊張，復加外界感染瘡癢，如此惡性循環下來，本來已經一塌糊塗，發汗再增加其緊張，有的病可以加重，有的就汗出則痙了。

　　病者身熱足寒，頸項強急，惡寒，時頭熱，面赤、目赤，獨頭動搖，卒口噤，背反張者，痙病也。若發其汗，其脈如蛇。

　　前面寫的都是痙病的前驅症狀及發痙的原因，對痙病真正的具體描述以

此條最為詳實，如果仔細分析，不難發現，《傷寒論》在末了幾條中已經漸漸趨入雜病中去了，譬如霍亂，霍亂絕非在《傷寒論》整體中的產物，可知痙、濕、暍不過是《傷寒論》中，傷寒的變調，痙最重要體能上的變化，便是神經極度緊張→心臟加速（脈緊），血管收縮→肌肉收縮→痙攣而惡寒，基於上述種種機轉，上部的血液循環，在血管流動血液還來不及向前循脈管推進，而後來的脈波送血量，因心跳而綿綿加速推進，乃至來不及疏導達到下身，使上身積滯，故身熱足寒（應該是頭項處更熱）、頭項強急、惡寒（肌肉強力收縮的結果）、時頭熱、面赤、目亦赤（血滯留上身的表現），獨頭動搖、卒口噤、背反張者，此乃除了一切致病，使神經緊張的原由外，復加有感染，所謂 meningitis……諸凡能刺激腦脊髓膜（meninges）的因素，不一定要感染，都具有此類現象，並不一定要單指某某病而言。痙病在前幾條中，張仲景不過輕描淡寫一筆帶過，一條又一條直到本條，乃全部述清症狀，此乃仲景寫書，似乎是其一貫作風，更有甚者，前面輕描淡寫者是其前驅症，可以成痙病，可以如《傷寒論》太陽一般地傳變，古時科學不發達，無由預知當發何病，只能等待就視其發展而定，也不失為是一種相當具有智慧的好法子，所以由輕症緩緩道來，絕不先從此一條著手，否則便是因果倒置了。病的症象由輕→重，至此乃為極重，但是西醫與中醫，具有基本上絕對的不同點是，西醫以病為主，中醫以症的進行為主，痙的情形，至此已經發展到頂點，換句話說，腦脊髓膜的刺激（不管是何種刺激），已經達到最高潮，治療的正當方法，應該用藥鎮靜或者抑制其興奮，因為全身肌肉呈緊張狀態、呈痙攣甚則呈抽搐，鎮靜及抑制的辦法，因為上端尤其是頭項部充血，應該導其下行，如今發其汗，發汗本來屬興奮神經的手段之一，則緊張復加緊張，所有的小肌肉都緊張，則脈搏的跳動，因脈管壁附近肌肉的緊張和痙攣，右拉左掣乃使脈搏的跳動左彎、右彎如蛇行狀，我們不敢斷其為遽死，但可以說逆其道而行，病即不死，亦必大大地加重。

　　暴腹脹大者，為欲解。脈如故，反伏弦者，痙。

　　我們早已知道，腹腔是自主神經及靜脈血流的大本營，拙著《傷寒論之

現代基礎理論及臨床應用》中早已述之甚詳。痙之為病，本是血液鬱滯於上焦或竟在頭部，如果腹部突然暴脹滿，則必是上焦及頭部的血液回流入腹中，循環體系，血流的偏差因之改善，可以說是欲愈的徵兆，故稱為欲解，但脈如故及伏弦者痙，按理腹暴脹，循環平衡，則血管血脈系統之重設定，脈搏應該和緩，但是仍然緊張，怎麼樣的緊張呢？脈伏，伏即沉，沉而弦硬，則緊張度並未改輕多少，不過略為由浮而伏而已，當然仍有再發的可能。

夫痙脈，按之緊如弦，直上下行。

神經緊張，尤其末端神經，出自脊髓兩側的周圍神經系統（peripheral nervous system, PNS）緊張度↑，脈必呈弦，弦者，硬直如弓弦也，既無和緩伸鬆的餘地，感覺上是直上直下，亦即形容其跳動的狀態。

痙病有灸瘡，難治。

皮膚本與神經息息相關，上幾條已經詳言。設有灸瘡，則必然經過灸，古代行的灸法，是直接著肉灸，有人想必見過一張中國古畫灸艾圖，病人被幾個人扭住趴在地上，大叫掙扎狀，與殺豬無異，可見古時候的灸，遠比現在厲害。灸之後，其神經之緊張，在《傷寒論》中已詳陳，可導致溶血乃致黃疸。經灸而瘡，自然不好治療了，在《金匱要略》或張仲景時代，藥方的研究還停留在原始時代，後來的醫學，到《溫病條辨》時候，已經大為進步，但在張仲景時代，很少有完善的神經鎮靜安撫劑，嘆為難治，言辭相當客氣了。

太陽病，其證備，身體強，几几然，脈反沉遲，此為痙，栝蔞桂枝湯主之。

栝蔞桂枝湯方：

栝蔞根二兩　桂枝三兩　芍藥三兩　甘草二兩　生薑三兩
大棗十二枚

上六味，以水九升，煮取三升，分溫三服，取微汗。汗不出，食頃，啜熱粥發之。

我們早已指出，太陽病是一種感染的前驅症狀，《傷寒論之現代基礎理論及臨床應用》一書中言之甚詳，證全備，亦不過是某種感染的前驅症狀，由於病人的抵抗力↑，代謝↑，脈應該浮，或者浮而緊，《傷寒論》中具有詳述。今脈反沉遲，身體強几几然，亦即《傷寒論》的項背強几几，脈之沉遲乃是入腦的表示，感染或任何刺激入腦，自主神經的第十對是迷走神經，屬副交感神經的一支，因刺激而興奮，則副交感神經影響心腦，脈搏必轉沉遲，腦壓↑，脈亦沉遲，十二對腦神經屬副交感神經第九對 nasopharyngeal N. 興奮脈亦沉遲，成痙之症狀，指日可待，如何治療呢？用栝蔞湯，此方處方極妙，可嘆為觀止，可惜當時藥物還未臻完備，但有這類想法，恐現代人也不及。此方的原則是，第一、根據痙病是大腦充血及興奮的症狀，桂枝擴張末梢血管，即所以間接的鎮靜大腦神經，桂枝、生薑、大棗、甘草、芍藥。芍藥緩解腸胃道的痙攣，增加腸胃道的動量，生薑更是刺激胃的動量而止嘔，如果不嘔，腦壓不↓，亦不致於↑，最精彩之處是用栝蔞，栝蔞根中醫藥舊說的論法是去痰開胸的，如果腦脊髓緊張，副交感性↑而喉頭亦容易收縮而緊張，一般所謂痰，尤其在小孩喉頭緊張（第九對腦神經緊張）而收縮，發痙的現象較真正的腦病為多，而喉頭緊張↑則有大量痰液，痰之壅塞則胸悶有窒息感乃成惡性循環，用栝蔞表面上是去痰開胸，實則對喉黏液分泌之改善，喉頭收縮之緩解，都有作用，當然是一張整體而言的好方子，對《傷寒論》時代，張仲景時代有效，對後世，因為食物太雜，腸胃不清，或竟有炎症則加大量如《溫病條辨》的清涼消炎劑，可以奏效絕響，即使腦脊髓膜炎也可奏效，唯用藥不可如此單純耳，當用我祖父所處之方（見惲鐵樵著《保赤新書》），則絕對萬全。

太陽病，無汗而小便反少，氣上衝胸，口噤不得語，欲作剛痙，葛根湯主之。

葛根湯方：

葛根四兩　麻黃三兩（去節）　桂枝二兩（去皮）　芍藥二兩　甘草二兩（炙）　生薑三兩　大棗十二枚

上七味，嚼咀，以水一斗，先煮麻黃、葛根，減二升，去沫，內諸藥，煮取三升，去滓，溫服一升，覆取微似汗，不須啜粥，餘如桂枝湯法將息及禁忌。

太陽病，無汗而小便少，本來是常見之症候，如果見氣上衝胸，便知心臟搏動相當高，口噤不得語，是牙關痙攣，屬神經性，在神經極度緊張中，但是不得借口噤等現象，硬用現代的病名來套，如果根據現代名詞，配合其症象而言，卻像破傷風、狂犬病等之病，那就大錯而特錯了，《金匱要略》此書，所以不及《傷寒論》者，原因有二：

一、此書像西醫的內科一般，表面上看是個別分門別類來治病的，範圍狹小，與現代西醫內科相比，不知道差到那裡去了，更沒有連貫，所以很難講得透澈。

二、是《金匱要略》裡各種病症所用藥，效果遠較《傷寒論》為差，非但無效，有時反把事情弄砸了。

其實內文中非常複雜，非一言兩語可以講清楚，現在趁此條的機轉及用途，我們即可詳盡將這些疑竇，發揮盡致，以釋千古之謎，其實真正懂《金匱要略》而善為應用者，好像只有兩位先生，前賢中的吳鞠通、近賢中的張錫純先生，他們的治療，都有相當成就，還有我祖父惲鐵樵，對《金匱要略》治療的精神，更能發揮盡致，活人不少。我們現在回到前段來闡明《金匱要略》的真相，《金匱要略》此書，表面上是個別將病分敘的，其實具有一貫性，痙、濕、暍本來便是《傷寒論》中病狀之變相，不過由於將之變相的分門別類了，一般即誤以為像西醫一樣分門別類的病，各個不同的像內科醫書，復次由於分門別類，一般讀者無異地就其病症上，用了書中的方，但無效或竟效果很差，其真正的理由是，《金匱要略》當時在漢代時候，民間生活、身體的特殊，用起來像《傷寒論》一樣地有效，後來因事物環境生活條件改變，自然就效果不顯或竟效果很差了，說實在，《傷寒論》亦是如此，但我們不感覺《傷寒論》之差勁的理由是《傷寒論》做連貫性症狀之轉變，《金

匱要略》是一門一類，於是鐵定《金匱要略》之無效及差勁，如果反觀《金匱要略》處方的立意，更進一步推斷其處方的方法，使之改良，《金匱要略》也不會比《傷寒論》差，而要以現代病用《金匱要略》方來治，則不曉得要差到哪裡去了。《金匱要略》的口噤不得語，氣上衝胸，一是心臟跳動↑，故氣上衝胸，口噤不得語，因為氣上衝胸而來，真正的發病部分是在頸項、頸椎附近，或竟脊髓膜的發炎，葛根湯中的葛根是其主要藥物，葛根對項背几几之有效，全由於葛根能使大腦充血，更能前對鼻子，後對項頸的鎮靜作用，所以有一位英國女醫師曾經研究過上千個小兒腦水腫的病理解剖，其病不在腦部，而在脊髓的開始項頸部；又有最新的研究，認為腦血管血栓及栓塞，發病原因不在腦血管本身，而在頸內動脈先生問題，然後再波及內頸動脈影響入大腦的腦血管發生痙攣而收縮乃成血栓的，栓塞也復如此。所以葛根、桂枝、麻黃同用的重要性，但是必須劍及履及，立刻採取行動，才克有效，如果稍生遲延，則非但不是治病，反生禍害。由此假如我們進一步來看這張方子的進展，以後便延續成小續命湯，此方即小續命湯的前身，小續命湯要用得好，必須學問深，見解高，所謂當機立斷，但是一般醫者功力不達，雖然如此，不能將之全部推翻，認為無效，如果加以改革，補充如加羚羊、犀角、牛黃等，或天麻、蒺藜、鉤藤種種，仍不失為高手方，若再加龍膽草、黃連、黃芩，則當然可以治剛痙，時代不同，用藥相差不同，不可厚非，人之所以深責《金匱要略》的原因，就是《金匱要略》像內科書，以病用藥，人們又將書中所述之病，認為是現代的某某病，加以用藥失敗，認為《金匱要略》無效，若就醫理推之，《金匱要略》當不致於如此不濟也。小便反少，是緊張，痙亦是緊張所致，氣上衝胸，口噤不得語，都是緊張，要平息其緊張，方法很多，但古方簡樸，效果不期而然，無法如意了。

痙為病，胸滿，口噤，臥不著席，腳攣急，必齘齒，可與大承氣湯。

大承氣湯方：
　　大黃四兩（酒洗）　厚朴半斤（炙去皮）　枳實五枚（炙）
　　芒硝三合

上四味，以水一斗，先煮二物，取五升，去滓，內芒硝，更上火微一二沸，分溫再服，得下止服。

　　一切症狀均為上焦頭部充血，腦壓↑，脊髓反射於焉而↑，乃至胸滿（因緊張而呼吸困難），臥不著席（四肢因緊張而攣急）腳攣急，齘齒（連牙床骨都緊，呈咬牙切齒狀），一般腦脊髓膜炎齘齒現象較少，其他現象卻多，齘齒在破傷風時較多見，與大承氣湯，其處方之精神，無非使上焦充血緊張導致下行，則上焦可得隨時性緩解，如要治愈，當然沒有如此簡單，但由此我們將悟得更寶貴的治病條件，如果直接用藥物使神經穩定，刺激↓，龍膽瀉肝湯未始不是一種適合的用法，如果用犀角、羚羊更進一步的藥物配合，當然更為合拍，此類雖然精細平穩，用藥的技巧遠勝大承氣湯，但是像大承氣湯處方的精神，更使大、小腸因大量運動以降上焦頭部之充血，可得相得益彰的效果，確為的論。讀《金匱要略》當就其處方精神，方背後的用意著眼，而非方之本身，此較《傷寒論》又要深一層，故一般人士就不太瞭解此書，原因在此。誠然前幾條所處之方，如：栝蔞桂枝湯、葛根湯、大承氣湯等，針對所論的病症是無法治療，甚至全部失敗，但無形中已經透露，治法的原則，就此原則，只要再加以合適變通加減，則病是可以治愈的（本書的缺點，也許並非是缺點，反而是其優點），就是像近代內科書一般，將之分門別類，以後又加上處方，使人認為此類處方按理應該有效，而結果有限，或竟無效，其實在《傷寒論》張仲景時代，藥味有限，方子的變化亦較少，如果因病之變而藥隨之而變，如《傷寒論》及《溫病條辨》一般，則此書大有可讀之處，無奈它個別分類，先將病都定死了，說一定要用如此之方，醫如此之病，不要說是《金匱要略》，即使現代最科學、最先進之內科學恐怕也未必一定見效，如此說來中醫古老地硬將病分為外感與內傷，是不合理的，病就是病，病是生理變化的反常，研究其原因及機轉，隨其變而變，用藥精確，大半的病都可以全愈，甚至可以妙到不藥而愈，《金匱要略》的如此做法，與西醫相類，西醫治療之常常失敗，可以《金匱要略》為前車之鑑，但西醫之治療是以像古典力學牛頓式的集中型為多，《金匱要略》則比較兼顧環境大局，

所以尚可做奇妙的連繫，其連繫在無形中，而不在篇幅的定名分配上，例如下一條即是。

> 太陽病關節疼痛而煩，脈沉而細者，此名中濕，亦名濕痺，濕痺之候，小便不利，大便反快，但當利其小便。

《金匱要略》的令人難讀、難懂的地方便是病名及其方子，亦不一定十分對頭，不是病名錯了，便是方子不能全部對病合拍，原因是不如《傷寒論》及《溫病條辨》的講變化演進，單只講個病名或者病症，其實內文中包括有許多極不同的條件，症象似乎看來全部相同，無法分辨其用藥之不靈，自然難免了。上一條痙是講的中樞神經系統（central nervous system, CNS），大腦及脊髓都屬 CNS，而今講的都是末梢神經，因為水分的不調節，產生壓力的不平均，而使痛的閾值降低，《傷寒論》中有部分水分積聚，先是因代謝關係而積聚，然因積聚 CO_2 呈酸性（acidity）↑，兼有乳酸之不能回復成葡萄糖而痠痛重著，與此條件幾乎相同。脈之所以沉而細是痛的關係，同為痛乃係 prostaglandin 分泌↑，此物能降低血壓，更能收縮血管，血壓↓脈因之而沉，血管收縮脈因之而細，於是乎產生關節疼痛而麻痺，實則是痛而痺之後再見脈沉細者，可謂因果倒置矣。大凡神經緊張 stress 或 stimulation↑小便必然不利，而且痛素 prostaglandin 之↑亦能致小便不利，多餘的水分無法祛除，經過小便之道，須先由小腸吸收進入循環，再經過腎小球過濾，腎小管利尿荷爾蒙的調節，諸多程序，反不如小腸、大腸不吸收，直接排出，故大便反利，是代償作用，患腎臟病，病勢很急者可以洗腎，若萬不得已，通利大便，亦不失為一法，在此段中，明白交待，若能利其小便，則濕亦即多餘之水分隨之而去，則血管之收縮自然減輕，血壓亦必然上升至正常度，使血壓上升至正常度亦可使小便不利而利，利小便即病開始緩解，但利小便的方法正多，此不過原則之一。但有一點必須鄭重聲明，一如此條所述之「太陽病」感染之病，絕非真正的腎絲球炎的腎臟病，真正腎臟炎、腎絲球炎，利小便絕對利不出，且使腎臟過濾機能，因硬利小便則更趨於腎衰竭（renal failure）趨於死亡。

> 濕家之為病，一身盡疼、發熱、身色如薰黃也。

這裡的濕與前條的濕完全不相同，差到不知哪裡去了，所以《金匱要略》以病定名是此書的致命傷，前者是關節、肌腱，至多也只是肌肉之為水分不調節之滲透及浸潤，一般可稱為風濕關節痛，其原因很多，不是泛泛幾語可以交待過去的，容以後再詳述。此則發熱明明是感染，一身盡痛是感染後的徵象，有很多病均可以變成如此，產生肝膽發炎、紅血球溶血，或竟膽道阻塞，身如薰黃，一般都為感染性產生的黃疸，由於黃疸在血漿中的膽紅素↑，尤其非合成性 indirect bilirubin 影響神經極大，因為可以與神經梢結合，使神經的傳導力、活力大為受損，與一身盡疼亦不無有關係，色如薰黃，高熱有時為敗血症（septicemia），亦即敗血病的前兆。

> 濕家，其人但頭汗出，背強，欲得被覆向火。若下之早則噦，
> 或胸滿，小便不利，舌上如胎者，以丹田有熱，胸上有寒，
> 渴欲飲而不能飲，則口燥煩也。

此處濕家又與上條濕家不盡相同，吳鞠通對暍、濕兩症很有心得，在拙著的《溫病涵義及其處方述要》中論之甚詳，今不厭辭煩，復再略加申論之。此條的濕家，其實是肝膽有病，該不是有黃疸，膽汁之不疏通，腸胃道無由得順利蠕動，尤其腸胃道的蠕動以十二指腸為最，十二指腸導致蠕動↑，必須膽道分泌↑，胰汁分泌正常，同時十二指腸的蠕動亦可促使肝、膽、胰之動量分泌正常，兩者互為反饋作用，今但頭汗出，可知以橫膈膜下緊張度↑，背之所以強，因橫膈膜下之肝膽道及十二指腸呆滯，欲得被覆是怕冷，可稱微微惡寒，原因是神經亢奮度↓，則代謝自然呈不足，水分平穩度失常，故稱胸中有寒，腸蠕動↓，腸靜脈血流積滯，血管略呈擴張有感腹中甚熱，乃稱丹田有熱，此類胃腸機能之不良，正當治法當以芳香健胃、疏導肝膽使膽汁正常，十二指腸動量改善，乃至全部改善，奈何計不及此，濫用瀉下之藥，瀉藥之用必須腸胃道有權能行使蠕動，或者反饋之道可行，勉強可以考慮，乃全然不顧，強用瀉下之藥，胃、十二指腸推之而不動，則蠕動上逆，氣體隨之由胃循食道而上，焉得不噦。胃動量↓，則分泌↓，而口渴、思飲，又因

水分積聚，胃擴張而不能再加飲水之壓力，故不能飲，口渴躁煩，當使水分導去，口自然不渴，此渴非缺水，乃水分不調之渴，拙著各冊書籍言之多矣，茲不復贅舌。

濕家下之，額上汗出微喘，小便利者死，若不利不止者亦死。

濕家，中醫稱之謂濕的病極多、極廣，因不能一概而論，今就其病狀而言，絕非以上所言之濕，可能是心臟積水、肺水腫之流，此類之病，有面呈浮腫，甚則面目手足浮腫者，下之則心肝代償力大傷，額上汗出，心臟不良，延髓起代償作用，微喘是肺中水分↑，此乃臨命之頃，小便利是心肺不能支配水分調節下脘之象，利不止亦同屬此機轉，不死何待，一般徒言濕病常感胸悶、頭眩，醫者不察，乃用瀉下之藥，名為去濕，其不懂人體之病理生理機轉（pathophysiological mechanism），良可嘆也，殺人而不自知，豈但中醫，西醫亦復不少罷，尤其是所謂病人，病人起先非常健康，入院不過健康檢查而已，乃而發現此處有病變，那處有不明之物一塊，可能是癌，開刀、放射線、化學治療，好端端一個活潑鮮跳的人，結果，開刀又開刀，照射又照射，從醫院檢查健康到不健康而死，誠非病家始料所及。

風濕相搏？一身盡疼痛，法當汗出而解，值天陰雨不止，醫云此可發其汗，汗之病不愈者，何也？蓋發其汗，汗大出者，但風氣去，濕氣在，是故不愈也，若治風濕者，但微微似欲汗出者，風濕俱去也。

此想當然之言耳，《溫病條辨》之治法遠較其為高明，風濕痛未必一定要發其汗，天氣陰雨，發汗尤其當禁忌，我祖父惲鐵樵之用蒼朮白虎湯，劉河間之涼膈散，勝之千倍，是用滲濕利小便法，芳香化濁，達原飲之所謂清達募原法，甚則五苓散、五皮飲、防風通聖散，處方用藥俯仰即是。一身盡疼痛則兼配袪風藥，所謂袪風藥者，多半為鎮靜、鎮痛的脊髓神經鎮靜劑，奏效絕響，何必一定要發其汗，而且發汗與否非操之在醫，實操之在病人身體之反應，此在拙著《傷寒論之現代基礎理論及臨床運用》中曾大篇詳述。

> 濕家病，身疼發熱，面黃而喘，頭痛鼻塞而煩，其脈大，自能飲食，腹中和無病，病在頭中寒濕，故鼻塞，內藥鼻中則愈。

此條更不應該列入濕中而稱濕家，須知身上疼，是風寒感冒，與《傷寒論》的桂枝湯、麻黃湯無甚兩樣，發熱亦不過是件平常事，但是頭痛鼻塞而煩，其脈大，自能飲食，腹中和無病，可知病灶處在上焦，面發黃更能確定，定位應該在鼻子及鼻竇，鼻炎（rhinitis）及鼻竇炎（nasal sinusitis）是其主要病症，復加傷風感染而發燒是其伴見的觸發症，用塞藥塞於鼻中，可以有效，但反而不如川芎茶調散、辛夷散等加減有效得多。《傷寒論》、《金匱要略》是古方，亦即所謂經方，比較古樸，法子也較單純簡單，後世方其實較之進步多矣，唯國人一向尚古崇古，只有一種好處，古方樸實，說理較實際，不像後世五行陰陽，隨便反覆，所以似是好處多於壞處。鼻及鼻竇發炎，炎性分泌多，則鼻塞，有感染則發熱，身上疼，鼻塞當然心煩，喘非真喘乃呼吸感困難。面黃，一般鼻病其症象之蔓延可及整個頭部甚則咽喉、中耳、後項，面黃是其毛細血管循環有所不良處，因病只限於局部，所以無全身性症狀。

> 濕家身煩疼，可與麻黃加朮湯，發其汗為宜，慎不可以火攻之。

麻黃加朮湯方：

　麻黃三兩去節　　桂枝二兩　　甘草一兩炙　　杏仁七十個去皮尖　　白朮四兩

上五味以水九升，先煮麻黃二升，去上沫，內諸藥，煮取二升半，去滓溫服八合，覆取微汗。

身煩重而痛，是皮膚肌肉間細胞間隙中的微絲血管小循環不良（microcirculation↓），疼使人腦活力↓，麻黃不但是發汗，更略帶有腦機能興奮作用，其所以出汗，表面上看是以麻黃發汗，其實是推動皮下毛細血管之流量，以杏仁調節麻黃，真正去濕亦即所謂調節水分之藥是以白朮為君藥，

所以用到四兩，甘草緩和表皮淺在神經為其副，慎不可以火攻之，凡用火灸，痛苦加甚，大腦大受刺激驚恐而致溶血，此類逆象，《傷寒論》中已述及。

  病者一身盡疼，發熱，日晡所劇者，此名風濕，此病傷於汗出當風，或久傷取冷所致也，可與麻黃杏仁薏苡甘草湯。
麻黃杏仁薏苡甘草湯方：
  麻黃半兩　杏仁十個去皮尖　薏苡半兩　甘草一兩炙
上剉麻豆大，每服四錢七，水一盞半，煎八分，去滓溫服，有微汗避風。

  此條與上一條不同之處為日晡所劇者，日晡所劇是下午加劇，則可知此病的重點非但在外表的肌膚層（somatic part）更在內臟（visceral part），麻黃之作用同前，杏仁有氰化離子（CN⁻）略具溶血作用，更有潤腸作用，甘草之作用同前條，唯有薏仁、白朮中醫稱去濕，就麻黃湯組成的配合，白朮是以體表為重點，若配薏仁則非但在體表，更在腸胃，兩條相比較，此條兼顧內外。又所謂風濕之痛，是關節中的溶酶素（lysozyme）溢出，使關節聯合的軟骨發生嚴重病變，軟骨面粗糙或因脫水，老年人的軟骨常常脫水變性，是由於老年荷爾蒙↓之故，薏仁對之都有幫助。所謂汗出當風，久傷取冷卻也未必，乃古人想當然的說法，但此類因素當然可以觸發其病變，蓋由此類條件，抗力↓成已病而可以加重，原因也相同。

  風濕脈浮身重，汗出惡風者，防己黃耆湯主之。
防己黃耆湯方：
  防己一兩　甘草半兩炙　白朮七錢半　黃耆一兩一分
上剉麻豆大每抄五錢七，生薑四片，大棗一枚，水盞半煎八分去滓溫服，喘者加麻黃半兩，胃中不和者加芍藥三分，氣上衝者加桂枝三分，下有陳寒者加細辛三分，服後當如蟲行皮中，從腰下如冰後坐被上，又以一被繞腰下，溫令微汗差。

  古人對於定名不太考究，此類症狀全部歸納為風濕，實在不妥。脈浮身

重,是皮下積水產生略為浮腫的條件,如此則身重而非身疼痛,研究中醫必須先熟悉人體的變化,要熟悉人體的變化,非對現代醫學有所心得不可,否則無法窮其變化,又加病之混淆,就醫得一塌糊塗了,此條是重亦即略為腫而非痛,故麻黃湯類之藥物就不用了,不拘如何茯苓、白朮是中醫調節水分必具之藥,故白朮、甘草必用,由於浮腫非麻黃所能愈,必須用黃耆,黃耆對平滑肌之收縮,有益於小血管之流暢,木防己本為利水之劑,配合而使之愈病,要使之更活化亦即中醫所稱的透發,乃用生薑、大棗。呼吸困難即所謂喘,略用麻黃擴張氣管以定喘,胃中不和及氣上衝同屬一樣的機轉,桂枝之對末梢血管,芍藥之穩定腸胃的痙攣,但其病之重點在表(somatic)而非在裡(visceral),所以桂枝、麻黃、白芍等藥,輕用具旁敲側擊的功效而已,下有陳寒的意思是與用白芍相仿,白芍之緩和痙攣須配甘草,仍如今用白芍的量相當少,則不妨用細辛,加強其效果,細辛較白芍更具緩和的效果,因為細辛本具有麻醉作用而白芍則無,服藥後,血管量血液循環漸漸推動,則水分漸漸由微小血管吸收,因為痛與腫同屬炎性的症象,一般說來痛為急性的,因為人類之適存性,可以適合任何不利條件,但是對於痛則無法適合,痛則壓力關係,血管血液之收縮或膨脹,使血管壁神經起反應乃作痛,假如血管擴張後,其壁發生滲透,密度較稀的血漿隨之而溢出則成腫,此腫處的組織既已擴大則壓力隨之↓,故痛即改輕,但是不管先痛後腫,先腫後痛,則前者之痛要較後者厲害,前者是一陣陣如刀割一般之劇痛,在急性症是確確如此,後者是如加壓力般的鈍痛,但也有不痛而腫者,此條即針對不痛而腫之症而言,否則不可能用此類藥方,是可明鑒。

　　傷寒八九日,風濕相搏,身體疼煩,不能自轉側,不嘔不渴,脈浮虛而濇者,桂枝附子湯主之,若大便堅,小便自利者,去桂枝加白朮湯主之。
桂枝附子湯方:
　　桂枝四兩　附子二枚炮去皮破八片　生薑三兩切　甘草二兩炙　大棗十二枚擘

上五味，以水六升，煮取二升，去滓，分溫三服。

白朮附子湯方：

白朮一兩　附子一枚炮去皮　甘草二兩炙　生薑一兩半
大棗六枚

上五味，以水三升，煮取一升，去滓，分溫三服，一服覺身痺，半日許再服，三服都盡，其人如冒狀，勿怪，即是朮附並走皮中，逐水氣，未得除故耳。

在古代對病的認識只具大概而已，張仲景認為傷寒、霍亂、風濕等的確有很多不同之處而予以不同的定名，但觀其用藥，大致都是這幾味，雖有新招究屬有限，由此我們就可以知道，病的變化多而藥的變化實屬有限，將病的機轉搞清楚則藥不難隨筆而出，這條張仲景認為是傷寒，那麼應該歸入《傷寒論》中，但又似乎像風濕，於是模稜兩可，又拉到《金匱要略》上來，我們不需要定其名，因為於事無補，在《傷寒論》中此條已經在拙著的《傷寒論之現代基礎理論及臨床運用》上申述甚詳，於今再深入一步來觀。身體煩疼，甚則不能轉側，其嚴重可知，不嘔不渴，認為內在腸胃方面問題較少，脈象因為是傷寒，所以有發燒，虛即脈搏微弱，濇則脈波往來不流利，這兩點無不與痛至極有關聯，其機轉前幾條已經說過，如今重申其治療，一般痛極之病，徒由止痛，效果不良，痛的原因，除了神經血管之外，代謝也有關係，缺 O_2 則血管既能擴張，亦能收縮，尤其是局部性的缺 O_2，毛細血管以收縮情形出現者常生痙攣，其痙攣與痛又成惡性循環，桂枝擴張血流循環，附子之配合促進新陳代謝更略具麻痺而止痛的作用，大棗的醣質對血液中的紅血球、血小板均具有營養強化作用，應該相當有效，若其人有腸胃症狀屬於本條第二種情形，原因是大便堅硬、小便自利，大腸之吸收水分過多，則大便硬，原因是小腸中水分過多，導致小便分利升高的現象，白朮調節水分使小腸中水分分利↓，則大腸之糞便自然含水量↑，而糞便由堅硬而軟化，由於用白朮、附子大量之調節腸內液體，小腸吸收腸內液體的速率突然↓，則小腸的運動自然發生突變，致於如何突變法，則不得而知，但由其結果可以推斷，

小腸動量變化上頂橫膈膜，影響胸腔之正常運作，首當其衝者，當然是心動神經，乃致眩冒，《金匱要略》所說意義接近，人之所以致冒都屬心臟變化，突然跳動↑，頭部因循環太快而來不及送氧，屬一過性的，乃稱之云冒，本來還不致於如此，由於附子使心臟發生突然的強心作用，則由此二者因素合併，更易致冒。

> 風濕相搏，骨節疼煩，掣痛不得屈伸，近之則痛劇，汗出，短氣，小便不利，惡風不欲去衣，或身微腫者，甘草附子湯主之。
> 甘草附子湯方：
> 　甘草二兩炙　附子二枚炮去皮　白朮二兩　桂枝四兩
> 上四味，以水六升，煮取三升，去滓，溫服一升，日三服，初服得微汗則解，能食、汗出、復煩者，服五合，恐一升多者，服六七合為妙。

　　骨節疼煩，掣痛不得屈伸，顯然是風濕性關節炎，痛得非常厲害，豈但不得屈伸，近之則痛劇，更進一步乃致汗出短氣，緊張之極乃至連小便亦不利，甚至惡風不欲去衣，或身微腫，由此推斷病況較前條更為緊急，痛更劇烈，在此狀況下當以止痛治標為急務，所以稱甘草附子湯是以甘草為君藥，甘草本身具類固醇（steroid hormone）相仿之作用，但是力量很小，效果不顯，為增強其止痛作用，加附子溫通使代謝↑，麻痺使痛感↓；白朮使水分調節，在調節作用上，甘草更配合使之作用加強；桂枝擴張末梢血管，助附子供給營養代謝，且由於痛可使血管收縮而更痛，以桂枝擴張之，即↑痛之閾值，亦有助於止痛。服後病瘥而得微汗是見緩解之效，與汗出短氣緊張狀況之急汗，全然不同。如今緊急狀況既除，便能進食，若再痛又出汗而煩，可再進少許。其方與前幾條大同小異，然而其出發點及用藥目的大不相同，何以能得相似的效果，因為主要原因相同，「濕」，水分體液不調節，由於痛亦即所謂「風」而來，其實真象並不如此簡單，當就 rheumatic arthritis 中求之。

太陽中暍，發熱惡寒，身重而疼痛，其脈弦細芤遲，小便已，灑灑然毛聳，手足逆冷，小有勞，身即熱，口開前板齒燥。若發其汗，則惡寒甚。加溫鍼，則發熱甚。數下之，則淋甚。

太陽中暍者，暑濕症也，在拙著《溫病涵義及其處方述要》中言之甚詳，今復再申論之。暑天酷熱，而甲狀腺代謝之大為低落，本來暑天一般性代謝是升高的，但由於發熱復加外界的酷熱，汗出太多，因而代謝降低，汗出而蒸發，又奪取表皮的熱量，於是乎怕冷。出汗多影響皮下血管的擴張，而夏天人體本來長期處於此種狀態下，故汗多，而小便隨之而減少，亦即由小便出之代謝廢料，今因汗多反由表皮血管之擴張進入身體的體表。所以身重者，表皮下因血管擴張而水分由血管流滲肌肉。所以疼痛者，本來由前述之環境，就可以使人體重身痛，復加新陳代謝廢料之刺激，乃痛上加痛。汗多可以導致心搏力衰弱，發熱不解，代謝↓，所以脈芤遲，由於身重疼痛，所以脈弦細。此類情況下，小便絕少，小便之出更需腎臟之過濾力強，腎臟之過濾又需心臟之推動力配合，心臟之推動力更需腎上腺素↑，尤其是 α-receptor 對血管之收縮，體表溫度本已大為↓，手足逆冷，若再小便，再使血管收縮，則背上有如冷水澆，當然毛骨聳然。小有勞身即熱者，因心搏力↓，不能配合代謝，致小有動作，換氣量就不夠，CO_2 本已積聚過多，肺活量↓，故身即有熱感。在如此條件下，我們可以說是全身的血液及體液似乎有由中樞向體表血管環境擴散之趨向，故而口開前板齒乾燥。若發其汗，是真與身體為難，倒行而逆施矣，發汗需能量，能量出自代謝，當然更為怕冷。加溫鍼，使人大為緊張，本來已經有感染而發燒，復更助長病勢，何以言之，代謝既↓，抗力亦大↓，再加溫鍼，無異送盜賊以兵糧，當然感染力大增，則發熱更甚。若用瀉劑，則身體各部分代謝力↓、抗力↓，身重體痛，更知其組織遲緩，胃腸蠕動極差，血液體液又因外界高熱而傾向於集中在體表，若再用藥下之，則肺活量、心搏量、腸胃動量本已不行，下後使之更差，內臟全部呈無力下垂狀態，下壓則淋甚，即病人小便頻數而尿量又不多，這還算是客氣的了，嚴重一些，後果可能不堪設想。蓋心肺已經大受影響，再加刺激，體工實在已經無法應變

了,故暑濕症絕對應該用吳鞠通《溫病條辨》的藥方,遠勝《金匱要略》萬倍,例如銀翹散等即是,加減正氣散亦效。

> 太陽中熱者,暍是也,汗出惡寒,身熱而渴,白虎加人參湯主之。
> 白虎加人參湯方:
> 　知母六兩　生石膏一斤碎綿裹　甘草二兩炙　梗米六合
> 　人參三兩
> 上五味,以水一斗,煮米熟湯成,去滓,溫服一升,日三服。

此條病況與上條相似,惟不及上條述之詳細而已,用白虎加人參湯是經過相當深思熟慮的,雖然古人質樸簡單,我們卻因之獲益匪淺,前一條種種情況機轉,本條全部使之解決。多汗而心肺衰弱,則用人參以補充之,大汗出而乾燥,水分不調節,用糯米、甘草導利之,血漿中代謝廢物多,水分不平衡,酸度↑,以生石膏、知母調節之,相當絲絲入扣,但是竹葉石膏湯較之更好,而清暑益氣湯當然又更為高明了。

> 太陽中暍,身熱疼重,而脈微弱,此以夏月傷冷水,水行皮中所致也,一物瓜蒂湯主之。
> 瓜蒂湯方:
> 　瓜蒂二十個
> 上剉,以水一升,煮取五合,去滓,頓服。

由前幾條我們可知夏令汗多小便少,但是排泄的主要器官應該是腎臟,排泄物更應該是小便,今小便少汗出多,無論如何無法應其代謝廢物之排泄。身熱是感冒,疼重是肌肉表皮下水分的蘊積。多汗無形中能使抗利尿激素(antidiuretic hormone, ADH)↑,利尿則使 ADH↓,不須言夏月傷冷水,水行皮中。傷冷水的真相早就不言自明,唯一救濟之道,便是利尿。古方樸實,藥味的開發,尚未如後世之完備,只能用瓜蒂湯了,瓜蒂本有利水,亦即利尿之作用。

百合狐惑陰陽毒病脈證并治第三

論曰：百合病者，百脈一宗，悉致其病也。意欲食，復不能食，常默默然，欲臥不能臥，欲行不能行，飲食或有美時，或有不欲聞食臭時，如寒無寒，如熱無熱，口苦，小便赤；諸藥不能治，得藥則劇吐利，如有神靈者，身形如和，其脈微數。每溺時頭痛者，六十日乃愈；若溺時頭不痛，淅然者，四十日愈；若溺快然，但頭眩者，二十日愈。其證或未病而預見，或病四五日而出，或病二十日或一月後見者，各隨證治之。

根據以上的詳細描述，我們知道這不算是病，不過是神經衰弱，略帶些精神質而已，也可以說是神經質，這類情況社會上比比皆是，在東漢時代或許也很普遍。神經質的人往往生性沉默，思慮過多，或者以前受過極大的刺激，但是又不至於到失志發狂的程度，如真正癲狂，中國醫籍早就將之列入癲狂一類中去了，所以不是瘋狂之類的病，或許還沒有到達此種程度。上條後面一段，看起來又似乎有病，諸如口苦、小便赤，得藥則劇吐，其脈微數，每溺時頭痛者，六十日乃愈，溺時頭⋯⋯，或病二十日或一月後見者，各隨證治之，不能單用神經衰弱一句套語就可以搪塞，誠然《金匱要略》此書在第三章中非常複雜詭譎，誤會者有之，合併病者有之，總之非單純一二句可以解決。我們知道稱百合病者，乃是得百合而解，亦即用百合可以使病減輕。百合之為物，對呼吸道氣管等在神經性，或略為神經過敏者，稍小效果，其

力量有限之至。得百合而能解此病，此病無法定名，只能稱為百合病，其理由何在呢？如果細心推敲，便明顯可以知道真相，一般神經質狀況，本來是該病人所有的特殊症狀，並不太明顯，大概看來可以說無病，但是神經質的人思慮過多，則兼及呼吸，其本人並不自知，有時呼吸急促，有時深沉，常常就其感情變化而變化。而此類病人平時雖不見病症，但其感情多變動，情感易衝動，所以呼吸量不平衡，hypoventilation 或 hyperventilation，平時並不明顯，但是口苦、小便赤則常見；一旦遇到感染，只須小小的感染，就算最最輕微的感冒罷，則症象非常明顯的露出來，若非臨診醫生實在難以想像，如果臨症經驗豐富者，則此類病人比比皆是，尤其中年婦女，女性荷爾蒙將衰退之時，此類病就特別多，呼吸不平衡雖然非常輕微，幾乎難以測定，但是日積月累，肺活量顯然漸漸不夠↓，氧氣不足，酸度漸漸輕微之上升，而喉頭肌肉又將近老衰，或因病而略有下沉，則口苦。而小便短赤者，神經質的人本來多慮，一旦受感染則平時血液恆聚於頭，小便時腎上腺素略需↑，膀胱及尿道的肌肉需收縮，健康人有時尿量積聚而尿急，開始排尿時也略有此種感受，其脈微，平時容易緊張，略病則更易緊張，每溺時自然頭痛，以溺時頭痛程度的高低，可以測知其為病，實在嚴格言之，只能說其為不正常之輕重度，至但頭眩而不痛，由愈期之長短，由六十日至二十日，各隨症治之。百合並不能治大病，調節氣管、肺的自律神經略有效果，古方簡而樸實，如今用藥處方之進步勝之多矣，但總感覺到百合病究竟算是什麼病，應其得百合而愈，故名之，就百合之功可以推測其病。若說得盤尼西林而愈，就說是盤尼西林病，大家必然認為非常荒唐，但盤尼西林乃消炎峻劑，所治的病範圍極大；而此病則可以說根本無病，原是神經精神症狀，以此而命名，因其症狀範圍又狹小，何妨對古人假以些許寬容。至於所謂得藥則劇吐利者，尤其女性神經質很容易嘔吐，或竟頭暈目眩者亦容易嘔吐，藥味苦而不佳，得藥即吐，亦可預期。總之，百合病乃是此人本神經質，復再得其他病，以感冒、濾過性病毒上頭部者為多發，如此而已，非真正有此種病，而是混合發生症象之誤會也，四五日而出，一月後預見，均是穿鑿推測之語，存之亦無傷大雅。

百合病，發汗後者，百合知母湯主之。
百合知母湯方：
　　百合七枚　知母三兩
上先以水洗百合，漬一宿，當白沫出，去其水，更以泉水二升，煎取一升，去滓，別以泉水二升煎知母，取一升，去滓，後合和煎取一升五合，分溫再服。

　　我們既知百合病是腦顱外充血，呼吸量↑↓不調節，結果致酸度略↑之病，則以百合調節肺之呼吸量，以知母制血中的酸度更兼消炎，是可預期。古方雖然遠不及後世方，但其治療的原則昭然，兩兩相較，原則既明，治療不難，實在好處多多，故不可急功好利單就療效而論也。發汗後，百合病此類症象當更為加重，以此湯制之，效果不一定好，但病的原理卻極清晰。

百合病，下之後者，百合滑石代赭湯主之。
百合滑石代赭湯方：
　　百合七枚擘　滑石三兩，碎棉裹　代赭石如彈丸大一枚，碎棉裹
上先以水洗百合，漬一宿，當白沫出，去其水，更以泉水二升，煎取一升，去滓，別以泉水二升煎滑石、代赭，取一升，去滓，後合和重煎，取一升五合，分溫再服。

　　百合是神經性病，血液中酸度略↑，又易嘔吐，經下之後，腸胃蠕動反而反彈，恐嘔吐更劇，以百合調節呼吸肺活量，滑石制酸度而利尿，代赭石鎮其嘔吐，配合滑石則效果明顯。

百合病，吐之後者，百合雞子湯主之。
百合雞子湯方：
　　百合七枚　雞子黃一枚
上先煎百合如前法，內雞子黃，攪勻，煎五分，溫服。

神經質病人往往較一般病人，病勢來時因神經緊張而情況相當「誇大」。經吐之後，百合病本來易吐，則防止其連續大吐，須使其喉頭神經緊張轉為鬆弛而安撫鎮靜之，故加雞子黃，兼治喉頭及大腦虛妄感的種種錯覺。

百合病，不經吐下發汗，病形如初者，百合地黃湯主之。
百合地黃湯方：
　　百合七枚擘　生地黃汁一升
上先煎百合如前法，內地黃汁，煎取一升五合，分溫再服，
中病勿更服，大便當如漆。

百合病本屬精神症候群，喉頭易收縮則易吐、呼吸不暢，則血中酸度高，腦血管擴張致頭痛，小便赤、口苦等諸類精神神經狀態，單以百合一味不足以擔當大任，輔以地黃則力量增大，地黃帶糖分，為營養劑，可以改善體質，諸類神經精神症候得糖而改善者多矣，譬如歸脾湯即為一明顯的例子。生地黃汁一斤則力量非同小可，古方簡單而量重，其機轉使人容易探知，以之治病固有不全之處，以之做治病原則乃稱絕妙，此其所以可貴也。下大便如漆者，其色墨黑，蓋服中藥後，本來大便呈黑色，地黃則顏色更黑，於是大便自當如漆之黑也；中病勿更服者，由於地黃既用大量，防止其性膩滯，其實是地黃百合有鐵質，大量鐵質對十二指腸蠕動量不利↓，故常有服地黃後，感覺胸悶者，其原因在此。

百合病，一月不解，變成渴者，百合洗方主之。
百合洗方：
百合一升，以水一斗，漬之一宿，以洗身，洗已，食煮餅，
勿以鹽豉也。

血中酸度增加，乃由於肺呼吸量↓而來，百合又是肺方面的藥，大概由於肺主皮毛關係，所以用百合湯洗之，其效果如何，未曾經驗，不敢妄道。但是有一點，如說清肺潤燥之藥，則後世處方的清燥救肺湯、清暑益氣湯，甚至補中益氣湯比之高明完備多了，《金匱要略》方非直接用之有效，一般

人士都求急功，故無效，但如果懂得現代醫學，而求其能活變，則其處方的原則是大可師法的。

　　百合病，渴不解者，栝蔞牡蠣散主之。
　　栝蔞牡蠣散方：
　　　栝蔞根、牡蠣等分。
　　上為細末，飲服方寸七，日三服。

　　神經性症候多半關係在喉頭，全體性的敏感則多半在酸性↑，今用栝蔞根以解喉頭的黏液分泌不正常，又以牡蠣的鹼性以解酸性的灼熱感可以有效。栝蔞根、牡蠣兩味合用對頭項、頸部、咽喉都具相乘的效果，但藥味太簡單，病情較為複雜，終於不敵，故見效少，若就其原則而加減，則奏效絕響。《金匱要略》方當配合病人的情勢，做深一步研究再行處方，率而操瓢，非所宜也。所謂百合病，其煩惱主要原因為肺活量因神經長期緊張而↓，就此原則用藥即可，不必斤斤於藥方，至於藥味、單味者，更是靡也，去道遠矣，徒增紛擾，成事不足，敗事有餘。

　　百合病，變發熱者，百合滑石散主之。
　　百合滑石散方：
　　　百合一兩炙　　滑石三兩
　　上為散，飲服方寸七，日三服，當微利者，止服，熱則除。

　　百合、滑石二味有啥力量，但是就其主要重點用之，反而非常有效。此經方之所以勝時方者在此，但均各有千秋，不必互主門派，相互攻訐，當以治病為急務，治病當就其機轉之主題為依歸。百合鎮靜；滑石因其對胃腸壁具有保護滲利作用，使酸度降低，因酸擴張之血管則收縮，酸度↓則熱去，腎之過濾量亦因小腸運行正常而正常，故小便利，非常自然。

　　百合病，見於陰者，以陽法救之；見於陽者，以陰法救之。
　　見陽攻陰，復發其汗，此為逆；見陰攻陽，乃復下之，此亦為逆。

47

基於前述的條文，我們知道百合病是精神性神經質的症狀，而不一定是病，近於西醫心理學上所說的神經質（hysteria），真正的機轉，我們已經闡述分析的非常詳細，所以根本不需要什麼見於陰、見於陽等怪招，白費腦筋。古人的陰陽無非是內外，當然在《內經》上分類更是五花八門，令人不知所從，昏頭轉向，但在《傷寒論》、《金匱要略》上就較為簡單，更具實用。所謂陽，無非向外發汗；所謂陰，無非用藥瀉下。因為百合病可以是一種不死不活，又像病又不像病的長期衰弱現象，而真正的 hysteria，大腦皮質腦皺紋會漸漸扁平消失，大腦皮質乃人類調節一切內在、外在運動知覺思考及自我意識存在的總樞，大腦皮質無作用則成植物人 decortication，而今不過是輕微的變動，變動雖輕微，在大腦皮質則非常嚴重，一切 autacoid 只須些微變化，其人外在的變化有極大影響，此病既為衰弱現象，當救之而非攻之，條文中舉例見陽症發熱微汗人大為疲倦，就不可以發汗，應該用養陰藥，一般所謂西洋參、麥冬、熟地等潤陰，以解煩渴而鎮靜。見於陰者，條文雖未明言，我們也可以知道，例如：下瀉、氣急、嘔吐，還當以陽法救之，如：附子、乾薑、甚則補中益氣湯以救之。總之，我們既知機轉，就不必再來陰陰陽陽，較之古說簡單明瞭多矣，此條對現代醫學觀念來講，本來應該是廢文。

狐惑之為病，狀如傷寒，默默欲眠，目不得閉，臥起不安；蝕於喉為惑，蝕於陰為狐。不欲飲食，惡聞食臭，其面目乍赤、乍黑、乍白。蝕於上部則聲嗄，甘草瀉心湯主之；蝕於下部則咽乾，苦參湯洗之；蝕於肛者，雄黃熏之。
甘草瀉心湯方：
　甘草四兩炙　黃芩、人參、乾薑各三兩　半夏半升　黃連一兩　大棗十二枚
上七味，以水一升，煮取六升，去滓，再煎，取三升，溫服一升，日三服。
苦參湯方：
　苦參一升

以水一斗，煎取七升，去滓，熏洗。
雄黃熏方：
　雄黃
上一味為末，筒瓦二枚合之，燒，向肛熏之。

　　《金匱要略》此書不同《傷寒論》者，連病之究竟為何病都不能知曉，即可見以病名作為分類，從事醫書的著作，醫術的治療，相當失敗，不要說是二千年前的《金匱要略》，即如今最進步的內科，像 Harrison 氏、Cecil 氏內科學恐怕依然不濟事，我們能大膽推測，再過數十年，還是事倍功半，吃力不討好，何哉？由於以病名做治療，名字可以有很多，而且即使同名，未必有相同作用。治病的第一要務，先不貪求急功，必須將其機轉（mechanism）作用澈底明瞭，然後方克有成，否則徒恃統計數據亦不能有效，因為統計數據在智慧方面來講，實在已屈居下乘又下乘，機轉變化交待不清，無法明理細證的，沒有辦法下的下乘辦法，所以我們在高級的醫學研究報告，實驗所示的數據，結果可以各不相同，甚至全然迥異，更且互相矛盾，其貧乏不可靠者，比比皆是，雖然出於西洋先進國家，又何必唯洋人馬首是瞻，難道我們自己就毫無辦法？恐怕未必如此。即如本條來講，所謂狐惑是根本沒有此種病，病名之不可靠者，可以說是相當荒唐，譬如古有此病，而今無之，今有後天免疫缺乏症候群（acquired immune deficiency syndrome, AIDS），恐怕古人連作夢都沒有想到，病之所以改變，乃隨病人身體上蛋白質變而變，一切構成蛋白質的胺基酸（amino acid）不過二十種，但以排列組合來講是二十階乘（20!），結果要超過天文數字，即使組合（combination）稍微能限定排列（permatation）之數目，但全世界所知道的蛋白質如今也已超過一百多萬種，即使有像整個台北一樣大的圖書館，恐怕依然容納不下其變化的記載，這是一樁浪費而毫無用處的敗筆。但見二十世紀最偉大驚天動地的發明有二種，一種是塑膠合成聚合物質的發展，可以做任何我們需要的東西，小至一個紙袋，大至飛機、機械，柔可以如汗毛，堅硬之可以每平方公分承受上百萬公斤的壓力，而其合成千變萬化，全恃化學家妙手空空的設計，蛋白質其

靈敏度更勝塑膠千萬倍，其合成不需設計，動、植物身上的蛋白質隨其環境生活條件形態而變，稍一不同，設或血流量、神經傳電速度、酵素的轉化等，說變就變，變之屬正常乃稱生理性，屬於異常乃稱病理性，或簡單名之云病，其變化之靈敏，品種之繁多，恐怕非塑膠所能及，徒記錄其變化，而不知所以變化之由，好像並不聰明。所以古稱狐惑病，可能誤傳，可能其所述非其實際情形，拼命在病名上推考，坦白講實在是白費心思，但是無論如何，病變化的形態是跑不掉的。「默默欲眠，目不得閉，臥起不安」，一般而論是發炎、化膿症候的前奏，若喉頭潰爛稱惑，這都無所謂，單用甘草瀉心湯恐怕不能治療，蓋機轉未明，豈能用藥。就算潰爛，不拘原因，黃芩鎮靜退充血，甘草緩和病勢之疾，黃連消炎殺菌，人參支持人的抗力，大棗配合人參以維持補益抗力、抗體作用，乾薑、半夏促進血管及喉頭腸胃道之動量，恐怕力所不濟，未必能得心應手。《金匱要略》之不及《傷寒論》，只像西醫般死死的坐以待斃，不求變化，且後世之治喉頭發炎、潰爛者遠勝此方，對一般現實立刻想致用者而言，當然洩氣之至，但是根據其治療原則發明新方以配合之，亦未必一定不靈，所不能確定者是其病也，治療之機轉已明晰可見矣，知某病致此，而隨情形加減，自可有效，思急功者，當稍安勿躁也。蝕於陰為狐，前陰潰爛，原因亦很多，「不欲飲食，惡聞食臭」，生病的人無不如此，不足以定病情，其面乍赤、乍白、乍黑，倒卻有些臨床意思，面乍白，因潰爛而疼痛，面部血管收縮；乍赤，炎症大盛，毛細血管充血；乍黑，化膿已成尚未潰，面色灰滯鈍敗。用苦參湯之洗下體之蝕，苦參本有治療癰腫瘡毒、皮膚疥癬等作用，又其蝕為前陰部，是極敏感之處，動輒使白血球↓，痛極則心律不整，如用之內服亦有效，但是單一味洗方效果乃不能明顯，但處方的原則可以預見。蝕於肛，是後肛門潰爛，用雄黃為硫化砒具毒性，古時為殺蟲辟邪利劑，自可領會，但單用雄黃恐亦未必奏全功，總之，不失為聊備一格而已。喉蝕、陰蝕、肛門蝕是否是一種病，真的是狐惑病，則狐惑是何許病，既不得而知，與其胡亂猜測，不如從實，是醫書，當求其治療及機轉，何必斤斤於考據，繞舌而已，不足取，故據病情觀大概，不是三種病

合在一起的狐惑，可能是三種蝕潰各自獨立，以訛傳訛耳，此所以就病名論病遠不及就機轉以辨病也。

> 病者脈數，無熱微煩，默默但欲臥，汗出；初得之三四日，目赤如鳩眼；七八日，目四眥黑；若能食者，膿已成也；赤小豆當歸散主之。
> 赤小豆當歸散方：
> 　赤小豆三升浸令芽出曝乾　當歸十兩
> 上二味，杵為散，漿水服方寸匕，日三服。

狐惑病可能是一種發炎而將化膿時的症狀，病者脈數，證明交感性興奮；無熱證明炎症不厲害，或者已經受了自體免疫力抗體或白血球的抑制；默默欲臥，一般病者，恆是如此；初得之三、四日，目赤如鳩眼之赤者，充血於頭部，七、八日，無潰而化膿，面色同內蘊膿的灰敗，甚則成黑色，未始不可。化膿以赤小豆當歸散，方雖簡單，也可能無效，但處方的內涵卻是漂亮。赤小豆之祛濕化膿是將之孵芽出，使酵素↑，與人體以酵素，復加當歸促進血中各部分條件改善，則膿自潰。但以能食亦即身體條件已經克服病變而恢復之際，則可以治療，一如順水推舟之勢也。

> 陽毒之為病，面赤斑斑如錦文，咽喉痛，唾膿血，五日可治，七日不可治，升麻鱉甲湯主之。
> 陰毒之為病，面目青，身痛如被杖，咽喉痛，五日可治，七日不可治，升麻鱉甲湯去雄黃、蜀椒主之。
> 升麻鱉甲湯方：
> 　鱉甲手指大一片炙　雄黃半兩研　蜀椒炒去汗一兩　升麻當歸甘草各二兩
> 上六味，以水四斗，煮取一升，頓服之，老小再服取汗（肘後千金方陽毒用升麻湯，無鱉甲，有桂；陰毒用甘草湯，無雄黃）。

在前幾條，我們不惜費辭長篇解說，致病之因是蛋白質的變化，應該努力的方向，是力求其何以變化之道，在內部的變化，生化的涵義，即使科學發達迄今，仍然無法測知，抑且正在努力研究中，那麼何以古方可以奏效呢？原因由於古人從外表觀察其病變，在精微處亦能發現其病變之重點，前條所述，近代醫學的內科書，即使再過幾十年仍無法確實治病者，由於以名定病，非就機轉論病，哲學上的方法論（methodology）既然已經錯誤，再努力也是徒勞無功，或至多只能事十倍而功不及百分之一。在本條，我經驗上所見者有二個實例，都是女性，平日生活靡爛，一位是人家的姨太太，一位是舞女，生活之不羈，諸如：暴飲暴食、晚起晚睡、燈紅酒綠、醉生夢死，平時並不自覺，其實體內抗體因生活之不規律而漸漸降低，一旦感染，抗體不足，產生猛爆性免疫力大降，酵素轉化機能↓，從病情可見的著重點在咽喉痛，中醫恆認為咽喉是少陰領域，及發熱咽痛病屬少陰是較為難治之症，確實非虛言，實質論之，咽喉痛都為免疫力不足之證據，尤其是淋巴腺的 T cell 都是出於近咽喉的胸腺（thymus），而 B cell 又都出源於骨髓，咽痛而吐膿血是 γ globulin 大為不足↓的現象，抗體已見↓的證據。面赤斑斑如錦紋是血小板（platelet）不足，更可能白血球、紅血球由於一切血漿中蛋白的變化而發生變化，故斑斑如錦紋。免疫力↓，血小板不夠，或竟產生溶血性敗血症（septicemia），是至急至危之病，五日可治已屬非常保守之言，七日不可治乃當然不可治了，必死無疑。陰毒之為病，咽喉痛如同一轍，免疫力↓，身痛如被杖，與血液中之血漿蛋白變化的陽毒一般無二，所不同之處在前者由皮中透出一如麻疹然，後者不從皮中透出，反而在微血管產生血栓，微血管在皮下不暢流，面目鐵青，而身痛劇如被杖傷是可以預見。由血管擴散至皮下乃謂之陽；因血栓而血管收縮，當然渾身劇痛，血不暢流而臉色青白謂之陰。陰陽之分在血管擴張及不擴張些許分別而已，所謂毒之為物，乃使蛋白質結合成異性蛋白，遺害於人體之謂。血管滲透壓↑而溶血則稱陽毒，化膿發炎併隨而發，血管生血栓乃收縮則稱陰毒，組織尤其是皮膚感性較內臟為更強，蓋與神經在胚胎期同屬外胚層，因皮膚皮下之毛細血管

收縮,缺血而生劇痛,稱陰毒如此而已。此類病實在非常少見,最大原因非一蹴而成,是日積月累的,我們由其處方更可以推得,鱉甲者用於脾臟,尤其脾臟腫大(此處之脾臟乃指真正的脾臟 [spleen])得之佳,脾臟對紅血球、白血球、淋巴球、尤其血小板特別有影響,今血小板首先發生變化,乃至纖維化(fibrillization),大量血中纖維化,使血小板耗盡,故大量出血、溶血(陽毒)、或竟大量纖維化,乃使血小板各處形成栓塞,則身痛如刀割,鱉甲可改善之;升麻乃淋巴腺之要藥,古稱升麻能解毒,配鱉甲同用就血中淋巴之調節以濟其急;雄黃為三硫化砒,砒者對骨髓有調節作用,略能刺激骨髓之造血機轉,然而不直接用砒而用雄黃,一是古人無純化之工具,一般古方恆不直接缺什麼補什麼,皆是用混品,卻遠較近代之用純化品為有效,蓋人體酵素之轉化非如此之簡單,如果缺 Ca^{2+} 而用 Ca^{2+} 補之,實亦大錯而特錯,當糾正者似應是 Ca^{2+} 之有機物 calmodulin 或者直接對鈣代謝之副甲狀腺(parathyroid gland)加以調節,方稱高手。蜀椒、當歸增加其熱量及代謝,更促進其血運。甘草做緩急之用。如此用藥頭頭是道,可以相互引證。陰毒之蜀椒、雄黃,蓋因雄黃之為物,實在對白血球略有用處,然白血球雖對人可增加抗力,在一般性的抗體↓,如白血病中,非但代謝自然↑,是強烈病態性非生理性,所以導致血栓者,乃白血球因行動奇慢,遠不如紅血球隨血流運行之速,因此反而使血栓之凝固度增加,故而去雄黃、蜀椒,其處方雖僅約略幾句,卻已遠勝我等現代之所研究也,以前都認為血栓是血小板的問題,而最近最新之研究,血小板非其重點,其重點乃白血球之遲緩行動所凝滯耳。所以《金匱要略》之書,含義極深,非一般要就何病何藥可治之急功好利者所能理解也。

瘧病脈證并治第四

師曰：瘧脈自弦，弦數者多熱，弦遲者多寒，弦少緊者下之差，弦遲者可溫之，弦緊者可發汗針灸也，浮大者可吐之，弦數者風發也，以飲食消息止之。

　　中醫所稱之瘧，是一下冷、一下熱的症候群，並非現代醫學寄生蟲原蟲所染的瘧疾（maleria），但是真正所指的瘧疾也包括在內，舉凡寒熱往來的疾病不知有多少種，豈是專講瘧疾一病能涵蓋。《金匱要略》此處漸漸開始欲論到脈，脈應該與病一起合併而談，否則單稱脈是毫無意義的。如果不講脈單論病，如果對病之機轉非常熟悉，則大可不必論脈也能治病，而且比就脈論病更高明更靈活。如今既然要論脈，則必須脈證合參，像《脈經》、《瀕湖脈訣》，愈描愈黑，不讀比讀還好，一讀就更糟糕。如果一定堅持要論脈，則必須先研究《內經素問》的論脈，則在拙著《內經素問真相之探討》上論之甚詳，然而《金匱要略》的論脈更比《內經》來得具體，是真正的就病論脈，比《內經》更實際，可是變化更多，如果沒有臨床經驗，沒有現代醫學的修養，恐怕要費一番周章，我如今當盡其可能，儘量使之易讀易懂，庶幾有所適從，更不致曲解古醫書，對古聖之不敬。瘧脈之所以弦，如果用老派講法可以兩三句話便能搪塞交代過去，譬如說：瘧者，寒熱往來也，屬少陽，小柴胡湯證，少陽本屬脈弦，則脈弦是理所當然，諸如此類之言，到底身體有何變化，則不得而知，於是幾千年來，就如此搪塞過去。學者之道，當辨真理事實，捨此而分辨，無法救中醫於危亡，我們知道「弦」即脈搏弦硬如

手按弦，無一些圓湛潤滑之意，脈之所以成脈，除了心臟的搏動外，有血流的流動，血液中血漿蛋白的厚薄及其黏滯度等因素，而且大都是就毛細血管變化的總和以決定橈骨動脈搏動的條件，更有神經的調節，末了這因素更是重要。一般新病的人，脈很少呈弦脈，病久則脈沒有不弦的。《傷寒論》、《金匱要略》時代的人，體力很差，常常不足，血漿蛋白↓，肝機能亦↓，所以水分的調節不佳，靈敏度也高些，《傷寒論》之所以變化萬千，《金匱要略》亦復如斯，血漿蛋白的黏滯度有助於脈搏的圓湛，營養價↑更有幫助病勢來急的緩衝作用，蓋神經附在血管壁的調節度反應也很靈敏、靈活應變。如果寒熱往來一兩天，甚則三四天，可能說認為熱未退清，或竟不加注意，時間一久，方才體認出來是病為瘧是也，值此時，微小的神經叢對毛細血管的調節能力因寒熱往來呈毛細血管一下擴張，一下收縮，迭經擴張收縮，復加蛋白↓，無補充營養的附在毛細血管上的神經便漸漸衰弱，調節血管的調節能力大為低下，於是單憑脈搏跳動而跳動，更因黏滯度因蛋白質↓而↓，則毫無潤滑圓湛之象，乃成弦數。一時神經緊張的脈搏可以弦，但時過即擴張，與瘧之稱弦大不相同，同樣脈弦，單憑脈而論脈，就不中用了。「弦」既已經交代，弦數即脈搏加快，當然發熱，脈搏跳得很慢，是身體久經消耗，活力↓，代謝↓，外表則呈所謂「寒」者，病者面色蒼白，形態衰弱，脈搏變慢，當用興奮代謝劑。弦小緊者，既然脈弦而且緊，如果稍通大便可使緊張度↓，前幾條的瘧中已經講過。弦緊者可發汗，其實弦緊就是脈緊在發燒，故脈跳之緊，重點在緊，不在弦，蓋弦乃其一般性，其他乃特殊，兩者合併，先以一般性做優先解決，一如麻黃湯證般可發汗，但不可用麻黃湯，當用鎮靜法，此處的發汗二字大有出入，是鎮靜而發汗，非興奮之發汗，故用鍼灸，一般鍼穴之道無非使病人鎮靜，一如常常談起的，由緊張的患病情況 → 鎮靜時則出汗，非一定為出汗也。「發」之一字最易使人誤解成積極性的，故當非常注意，蓋瘧脈本弦是其不易原則，在其原則下行使治療方為準確。浮大者可吐之，胸腔中有窒息或稱有阻礙，脈必浮大，胸腔之所以能寬緊彈性自如者，又需橫膈膜上下的幫助，所以其窒息及阻礙，如果直接發生在胸腔中則必然在腹腔頂端，胸廓下緣，亦即橫膈膜下的各種臟器發生問題，常見的是肝膽

機能病、脾臟腫大等,既影響膈神經而使頸旁兩肩痠痛,更影響兩脅脹滿,如此則脈可以弦緊,可以浮大,條件是橫膈膜附近的神經緊張,在橫膈膜下則弦緊,在橫膈膜上諸如影響食道及縱膈腔的神經時則浮大。如果用白虎湯使脊椎的頸椎神經加以調節,一如《傷寒論》所說「傷寒三日,陽明脈大」,如果使縱膈腔亦即食道連及胃賁門部分發生緊張,則脈呈浮大,用瓜蒂散,或竟梔子豆豉湯等均可有幫助,但不一定必須吐而方克有效。吐之乃使胃及食道所積壓一去為快,是又一種用法。現代人不太喜歡吐,最好慎用。弦數者風發也,脈數在此條,情形不過有小熱而已,用些食品消熱清暑之劑,如:綠豆湯、五汁飲等,吳鞠通《溫病條辨》上用得頭頭是道,勝《金匱要略》多矣。復次,我們也不一定說瘧在上焦亦即橫膈膜上,就我們所知的食道和縱膈腔緊張變壓則生浮大之脈,一般心臟肥大影響縱膈腔及食道受壓迫時,同時脈亦浮大,《內經》也說心臟洪大亦即浮大屬真藏脈,所以脈的變化在在都是需立明其原因,亦即病的 mechanism 及 topology 方克準確無誤。

病瘧結為癥瘕,如其不差,當之何?師曰:此名為瘧母,急治之,以月一日發,當十五日愈,設不差,當月盡解,宜鱉甲煎丸。

鱉甲煎丸方:

鱉甲十二分炙　烏扇三分燒即射干　黃芩三分　柴胡六分　鼠婦三分熬　乾薑　大黃　桂　石葦去毛　厚朴　紫葳（即凌霄）　半夏　阿膠各三分　芍藥牡丹去心　蟅蟲各五分　葶藶　人參各一分　瞿麥二分　蜂窠四分炙　赤硝十二分　蜣螂六分熬　桃仁二分去皮

上二十三味為末,取煅灶下灰一斗,清酒一斛五升浸灰,俟酒盡一半,著鱉甲於中煮令泛爛如膠漆,絞取汁,內諸藥煎為丸如梧子大,空心服七丸,日三服。千金方用鱉甲十二片,又有海藻三分,大戟一分,無鼠婦、赤硝二味。

瘧疾而結為癥瘕是名為瘧母,其實都是不折不扣的脾臟腫大。由是瘧疾

大量破壞紅血球（red blood cell, RBC），脾臟又將大量被破壞的紅血球，儘可能吞噬，瘧疾持續過久，脾臟吞噬紅血球過久而開始腫大，實則並非瘧如此，假如是白血球病，尤其是淋巴性白血球病，或竟其他的血液病，脾臟都會腫大，甚則彭梯氏病（Banti's syndrome），脾臟腫大之餘，連肝臟一併硬化，門靜脈壓力↑。我們只就較簡單的情況來講罷，瘧疾而致脾臟腫大，冰凍三尺，非一日之寒，瘧疾患之太久，乃致如此，什麼「月一日發，當十五日愈……當月盡解」，卻不盡然，時間條件只要久瘧便有機率變得如此，須對時間多予考慮。最最精彩的卻是莫過於鱉甲煎丸，脾臟腫大，西醫毫無辦法，唯有開刀將脾臟切除，此乃沒有辦法的辦法，鱉甲煎丸較之高明多了，其中有效力的藥，幾乎在在都是，鱉甲具有鈣質之外，另有其他有機物質對紅血球、脾臟的確有幫助，故為君藥，配合蜣螂、蜂巢、蟅蟲等蟲藥，古稱用蟲的玲瓏以活血，其實就現代條件觀之，昆蟲藥之骨頭在外面，肉在裡面的，外面既有一身骨質的軟甲，活動又是極為靈敏，全球生物本為一體，都是由同一系統的蛋白質所構成，不過因為環境不同，進化條件不同，而生成不同的類別，其中的荷爾蒙及酵素，其蛋白質的氨基酸鍵及構成，只是略有變動而已，與人體所需極為相似，只要約略更換一兩個蛋白質的鍵，便可充分為人體利用，如果將之用科學方法分析，一則生化功夫還未到家，搞不出什麼名堂來，即使弄出些特效成分，乃致使此物的靈活應用度、轉化度、廣泛利用度，大大的降低，只能單治一種病，而且又屬單線，無法靈活應用，更無法兼顧一切周圍邊界環境，一味毫無變化地呆用死用下去，結果副作用百出，做些吃力不討好的事情，動物試驗更是離譜，體質與人體不同之外，自然環境條件都不同，以之作為統計，則此統計既不知用此藥後身體究竟如何變化，藥又是在如何條件下應變對人體的影響，光是百分之幾有效、小效、無效，統計的條件不同，方法不同，實驗室程序稍不同即可不同，謂其求真理的精神自屬令人肅然起敬，謂其用之以治病，則可商之處實在太多了，以統計論者開口統計，閉口統計，多少總應該略事反省罷。例如昆蟲的動量極大，就其本身極為微小，其出力之大非一般動物所能及。南美洲有一種甲蟲能背負及舉起比他身體重一百二十倍的東西，如果是人類的話，除了神，像

希臘的大力士赫拉克勒斯（Hercules）之外，恐怕奧林匹克運動會拿金牌的得主都要瞠目結舌了。細胞能量之大小全恃細胞內粒腺體（mitochondria）的豐富，昆蟲類細胞中的粒腺體多得不可數計，遠非其他動物所能及，借此用之於人，一來非常方便，二來涵蓋範圍廣，處方千變萬化，神奇譎麗，故對神經血管具有莫大的作用。配合桂枝、桃仁、牡丹以促其微血管中的血流暢通；更合人參、阿膠、芍藥、紫葳以促進其作用的運行及強化；赤硝、大黃、乾薑以擴張其血管；又以烏扇、黃芩、柴胡、鼠婦、厚朴調節穩定其神經及胃腸；以葶藶、瞿麥、石葦分利其水分。此方面面俱到而且奏效絕響，其實不一定限於瘧疾，其他症狀也可用之，運用之妙端在一心了。

　　師曰：陰氣孤絕，陽氣獨發，則熱而少氣，煩冤，手足熱而欲嘔，名曰癉瘧。若但熱不寒者，邪氣內藏於心，外舍分肉之間，令人消爍肌肉。

　　真正的瘧疾應該是先寒後熱的，機轉是首先由於瘧疾原蟲大量的破壞紅血球，紅血球大量破壞則 $O_2\downarrow$，代謝突然↓，使人感到非常寒冷，嗣後原蟲的大量排洩毒素又使發高燒，這時候因紅血球為運送 O_2 入細胞者，$O_2\downarrow$ 故少氣，脈搏跳之極快，煩冤者病人感到極為難過，此時手足發熱，一如陽明府證的手溫熱一樣，紅血球的突然↓，$O_2\downarrow$ 必然使人煩熱，蓋 CO_2 相對的↑則酸性↑，胃蠕動不能調節則上逆而嘔，名曰癉瘧，是無所謂病名，只是參考而已。若但熱不寒者，就不一定是瘧疾了，什麼邪氣內藏於心，以令人消爍肌肉，並不含其具體的意思。有一點我們必須知道的是大凡血液病，諸如：紅血球↓、血小板↓等，在其破壞時，除了會產生大量的 autacoid 之外，如：血小板破裂、逸出大量的 serotonin、紅血球的鉀離子、膽紅素（bilirubin）等，恆使血液中的水分，亦即體液不平衡，此類現象中醫恆以濕熱稱之，在拙著《溫病涵義及其處方述要》中有詳細交待。

　　溫瘧者，其脈如平，身無寒，但熱，骨節煩疼，時嘔，白虎加桂枝湯主之。

　　白虎加桂枝湯方：

知母六兩　石膏一斤　甘草二兩炙　粳米二合　桂枝三兩
上五味，以水一升煮米湯成去滓，溫服一升，日三服。

　　瘧疾症候群中與瘧疾最為相似接近的病情是膽道及膽囊炎，《傷寒論》中的小柴胡湯是治胸脅苦滿，寒熱往來的，小柴胡湯是大部分為膽道炎症象所設的名方。如果瘧疾但熱不寒，骨節煩疼而嘔吐者有二種病症常常混淆在一起，一種是風濕關節炎（rheumatism），時嘔吐是胃內分泌因子不健全，主要理由是風濕病的人恆有貧血現象，其貧血是發病時久而胃中黏膜分泌不正常，造成紅血球因子↓而貧血，故嘔吐；另外一種是瘧疾稱之為惡性瘧疾，瘧蟲毒素極↑，乃至長期發燒，甚則可能致死。白虎加桂枝湯治風濕熱藥到病除，若要治惡性瘧疾，力量恐怕不夠，當用鱉甲、青蒿、常山飲為妥當，其嘔吐現象雖不同於風濕熱，病因卻相同，因為瘧疾大量破壞紅血球，紅血球來不及製造則胃壁因子之製造功能↓而善嘔，如果以這種方式分辨病的機轉，則遠比用病名做分辨高明不少。其脈如平者當做更深一步解，瘧脈本弦，迨至紅血球破壞過多，體力衰弱，則本弦之脈因衰弱而緩軟，弦是強勢脈，強勢脈並不表示身體強壯之意，是講脈跳動的搏力而言；衰弱是弱微之脈，應該是弱勢脈，假如兩者同時出現互相抵消，則其脈如平，病勢的進展，可以是弦脈，可以成微弱之脈，由其機轉不同而不同，毋須鼓瑟膠柱地某病是某脈，或某脈必為某症，則治病不求其本，有違《內經》古訓，而新式論法是不顧身體反應的事實，死活亂講一陣，不敗者幾希。

　　瘧多寒者，名曰牡瘧，蜀漆散主之。
蜀漆散方：
　　蜀漆洗去腥　雲母燒二日夜　龍骨等分
上三味，杵為散，未發者以漿水服半錢七。

　　瘧之只寒不熱，如果我們以前所述的推理法可以推斷，紅血球大量破壞，納氧力不夠，代謝因而低下則惡寒，蜀漆本為常山之苗，可以治瘧疾，並且對小血管略具擴張以增加血行流通之力，患瘧久的人，紅血球在形態上都不

太正常，所以鐮刀型紅血球在非洲黑種民族較多的理由，就是赤道地帶蚊子多，多瘧疾，由祖先長期相傳及子孫變成使血球成鐮刀，換一個角度來看，鐮狀的紅血球不易破裂，但是容易在血管中發生互相連鉤，致血行不通，蜀漆之用可見其微妙的一環。怕冷原因是身體虛弱，另一個原因是內在神經發生緊張，而影響外在的體表神經，而使背上的肌肉收縮，龍骨、雲母均含多量的鈣以穩定其緊張度則惡寒可解。古方較簡單而樸實，效果當然不如後方佳。《傷寒論》方之有效，在病情隨時隨地而變，由其變化而處方，故方雖簡潔，卻具相當療效，如今《金匱要略》是整體一個病，以病定名，簡單的方劑效果就差多了，但是有一點仍是非常重要，是明確示人者，那就是治療的方針及原則，較後世為明顯善用者，以其方為經，以善自加減為緯，譬用鎮定之劑，復加大劑滋養補血劑，則效果之妙自不待言。

  牡蠣湯方：
   牡蠣　麻黃各四兩　甘草二兩　蜀漆三兩
  上四味以水八升，先煮蜀漆，麻黃去上沫，將六升內諸藥煮取二升，溫服一升，若吐則勿更服。

此方亦治牡瘧，與上古方意義相差不多，是後世加上去的。
  柴胡去半夏加栝蔞根湯，治瘧病發渴者，亦治勞瘧。
   柴胡八兩　人參　黃芩　甘草各三兩　栝蔞根四兩　生薑三兩　大棗十二枚
  上七味，以水一斗二升，煮取三升，去滓再煎，取三升，溫服一升，日二服。
  柴胡桂薑湯，治瘧寒多微有熱，或但寒不熱，服一劑如神。
   柴胡半斤　甘草二兩炙　牡蠣二兩　桂枝三兩　乾薑三兩　栝蔞根四兩　黃芩三兩
  上七味，以水一斗，煮取六斗，去滓，再煎取三升，溫服一升，日三服，微煩復服，汗出便愈。

以上兩方較前方為完備，柴胡湯本屬鎮靜劑，更能調節肝膽領域，脾臟

自不例外。栝蔞根、黃芩以消炎退充血，生薑、大棗調節血液成分止嘔。如屬第二方的柴胡桂薑湯則更為完備，取桂枝、生薑之通利溫行，柴胡、黃芩之鎮靜消炎退充血於膈之上下，牡蠣、栝蔞根的消瘤消腫，其他二方合計人參之補益，甘草的和中，具調節穩定病勢之功，然後世妙方更多，此不過略示範圍規模，固不必一定拘泥成方也。

中風歷節病脈證并治第五

夫風之為病,當半身不遂,或但臂不遂者,此為痺,脈微而數,中風使然。

中醫對風之一字,應用範圍之廣,幾乎隨口命名,包括了全部的病症。如今《金匱要略》之論風範圍雖不及《內經》一般的廣,卻也夾雜各種不同的病症。所以說「風之為病,當半身不遂」,半身不遂按理是腦血管破裂（cerebral vascular accident, CVA）,按其分類,在病灶血管的變化有腦血管卒然破裂而出血（cerebral hemorrhage）、腦血栓（thrombosis）及腦栓塞（cerebral embolism）,按照病灶在大腦部位方面,就其部位不同而不同。但臂不遂者,此為痺,實則是一支手臂的麻木不仁,行動不便,按理也應該屬於中風類比較輕微,病灶在腦中央大腦,中央動脈區屬手臂行動支配部位的血栓或竟是頸椎部位的神經麻痺（paralysis）,或是頸椎部位血流受壓而不暢通,種種情形隨其部位變而變,可以千變萬化,西醫病理、神經、內科各書中都有詳細的描述,我們不想抄錄書籍,為省篇幅,故可以自己去參考西醫書籍。但何以脈微而數,光是說中風使然,太含糊了些。不錯,此屬於中風之一種,由於其發生是漸進不覺得,輕微的,病的發生直至病症的真正發現有一大段距離,雖稱僅屬一臂,但是已經是長期性的消耗過度之象,屬於此臂的血管神經早已疲乏不堪,循環給養及神經調節代謝的運轉早已很差,故脈微、幅度不寬、微血管輸送量不夠、神經又麻痺而不能隨時行使調節作用,只能以數為代價,此類情形極像病人休克（shock）之前奏,脈微細而速,

但 shock 是全身性的死亡前奏，此乃一臂麻痺之使然，是局部性，其不同處當然一目瞭然。

> 寸口脈浮而緊，緊則為寒，浮則為虛，寒虛相搏，邪在皮膚，浮者血虛，絡脈空虛，賊邪不瀉，或左或右，邪氣反緩，正氣即急，正氣引邪，喎僻不遂。邪在於絡，肌膚不仁。邪在於經，即重不勝。邪在於府，即不識人。邪入於藏，舌即難言，口吐涎沫。

談起中風，後世遼金元四大家較之高明詳盡得多，國人恆喜古，厚古而薄今。大凡一種文化，沒有外來文化的交互相流和切磋，單純的一支獨大，便只有向古看齊一途了。其實古不必一定比今好，今較古更有進步，醫學不能例外。例如在此一段之論中風實在不敢領教，硬要尊古崇古，不啻是文化的倒退，不過有幾點真相，在此不得不闡明之，不必為古人曲為辯護，若一味泥古反為名教罪人矣。中風之初，無論是腦出血、腦栓塞、腦血栓，其病灶部位周圍附近的血管和細胞必然發生極強的反應以阻止其病灶變化的繼續擴大和惡化，所以在問題附近的環境中，血管及細胞產生強力的抑制作用以防病害的蔓延，此處的血管強烈收縮以止血，或者對血栓塞處的血管應強力收縮生代償作用使之能自然通過，此類體工的救濟，在調節全身機能的大腦皮層血管叢中發生，其對全身的影響當然更為強烈，於是全身先是生強直反應（spasmatic reflex），這時候，寸口脈當然緊，再脈搏快數則成浮，什麼「寒虛相搏……喎僻不遂」，純是想當然之辭而已，現代醫學有極精微之機轉解說，我們不能全錄，可以對此條的解說輔以摘錄，明瞭事實真相當然最為重要。喎僻不遂，非邪在於絡，是兩側大腦半球的腦皮層上中央動脈的血管發生問題，尤其在腦縱裂中部的運動由上向下作用的反射則是由下向上，而左側腦發生問題則右側喎僻不遂，右側則左側喎僻不遂，上下左右二者全部相反。由於半身不遂，則此半身的血管運行不良，肌膚代謝也較低，患側的皮膚較為乾枯不仁抑且較為強直，或較為鬆弛無力，無力者重物不勝抬舉。不識人也不是邪入於府，是中樞延髓醒覺中心因腦患疾腦壓高而↓則昏不識人。

舌難言，口吐涎沫當是第十一對腦神經在腦底威利氏環（circle of Willis）處發生問題，按圖索驥，步步為營以用藥，無不奏效，後世之方如河間地黃飲子、大防風湯、小續命湯等，較《金匱要略》之方為完善，不必泥古不化也。

> 寸口脈遲而緩，遲則為寒，緩則為虛，營緩則為亡血，衛緩則為中風，邪氣中經，則身癢而癮疹，心氣不足，邪氣入中，則胸滿而短氣。

寸口脈搏，跳得慢而無力，稱遲緩，是代謝不足，心律跳動↓變慢的脈，是中風以後的症狀，一般真正的 CVA 中風，先是在緊急狀態，脈浮緊，手足強直，一旦高潮過後，如果真正病灶所在依然存在，性命是保住了，轉為四肢不仁，或者一側偏枯，是脈搏呈遲緩，一般多用所謂行氣活血藥，諸如：黃耆還五湯、血府逐瘀湯等，以解除殘留的血栓或者溢出的血塊。若乃邪氣中經則身癢而癮疹，則此種種中風與現今我人所稱的 CVA 腦卒中完全不同，此類中風是屬於《傷寒論》中桂枝湯之類的中風，《傷寒論》的中風屬外感而發，《金匱要略》此類的中風，是皮膚過敏，屬皮膚病的風疹塊、過敏性濕疹、劃紋症等，原因是皮下的肥胖細胞（mast cell）因某種過敏因素釋放出大量的過敏素，如組織胺（histamine）、血清素及多類胜（polypeptide），使表皮細胞在皮膚上發生病變，多半與蛋白質鍵結合的醣類中環磷酸腺苷（cyclic adenosine monophosphate, C-AMP）變性有關。營緩亡血，衛緩中風，邪氣中經，現在看來與 CVA 根本風馬牛不相關，古人當然不知，雜列為同類，一般此類皮膚病多為神經性的，若人脾氣性格急躁，則易發生。又有屬於服食異性蛋白物質，使小腸絨毛間隙中的淋巴腺抗體發生變化而變化。神經性指自律神經，腸子不良則非但影響自律神經，更上影響橫膈膜而鼓腸脹氣，兩者聯合發生，vasoactive intestinal peptide（VIP）類 autacoid 在腸中多，在脊髓中尤多，又有 hormone 先發生變化，乃至自律神經發生變化者，尤以女性為多，外有皮膚病，內則胸滿而短氣，可以絲絲入扣，不必再對此類條文白費心思了。此類蛋白質變化恆使脈搏跳動變緩變遲，中醫認為虛者在《金匱要略》上強調之，認為濕者在《溫病條辨》中強調之，能知其真相可避免

不少爭端。

防己地黃湯，治病如狂狀，妄行獨語不休，無寒熱，其脈浮。
　防己　甘草各一分　桂枝　防風各三分
上四味，以酒一杯漬之，絞取汁，生地黃二斤，哎咀蒸之，如斗飯久，以銅器盛藥汁，更絞地黃汁，和分再服。

此類病症多半與大腦皮層細胞間質中流體、流量有關，簡言之，即對水分有關。普通因多打點滴而引起的腦膜水腫及肺水腫，腦部水腫者，恆因血管中之密度較↓之液體外滲透所造成，於拙著之《臨證特殊案件之經過及治驗》中，有多種案例屬於此種情況，而其治療的方法，鎮靜之外，用引導水分即中醫所謂的去濕劑相當有效，現今此條中防己、甘草以滲其水，防風直接鎮靜中樞神經，桂枝擴張末梢血管以行使間接的中樞神經鎮靜作用，所唯一不解者是地黃何以用得如此之多呢？原因是地黃對血液中的濃度及血中的醣分是有密切的關係，地黃使血糖呈先升後降，對血壓是有降壓作用，大量用之可以轉使腹瀉，在進食大量地黃後，使人十二指腸處受抑制，感覺飽脹，進食慾↓，其作用先使進食慾↓感覺胃呆滯遲鈍，然後則瀉下，同時血糖、血壓由高走低的當刻，發此類作用更具鎮靜，使免疫力增加的作用配合了桂枝、防己則腦中之充血量↓，腦循環量改善，腦興奮度↓，改善現象須在大便下之如黑漆後方見，剛服下後，可以推測非但症狀如舊，抑且胃中滿悶，可能更覺難過，此類方劑，後世方之鎮靜劑遠勝之，但是經方古樸，機能易見是其好處，更若一味崇古好古，斥責後世方不佳者，則中醫永遠沒有進步了。其實中醫在漢以後，一直至今也在進步，不過因為有了西醫，一般人都以不科學視之，於今較為冷落，乏人問津，世人不知覺而已。地黃對十二指腸運動之抑制，因為地黃中含有大量鐵質，一般西藥之鐵劑亦復如斯，張錫純之《衷中參西錄》用代赭石亦由此處悟出。

　方解附，侯氏黑散解。
　侯氏黑散，治大風，四肢煩重，心中惡寒不足者。

菊花四十分　白求　防風各十分　桔梗八分　黃芩五分
細辛　乾薑　人參　茯苓　當歸　川芎　牡蠣　礬石　桂
枝各三分

上十四味，杵為散，酒服方寸七，日一服，初服二十日，溫酒調服，禁一切魚肉大蒜，常宜冷食，六十日止，即藥積腹中不下也，熱食即下矣，冷食自能助藥力。

與前段之防己地黃湯一樣，此類之所謂中風與我們所說的腦卒中完全不同，是《傷寒論》上所述的桂枝湯類的中風，但是與《傷寒論》桂枝湯中風的不同處是《傷寒論》所述是急性的、突發性的，《金匱要略》所指係屬慢性、長期傷風感冒而不愈，或竟因感染連續一次一次的發生，致使人體免疫力低下，代謝力↓，大腦對身體的調節力也不足，此類情形，在後世都用補中益氣湯，升陽益胃湯做調節，如果用藥粉，則此類湯藥效果雖佳，變成藥粉，每日服藥少，即不能全奏其功，故用侯氏黑散。所謂「四肢煩重，心中惡寒」而身體形象大呈虛弱不足，為方便計用散而不用方，要調節四肢煩重，先調節神經方面用菊花（頭部、頸項部）、白朮、防風（全身性脊髓系統之調節），針對「四肢煩重，心中惡寒」，當補益當溫通，溫通用細辛、乾薑、川芎。細辛（鎮靜），乾薑（擴張血管），川芎（調節腦中血管充血），黃芩、桔梗（退充血消炎、祛除氣管中痰液及多餘之分泌物），牡蠣（通暢肺支氣管中之痰，蓋因屬磷酸鈣類物，又可以消腫，其本身黏液本來有此作用，凡海中介殼類都有此作用）故稱軟堅劑。礬石應該是皂礬而非明礬，蓋明礬性收濇，對此病無甚作用，皂礬則分利肝機能，一般精神、神經問題都出於神經肽等液體神經之不調節，而液體神經之主控力在腦，但供應及平衡生產力則屬於肝，以礬石配人參、茯苓、當歸等補益劑，既去其障礙以便通利肝之膽小管，復加參芩歸大大促進肝膽血液之流通，於是各類 polypeptide 及 neuroautacoid 得因之而平衡，使抗力↑，時時中風（感冒之象）虛性中風感冒之象悉數掃除，此方所以感覺甚怪而用之者也少，是已經為後世多種有效方劑所取代，故其用途也不彰。四肢煩重，使表皮毛細血管擴張，大腦隨

時穩定有效，故用酒調服，健運消化藥有參苓朮但鎮靜通利藥中有礬石（所謂通利健運腸胃無非使腸胃蠕動快，蠕動快則血液集中於裡，本方之目的是使血液漸通運於外，故而用酒）藥力較猛，深恐蠕動過於迅速，則藥入，膽汁因用礬石、當歸等藥之通運大量分泌，則腸動而速排出，故須寒食，否則熱食刺激胃之蠕動，則藥迅速排出，見效即差矣。

　　風引湯解。
　　風引湯，除熱癱癇。
　　　大黃　乾薑　龍骨各四兩　桂枝三兩　甘草　牡蠣各二兩
　　　寒水石　滑石　赤石脂　白石脂　紫石英　石膏各六兩
　　上十二味，杵粗篩，以韋囊盛之，取三指撮，井花水三升，煮三沸，溫服一升，治大人風引，小兒驚癇瘛瘲，日數發，醫所不療，除熱方。

　　《金匱要略》所述的中風與《傷寒論》的中風同，與後世所說的中風不同，以風引湯除癱癇不可能有效，以之退充血，間接對大腦神經鎮靜者不失為有效之方，但也不及後世方的高明，例如用大黃退充血，必須先使骨盆腔充血，亦即因骨盆腔之充血，略退大腦之充血。乾薑對肺血管有擴張作用，亦即幫助退大腦之充血，龍骨、牡蠣是鈣具鎮靜作用，甘草是緩和劑，寒水石、滑石、生石膏、赤石脂、白石脂、紫石英均有礦物質，對大腦有鎮靜作用，故又稱鎮靜劑，後世方之龍膽瀉肝湯、防風通聖散、柴胡抑肝散等遠勝之。風引湯之用已經等於作廢，但有一點不可不知者，是方對腦神經鎮靜之手段卻清明如鏡，機轉亦非常漂亮，不失為初學醫者一絲治療門道，但絕不可用此方，蓋藥力峻而作用單純，稍有不周，禍患立生事大，或竟完全無效，非徒其藥方之照抄，而重要者厥為其用藥之機轉及動機可以做圭臬也。

　　頭風摩散：
　　　大附子一枚　鹽等分
　　上二味為散，沐了，以方寸七，摩疾上，令藥力行。

附子本身具有麻痺作用,所以頭痛,一般原因都屬於顱外血管擴張收縮不全,導致血管牽引,神經附於小血管壁,因小血管之牽制,尤其在小血管交集、交錯處,於是發生痛感。食鹽含 Na^+ 之成分,尤其對血管之滲透壓,由於食鹽可以因濃度高而直接從皮膚透入(我們吃的鹹肉、鹹魚都是直接滲進去的),乃使擴張血管內滿脹的血液中,密度較低的流體如血漿蛋白,因外界組織濃度↑而滲出,如此血管擴張滿溢的脹度↓、牽引↓,頭自然不痛。為什麼要洗頭亦即沐之後呢?洗頭後頭顱外血管因熱而暫時略增加擴張,可使收縮擴張不平衡的條件先略為緩和(沐必用熱水),然後使食鹽方便滲入,配合附子,前者消血管因腫而牽制,蓋因使滲透壓改善,後者使附著於血管上的神經緊張因麻痺而鎮靜,便於調節。此等頭痛最重要分辨的是頭顱顱外性血管牽引的頭痛,不是顱內,否則無效,但一般頭痛都屬顱外血管牽引,顱內很少。

　　寸口脈沉而弱,沉即主骨,弱即主筋,沉即為腎,弱即為肝,
　　汗出入水中,如水傷心,歷節痛,黃汗出,故曰歷節。

　　痛而歷節,就是關節疼痛,而且游移不定,歷節者每一個關節都一經過,今日痛在臂關節,隔日又痛在膝關節,甚則手指、腳趾等小骨頭關節,故稱歷節,而痛的程度都相當厲害,痛得出汗,汗呈黃色,稱黃汗。所謂「寸口脈沉而弱……汗出入水中,如水傷心」,全是推測之辭,非但無標準,而且是根本昧於事實真相,我們不難看出,由於關節迭次發作而劇痛,痛則前列腺素↑,前列腺素有二個作用,可促使血管收縮,可使血壓↓,前者便呈脈沉緩者乃顯脈弱,痛之因素使前列腺素之外更有其他痛素,在劇痛之時遂入血液中,如緩激肽(bradykinin),使心跳動↓,脈可變為沉且弱。Polypeptide 在腸中很多,如果↑乃使腸中含的菌落(bacteria flora)平穩生態發生變化(可以生紅汗黑汗,更不止是黃汗),神經之緊張易於溶血生膽紅素(bilirubin),長期纏綿不已,於是汗出呈黃色,痛的原因「汗出入水中,如水傷心」全是虛構,根本沒有那回事。歷節痛是尿酸(uric acid)沉積的尿酸病,是代謝病,與汗出入水等毫無關係。如果對現代醫學稍有研究,由其病情變化用藥條件

都可以知道是尿酸沉積的痛風症（gout）。

> 趺陽脈浮而滑，滑則穀氣實，浮則汗自出，太陰脈，浮而弱，弱則血不足，浮則為風，風血相搏，即疼痛如掣，盛人脈濇小，短氣自汗出，歷節疼，不可屈伸，此皆飲酒汗出當風所致。

痛風蓋遺傳因子病，由於多食肉類而觸發，一般先天性遺傳因子病，如：痛風、紅斑性狼瘡（systemic lupus erythematosus, SLE）等，並不見得患者都會發作，西醫所述的原因是對的，但是其發作都在後天性的誘發因素而作發，痛風之所以發作，因為此等患者平時多喜食肉類，肉中的嘌呤（purine）無法消除致尿酸在血液積滯，而流入各關節成尿酸結晶生劇烈的疼痛，關節處呈紅腫熱現象。食肉者營養↑多肥胖稱之為盛人，實乃絕倒之描寫。體形盛即體形肥胖的人，心臟負擔↑，臂上肉又豐富，脈濇而小，也是最好不過的形容詞。肥人本來短氣，復加劇痛則短氣更為明顯。痛至劇，肥人本來代謝高而多汗，劇痛則自汗。歷節疼不可屈伸，痛致之也，如果說是飲酒當風所致，不如說此人素肥，其肥之原因是多食厚味，細膩類肉類，多半的痛風尿酸結石在內則沉積在腎臟腎盂中的腎盞（cylax），在外當在大足趾的後面或在耳緣邊上，甚則向外凸出破之後，有如石膏般的白色尿酸結晶流出。「太陰脈，浮而弱，弱則血不足，浮則為風……即疼痛如掣」，因為痛關節不得屈伸故如掣。痛風之患者多半屬肥人，肥人脈本弱，部分老年人血管已經硬化，則脈搏跳動彈性↓而呈濇象，濇及弱都是脈搏跳動不足之象。太陰脈即現在的用手按脈的脈，浮之所以浮，由於痛而緊張，脈乃呈浮，則痛風之病灶應該在上半身，譬如耳緣手指。最後我們再來研究此條的最前一段，痛風的好發部位若在下，如前述的大足趾後緣，則足背上的動脈弓的搏動，因痛而緊張，則脈浮。滑是下身骨盆腔有血流阻礙，一如前述，孕婦脈滑而有胎在骨盆腔，今因痛而影響骨盆腔的血流，從而使大便難，所以滑則穀氣實。痛當然自汗出，逐字細解，則此條文，頭頭是道，除了病因不確定之外，其他則非常精確，可證古人之觀察的高明處。

諸肢節疼痛，身體尪羸，腳腫如脫，頭眩短氣，嘔嘔欲吐，
桂枝芍藥知母湯主之。
桂枝芍藥知母湯方：
　桂枝四兩　芍藥三兩　甘草　麻黃　附子各二兩　白朮
　知母　防風各四兩　生薑五兩
上九味，以水七升，煮取二升，溫服七合日三服。

　　大凡肢節疼痛，不外有四種情況曰風濕、痛風、類風濕關節炎、外傷性風濕或老化性關節退化症（此與荷爾蒙↓有關，尤屬女性在更年期後為多）。古代並不知道有多少原因，諸凡關節痛都湊在一起，這裡的關節疼痛前面冠上一個諸，就可以說明古人對此沒有太多的認識，此類肢節疼痛，雖有各種原因，但仍然以痛風為其主因。由於身體長期疼痛，古人營養蛋白質類較少，而大都以米飯等醣類較多。蛋白質在體內具有緩衝作用，對疾病的抵抗力也較強，醣類則維持人體的基本生存活量而已，談不上強壯身體，所以一經疼痛（此類患者雖是痛風，但與上所述大食肉類者形盛者不同，可能是痛風因子發作，可能是風濕症），尤其是患風濕病的患者，風濕是環境不良，營養欠缺的溫床，於是身體尪羸亦即現今所說的身體非常瘦弱。腳腫如脫，腳很腫，腫得如要墜下來的感覺。頭眩短氣是極虛弱的現象。風濕病或痛風長期發作，紅血球必然不足，胃中黏膜的造血因子受影響而貧血，復加痛劇前列腺素（prostaglandin）↑，血壓↓，血液濃度↓，上則頭眩短氣，下則胃中不和，嘔嘔欲吐者，胃酸分泌不平均，以麻黃、桂枝通暢血流而增加抗體且止痛，芍藥、甘草、生薑配桂枝以和中，亦即使胃中酸度↓則不再嘔嘔欲吐，知母、防風消炎鎮靜，附子、白朮促進新陳代謝以針對腳腫如脫，去水更止痛，可謂絲絲入扣，不愧為名方，我以此方治風濕病及痛風隨症加減，愈人多矣，部分案例在拙著之《臨證特殊案件之經過及治驗》中。

　　味酸則傷筋，筋傷則緩，名曰泄，鹹則傷骨，骨傷則痿，名曰枯。枯泄相搏，名曰斷泄。營氣不通，衛不獨行，營衛俱微，三焦無所御，四屬斷絕，身體羸瘦，獨足腫大，黃汗出，

脛冷，假令發汗，便為歷節也。

由「味酸則傷筋……四屬斷絕」，現代醫學知識已經遠勝過此類說法，已經沒有什麼必要了。身體羸瘦，獨足腫大者，由於歷節痛風，沉積尿酸於足劇痛致腫，自汗出是痛的關係，身體羸瘦，營養不良，久病的關係。黃汗是腸中菌落的變化，一般多吃南瓜或多吃水果過量，常常皮膚呈黃色，維他命 A 過多，亦即胡蘿蔔素（carotine）↑，手腳掌面都呈火黃色，但絕不是黃疸，是腸中發生變化，酵素經肝的代謝會低落，尤其離心臟遠處的足部，脛部摸之冰涼者，大半與痛血管收縮有關，與黃汗不一定相連相關，歷節必須黃汗則更為不類，讀書不可泥古，尤其醫書，與其對古人負責，不如對病人負責，治病遠勝讀書，病人本身就是書，何必捨近而就遠呢？

病歷節，不可屈伸，疼痛，烏頭湯主之。
烏頭湯亦治腳氣疼痛，不可屈伸。
烏頭湯方：
　麻黃　芍藥　黃芪　甘草各三兩　烏頭五枚㕮咀以蜜二升
　煎取一升即出烏頭
上五味，以水三升，煮取一升，去滓，納蜜煎中，更煎之，
服七合，不知盡服之。

白虎歷節亦即痛風，所以痛得如此厲害者，實由於尿酸結晶在關節中沉澱，對人體的關節來講，與外來異物（foreign body）無異，更因為關節滑液面被其破壞而粗糙，行動則更痛，關節囊之浮腫是關節腔滑面的細胞因受刺激而壞死，細胞中的溶解酵素（lysozyme）大量由浸潤的白血球中死亡而溢出，發炎則白血球↑，滑膜面細胞及白血球死亡，lysozyme 溢出，使關節面若全部破壞則關節強直，纖維化不能再屈伸，呈不可逆性的永遠殘障，此時手呈雞爪狀（crow hand），腳趾亦復如斯，唯一挽救的方法就是先使其不痛，烏頭為相當厲害的麻痺劑，古代用箭頭浸之而稱毒藥箭，所以用蜜煉過，以中和其毒性，徒自麻痺止痛，雖可取效於一時，非根本長策，乃用黃耆、

麻黃促進血行循環，增加細胞活力，芍藥、甘草止其痙攣配耆麻，以增代謝營養，俾使 lysozyme 不致大量溢出，方子既簡潔又有效，用於慢性時更有效，非虛言也。

　　礬石湯，治脚氣衝心。
　　礬石二兩
　　上一味，以漿水一斗五升，煎三五沸，浸脚良。

　　中國古醫學講症，所謂腳氣，不過是腳腫而已，腳腫有很多原因，不可一概而論。腎臟病腳腫，一般運動少，身體肥胖的人，在夏季晚上手腳都腫，如果一宵睡過來就恢復。痛風在足趾，心臟病心力不足，明顯時全身都腫，但潛伏期不過腳腫而已。若說腳腫是缺乏維他命 B 則比較不類，全世界維生素缺乏而致者，只在非常落伍地區方才有之，像非洲等不開化地區，或者戰爭等導致營養極度不良者有之，可以當時東漢時代有之，現今絕少見。香港腳厲害時腳亦腫，什麼腳氣衝心等，以前所說的絞腸痧、瘟螺痧，各種不同的傷寒，什麼漏底傷寒，豎頭傷寒，都是一般民間的俗名而已。假如維他命 B↓之極，心臟組織細胞在顯微鏡中可見空洞（vacuole），對心臟確實有影響，附子雞鳴散已經足夠治之，更無論有很多精微方藥都可以治之。用礬石泡地中泥巴水，浸腳，似乎已無此必要了。尚有一般骨盆腔中靜脈回流不良者腳也腫，例如孕婦生產達月時，腳亦腫，骨盆受胎兒壓力，下肢靜脈回流略受影響，產後即愈。所以一談起腳氣，和以前以慢性鼻竇炎認為腦漏一樣的意思，沒甚道理。

血痺虛勞脈證并治第六

問曰血痺之病，從何得之，師曰夫尊榮之人，骨弱，肌膚盛，重因疲勞汗出，臥不時動搖，加被微風遂得之。但以脈自微濇在寸口，關上小緊，宜鍼引陽氣，令脈和，緊去則愈。

尊榮人，即是富貴人士，平時少勞動，營養較一般人為好，所以較為肥胖，由於不運動，所以筋骨弱。古時候的勞動者都為農民，因勞力之用所以肌肉精壯，古時人稱骨堅筋強，反之肥胖者多營養富貴不勞動，既然沒有鍛鍊，當然力氣就差得多了，乃稱骨弱。體重則心臟負擔↑，加以多動腦力，古時候稱勞心，內在性的緊張度相當高，尤其在夏令，則肥胖者遠較一般人多汗，容易疲勞，但是既是尊榮人是勞心者則緊張度基於內在，外來的環境影響，夜不能入眠，稱臥不時動搖者，意在輾轉反側，現代社會人士同為生存競爭劇烈，生活條件營養亦好者，反而多見此種情形，如此則血液中膽固醇（cholesterol）↑，使小血管因血液濃度↑而漸漸流量↓，加以略受寒冷，尤其臥時，皮膚肌肉神經均呈鬆弛形態，抵抗力較白晝為低，則微絲血管流量更差，肌肉所得養分供給因血液流量↓而低，則葡萄糖轉化之功能↓，乳酸↑，脈之所以在寸口微濇，由於血管硬化血液濃度↑之故。關上小緊，由於緊張度↑，此本來是小病，所以用針灸略為調節即可。

血痺陰陽俱微，寸口關上微，尺中小緊，外證身體不仁，如風痺狀，黃耆桂枝五物湯主之。
黃耆桂枝五物湯方：

黃耆三兩　芍藥三兩　桂枝三兩　生薑六兩　大棗十二枚
上五味，以水六升，煮取二升，溫服七合，日三服。

　　本條是循上條的條件而來，但比上條所述略為嚴重。脈陰陽皆微，寸口關上微與前條微濇在寸口是相同的理由，因為較為嚴重，是故由濇而變微，濇脈與微脈本為同一型態之脈，本來是關上小緊，如今是尺中小緊，因為脈搏的前一段呈微呈濇，表示血管壁的搏動↓，是血管硬化及血液濃度↑的象徵，前條的關上小緊，本條的尺中小緊，原因是脈搏的前節量弱為血液濃度↑及血管硬化，則血流暢度↓，於是後段的推進力須代償性的加強，於是稱小緊。此處的論脈全部實事求是，即使《內經》也不能相比。《脈經》及《瀕湖脈訣》更別論矣。前一條程度淺，針灸即可平衡亦即略為調節神經的緊張即可，這一條情形較嚴重，針灸力已不逮，當用藥物，用黃耆的興奮血管壁的平滑肌，使之搏動量↑，更用桂枝湯的擴張表皮血管，方子用得非常簡潔而漂亮，不亞於《傷寒論》。

　　　　夫男子平人脈大為勞，極虛亦為勞。

　　勞累已極，心臟恆在大力代償狀態以維持生命之延續，即在適應其環境，在奮力、緊張、長期刺激中，脈不得不大，故稱為勞，乃勞極之意。極虛亦為勞，中醫的勞是包括了許多症狀、症候群，若照西醫的分類，則漫無限制，照中醫古老的說法又是含混不清，唯一的辦法是研究為什麼會脈大的機轉，勞累之極，可以分為二種，一種是應外界的壓力，體工為了生存適存計，脈非大不可。另一種是身體消耗之極，非常虛弱，脈搏不得不大以維持一線生機。古時候的結核病（tuberculosis, TB）即屬勞之一種，諸類長期消耗病至末期時，心臟跳動及脈搏均強，稱虛性興奮性代償作用，到真正末期，臨命之頃，脈即轉微速，是為休克的前兆，死亡已經近在眉睫了。

　　　　男子面色薄，主渴及亡血，卒喘悸，脈浮者，裏虛也。

　　面色薄，即皮膚緊貼面上之骨，所謂面無四兩肉的削骨臉，大凡由於身體衰弱，血中脂類、固醇類均不足，蛋白質也不夠，紅血球↓。血漿蛋白之

不足，納氧量不足，血液成分與前二條的尊榮人恰恰相反。尊榮人是血中脂類太多，此則太少，少的原因是血漿中蛋白質不夠，類固醇不夠，血液濃度由此而變薄，心臟勢必要多次增加其跳動以補償紅血球的不夠，即帶氧量的不夠，外見突然心跳，$O_2↓$乃見卒喘，脈因跳動次數多而見浮，氧不夠當然二氧化碳↑，血中酸度↑，乃呈白虎湯症的煩渴，諸多此類原因，歸根結底，在於血液，體力消耗者如失血、出血太多，都能見此種現象，但失血太多的當時，並不會見此種現象，須要二、三天之後方見。近代人營養價高，蛋白質攝取較多之故，在古代就沒有如此安泰，失血之後，不需二、三天，在相當短的時間內即可以發生。

男子脈虛沉弦，無寒熱，短氣裏急，小便不利，面色白，時目瞑，兼衄，少腹滿，此為勞使之然。

這又是另外一種情形了，所述的症狀在現代男子見的少，女性反而較多，蓋女性在生殖年齡時，復加有月經排卵，尤其是我國的女性較少活動，平時動量不夠，生殖年齡時，亦即18、19～40歲左右，女性荷爾蒙充沛，女性荷爾蒙雖然可以保護血管及心臟，但是也使血壓↓，血管反應度↓，女性在做母親的生育年齡中，除非特別條件，否則高血壓者絕少，等40歲以後，更年期時，高血壓的又增多了，用現今的女性恰恰可以和古時候的男性相比，一般男性身體修長，體力不足者，現在仍可能見到如此症狀，醫籍上稱肌肉無力型的人，此類人氣力不夠，肺活量不足，臟器下垂，所謂 myasthenic type，血壓之較↓則呈脈虛沉，神經、精神緊張略呈弦。肺活量↓短氣，胃腸臟器下垂 → 裡急小便不利。「面色白，時目瞑」，蹲下去站起身來突然感眼前一陣金星直冒，血壓↓。兼衄是鼻黏膜及鼻上篩骨竇的靜脈竇毛細血管易於破裂。原因是抗體免疫力↓，血小板隨之容易破裂，因而血小板↓，則易出血。少腹滿是腸胃下垂擠壓，腹腔壓力↑的結果。如果不是現代人體型及性別關係之故，在古時候，患癆病亦即結核病，而肺納氣量肺活量不足者，均可以致此。

> 勞之為病，其脈浮大，手足煩，春夏劇，秋冬差，陰寒精自出，痠削不能行。

長期消耗症尤其以肺結核病可做代表性的演繹，循前所講的一切，都在此處發揮，無不絲絲入扣。虛性興奮、代償，肺勞菌隨感染而引起的組織中分泌的毒素使神經興奮，好色、易衝動等因素，使脈浮大、缺氧，血中酸度因二氧化碳相對性增高而高，故手足煩，春夏是一般代謝由低而進入高的階段，不勝供應，蓋本身已經非常虛弱，維持已經勉強，代謝再↑，病症當然加劇，秋冬一般代謝漸漸↓，但是腎臟腺素漸↑，甲狀腺分泌↑，尚能使其略為改善，故秋冬略瘥。若極度貧血衰弱，身體過度消耗，則四肢冰涼，性器亦感寒冷，精非自出，乃向上腹中壓力↑，骨盆肌肉抗力↓，小便後有餘瀝，或竟攝護腺自小便後因壓力故而略為逸出，並非是精自出。到末期勞極，一如肺結核末期，股、腿均痠削，行步艱難，實去死不遠了。

> 男子脈浮弱而濇，為無子，精氣清冷。

身體虛弱，原因為勞，心跳脈搏加速做代償以適合體工存活的條件，以補充氧氣之不足，故脈浮，但是血液濃度之降低，血管壁薄弱互見，故脈弱。濇是來往不流利，在極度脈弱的條件下與濇分別不大，端視神經支配血管的控制條件而定。為無子不一定，精氣清冷是無子以下的連續語，換句話說，因為精氣也虛弱而清冷故而無子，恐未必如此，不可死熬句下，為古人曲為辯護，反為厚誣先賢。

> 夫失精家，少腹弦急，陰頭疼，目眩髮落，脈極虛芤遲，為清穀亡血失精，脈得諸芤動微緊，男子失精，女子夢交，桂枝龍骨牡蠣湯主之。
>
> 桂枝龍骨牡蠣湯方：
>
> 　桂枝　芍藥　生薑各三兩　甘草二兩　龍骨　牡蠣各三兩
> 　大棗十二枚
> 上七味，以水七升，煮取三升，分溫三服。

這裡幾條條文被中醫的腎虧專家拿去大作文章，補腎壯陽，自古人始所不能料及，其實並非什麼失精家，乃是身體虛弱，原因不是不可捉摸，無非是營養不良，代謝低下而已，故而產生低熱量，紅血球的產生量也↓，理由有很多種，不是一字失精家就可以解決搪塞過去，更不是腎虧精空等毫無根據的諾言可以解釋。在人體真正的體認，落實來講，陰頭寒，目眩髮落，根本是代謝不足而感覺到寒冷，體溫之所以不夠，除了代謝不足外，紅血球、血紅蛋白均嫌不足，故脈搏因代謝低而↓，稱遲。血紅素、紅血球、血漿蛋白不足，血液濃度因營養不足而稀薄，其實用遲脈以形容之，因為配合了以上所說的症象已經足夠，不必再用芤脈說什麼按之中空如蔥莖等玄之又玄的描寫，反而畫蛇添足了。如清穀消化不良，亡血失精，血液的變化。動有時候會微緊者，此類特別容易生虛性興奮，男子失精，女子夢交，均因為蛋白質不夠，緩衝條件不足而產生的「神經衰弱」之故，用龍骨、牡蠣等鈣劑以鎮靜，用桂枝湯擴張表皮血管則於以鎮靜中樞神經，更以之興奮代謝，則攝食可以不瀉不清穀，營養得以吸收，精神、神經由之而安定，不失為良方，但後世方較之更為完善兼備，此不過略作示範而已。

　　男子平人，脈虛弱細微者，喜盜汗也。

　　疏洩體溫之汗是一般性的汗，盜汗即晚上睡覺時出的汗，一般汗是體溫升高，疏洩蒸發使體溫降低的汗，但是在發汗非但體溫降低，神經也較為鎮靜，其實人體無時無刻不在調節而出汗，特汗出之少為外界空氣流量所蒸發不自覺而已。晚上睡熟而出汗非屬疏洩體溫之汗，而是神經性的汗，一般神經緊張至鎮靜時則出汗，在拙著之《傷寒論之現代基礎理論及臨床應用》中述之甚詳。若乃此人身體虛弱，恆在虛性興奮狀態中而不自覺，迨至晚上夜深人靜，神經由緊張而鬆弛乃出汗，稱之為盜汗，我們可知其在白晝虛性興奮的代償緊張中而不自覺，迨至晚上靜時，則由白晝之興奮至晚上而鎮靜故出汗。白晝脈弱細微，晚上神經鎮靜則中樞護衛的血流漸漸移行至末梢血管擴張乃出汗。在出汗時脈搏則顯略為改善，不如白晝的虛弱細微，因為血液向外擴散末梢循環量↑。

> 人年五六十，其病脈大者，痹俠背行，若腸鳴，馬刀俠癭者，皆為勞得之。

老年人體質衰弱，脈反洪大，當然是神經緊張的虛性興奮，所謂癆病大半是指結核症，屬長期性消耗症（disease of comsumption），結核病桿菌分泌能使人神經強作虛性興奮，前已述及。痹俠背行，其神經之興奮屬中樞性脊髓乃中樞神經的管道，故俠背者，夾背脊而上行，腸子因癆病亦即結核病，而常做瀉及腸蠕動↑。馬刀俠癭即是瘰癧，核性淋巴節結腫，亦是結核病的一種。

> 脈沉小遲，名脫氣，其人疾行則喘喝，手足逆寒，腹滿，甚則溏泄，食不消化也。

脈沉小遲，脈搏的力量不夠，先應該是小遲，按之不得再重些按而得稱遲，其實不必用這麼多的形容詞。心搏力既然不夠，則不足以應激烈運動，如果一定要硬幹，當然發生肺心不能相應的視象，心搏力不足應肺循環則喘喝，在心搏力↓時，血液循環必然而然進入中樞重要地帶，如：腦及心等，外面的手足自然是非致命之處，其血液既從手足回流入中樞，則手足逆寒。腹痛是靜脈的回流一時壅塞，回歸心臟略嫌遲緩，腹腔者靜脈集合的大本營，回返入右心較慢，則腹中腸胃道等臟器的靜脈一併因回流緩慢而擴張，致腹部滿脹，於是影響腸胃正常運行，向內的亦即由腸壁向腸空腔的分泌↑則溏泄，食物難消化，本應由腸壁吸收方是正著，今反其道而行，食不化也。

> 脈弦而大，弦則為減，大則為芤，減則為寒，芤則為虛，虛寒相搏，此名為革，婦人則半產漏下，男子則亡血失精。
> 天雄散方：
> 　天雄三兩炮　　白朮八兩　　桂枝六兩　　龍骨三兩
> 上四味，杵為散，酒服半錢匕，日三服，不知稍增之。

我們都知道論脈必須脈症合參，否則一無是處，已經不憚甚煩，孜孜告誡。如果先見一切虛弱之象，例如前幾條所講，否則無法憑脈就遽然斷定其

病如何所云了，假如我們知道了大概的情況，脈弦而大就立刻知道其機轉，脈之所以弦，是久病而神經失卻調節微血管的作用與前見的瘧脈如同一轍，故稱弦則為減，減者代謝大為降低之虛象也，故稱減則為寒。大則為芤，脈大而弦，所謂大虛有盛候，物極必反，當然我們不會做如此籠統地講，這意思是脈搏雖然為弦緊，但脈管壁卻大而中空，一般身體虛弱的人在緊張時恆見此脈。如果虛象畢見，婦人半產即小產，漏下即血崩帶漏，男子即亡血失精，總之，代謝低落、心神緊張、長期消耗為其因，半產漏下亡血失精是其果，可以有可以無。舉例說明而已，並不是一定必須如此，如何使其代謝興奮恢復原位呢？就用天雄散，炮天雄與熟附塊相同，能強心興奮代謝，則虛寒之象可以改善，再加白朮大劑使腸胃黏膜面穩定以增加吸收，支持天雄的興奮代謝，桂枝促進血行循環配合天雄，使代謝增強而加速，龍骨鎮靜其虛性興奮，是很扎實的處方，相當優秀。

> 虛勞裏急，悸衄腹中痛，夢失精，四肢痠疼，手足煩熱，咽乾口燥，小建中湯主之。
>
> 小建中湯方：
> 　桂枝三兩　甘草二兩　芍藥六兩　生薑三兩　大棗十二枚
> 　飴糖一升
> 上六味，以水七升，煮取三升，去滓，納飴糖更上微火消解，溫服一升，日三服。

虛勞二字不足以定病名，也不足以定症狀。不過是泛泛的一句形容字而已。裏急悸而衄者是血液中的成分改變，古人營養差，蛋白質之攝取既少，全恃一些醣的代謝以維持生命，蛋白質之↓對血液中有變化時，緩衝作用↓，裏急悸衄腹中痛都是蛋白質無法做緩衝作用的現象。尤有差者，本來蛋白質的含量↓當不致於如此，如果醣代謝或醣之供應再不足，則精神益發不能穩定，夢失精，手足煩熱，咽乾、口燥都屬於此種現象。桂枝湯增加血糖↑，使胰島素（insulin）↑，更能擴張血管以穩定大腦神經，神經症象要得緩解需恃醣分。此大棗之所以加，神經緊張欲使緩解此白芍、甘草之所以用，猶恐

不足，因不足之象相當厲害就不得不加飴糖，飴糖亦即麥芽糖也，可以產生相當熱量，此小建中湯所以設也。

> 虛勞裏急，諸不足，黃耆建中湯主之。
> 黃耆建中湯方即小建中湯內加黃耆一兩半，餘依上法，若氣短胸滿者，加生薑。腹滿者，去棗加茯苓一兩半，及療肺虛損不足，補氣加半夏三兩。

假如我們現在拿古人所稱的虛作為代謝低降來講，則代謝率的降低，究竟對人體的變化及影響又是如何呢？我們可見代謝之不足，當然熱量不夠，病人怕冷，更因代謝↓，血液循環量不足，血漿蛋白亦不夠，乃產生了血管滲透壓變化，在血管中流動的血漿蛋白因稀薄向外滲透，血管壁顯著地回收無力，又由於循環力弱，靜脈在腹腔滯留血液，產生了少腹脹滿，大便溏泄，乃至影響消化，常腹痛，肺活量不夠，面色蒼白，呈顯出呼吸困難氣短，當然氣短由另外一個角度來看，便是胸中滿悶，用小建中湯溫運，亦即促進腹腔循環，增加代謝，使表皮血管循環↑，但是血管壁平滑肌的無力狀態用黃耆使之增加肌壁的彈性，產生力量，則回收力、滲透力均應之而改善。滲透液出來多則肺中氣泡的納氣量不夠，同時唾液中泡沫特多，如此生薑可以興奮胃神經，促進肺中滲出液調節使之回收。腹脹滿多半使電解質生不平衡現象，因茯苓增加調節其所需的電解質。半夏有促進副交感神經興奮作用，則虛弱性假性的興奮受抑止而平衡，氣管中缺氧的分泌多稱痰飲多，半夏可以促進其吸收，配合了生薑效果益發明顯。黃耆通常稱補氣藥，而半夏非補氣藥，這種爭執對治病並無好處，就單味藥來論，簡直一無是處，此處稱半夏補氣，是配合了生薑及黃耆，一但併合發生了綜合效應。

> 虛勞腰痛，小腹拘急，小便不利者，八味腎氣丸主之。
> 八味腎氣丸方，見婦人雜病。

長期神經虛性興奮，肌肉因之而攣急，在背則生腰痛，在前則小便不利，其實無非是脊椎神經長期慢性的假興奮之故。八味腎氣丸雖見在後面婦人篇，

於今何妨先暢論之。其中附子、肉桂興奮代謝，促進血液循環。山藥乃具澱粉、醣類轉化酵素，可以使進入之食物澈底轉化而吸收。熟地增加血糖而配山藥具強大的補益作用。山茱肉對小血管配合粉丹皮，使管壁內的黏膜改善以利小血管的循環。復合上了茯苓以配合電解質調節水分。澤瀉使滲透壓滲出的水分配合茯苓的調節而清理之，是千古以來第一名方。錢仲陽去附桂而成六味地黃丸，用處更為廣泛。張景岳以之發展而左歸引、右歸引。張錫純更用山藥的糖轉化作用而稱一代大名醫，其實源頭還是出諸傅青主，而傅青主恐怕對《金匱要略》也有相當的研究而自行開發成一代宗師。

虛勞諸不足，風氣百疾，薯蕷丸主之。
薯蕷丸方：
　薯蕷三十分　人參七分　白朮六分　茯苓五分　甘草二十
　八分　當歸十分　大棗百枚為膏　桔梗五分　杏仁六分
　桂枝十分　芍藥六分　白歛二分　川芎六分　麥冬六分
　阿膠七分　乾薑三分　防風六分　神麴十分　柴胡五分
　豆黃卷十分　乾地黃十分
上二十一味末之，煉蜜為丸如彈子大，空腹酒服一丸，一百丸為劑。

虛勞是慢性長期的消耗症，可以包括很多種疾病，就現代醫學論之，則流散無窮，講不勝講，過敏抗體免疫不足、慢性細菌感染等，所以要將中西醫學合併，譬如說中醫書籍說是某某病即是西醫的某種病，實在說天大的笑話，根本無法貫通，前者是講症，後者是講病，某一症狀許多病都具此類症狀，某一種病在不同的階段及情況則發生各種不同的症狀，環境生活條件的不同，又產生了很多不同的困難處，有些病是古有而今無，有些病又是今有而古無，不要言古，時間太長了，就算近十幾年說罷，以前肺結核及梅毒稱絕症，如今抗生素的發現，已經在漸漸消滅，天花全世界幾乎沒有了，瘧疾也是如此，那麼又何必再去研究它呢？不去研究實在是非常不智之舉，我們研究的不是病，而是病的機轉，研究何以致病的道理和原因，則可不拘古往

今來,放諸四海而準,並不一定要指某種病。又如愛滋病,以前都沒聽說過,如今弄得滿城風雨。總之,不去注意異性蛋白質構成的條件與疾病的情況是如何運作的,那麼讀一百年、一千年的書,做一萬次的實驗,則絲毫沒有幫助,蓋方法之錯誤,在於意識型態的不準確,如你要到台北車站,如果台北車站的方向在您的北面,您硬要往南面走,當然也可以,可能要繞地球一周方能到達,而且不是台北車站的前門而是後門,此類工作的盲目進行者,可以說是根本不懂醫,須知除了懂得疾病的機轉（mechanism）之外,無法使中西貫通,醫之名詞微不足道,奈何捨本逐末乎。如今虛勞的機轉變化大概前面幾段都已經論及,我們再來看其處方的條件如何?諸勞不足,風氣百疾,既然大虛,抗體自然不足,容易受任何感染的侵襲,風氣百疾也可說是百病叢生,是四君子湯的人參、茯苓、白朮、甘草保護腸胃消化道的健全與吸收,四物湯的當歸、芍藥、地黃、川芎,用以對內分泌及血色素、紅血球的調配,四君子配薯蕷,促進醣的轉化,蛋白質的製造,配合四物湯的促進運行而成中醫方中有名的八珍湯。微血管之通暢無阻需用桂枝、乾薑、桔梗,血小板、血液醣分的改善重用大棗,杏仁、柴胡、白斂的中樞鎮靜配以防風的腸胃脊髓神經的鎮靜,復加以黃豆卷,神麴之促進消化酵素,阿膠的促進血漿蛋白及血紅素,交錯複雜,重重疊疊,引成一張非常有效的複方,此類方劑《千金方》中常見,《金匱要略》中也有之,原因是慢性病、消耗病,絕非單線所構成,必須步步為營、面面俱到,實在是非常精彩的良方,絕非一般單線的西藥可以比擬。人體之複雜遠勝機械,機械的故障,有時也是重疊複雜因素構成的結果,絕非單線,真正因素是單線的世上絕對少見。專門提煉有效成分和實驗室做實驗的諸位先生何妨參考參考,說什麼也不是一樁壞事啊!

　　虛勞,虛煩不得眠,酸棗仁湯主之。
　　酸棗仁湯方:
　　　酸棗仁二升　甘草一兩　知母　茯苓各二兩　川芎一兩
上五味,以水八升,煮酸棗仁得六升,納諸藥煮取三升,分溫三服。

目前西醫藥中很少有自律神經及末梢神經鎮靜劑，中藥的應用，全憑處方，處方的優劣又須恃醫生對病的判斷及病勢究係如何而決定，表面上醫藥分立，實際上又是醫藥對病情的絕對合一，絕非本病無特效藥，讓病人在床上等死，否則便是症狀療法，血壓高降血壓，大便不通通大便，痛止痛，氧氣不夠戴氧氣面罩，此類對症治療，急救當然非常好，以之治病恐怕仍有一段距離，對病的機轉一概不問不聞，實在不足以言醫，否則，即泛論陰陽對症治療，稱之為辨症論治，肝虛肺熱，木剋土，土侮木，天翻地覆，一會兒熱，一會兒冷，一下子虛虛又轉實，信口開河，無法無天，隨便弄幾張古方充數搪塞，視人命如草芥，欲令人信服實在很難，人謂挾天子令諸侯，此則謂挾古人令今人，不服者必然是非正統（非常對不起，於今論政權也不可以講正統邪道，只是以就事實論事為貴），侮辱古聖先賢，大逆不道，實在來講還不是為了自己的既得利益，最好陰陰陽陽搞得學習者昏頭轉向，便可以無事，要想說是真心話，便說毫無根據，反而是肝熱肝虛心火腎虧有根據，不禁令人齒冷。如今我們來看此方的用途，勿須泛論陰陽便可以真正落實。酸棗仁一味本來就可以鎮靜中樞神經使病人安睡，患其力量不足再加川芎大退大腦充血，使睡眠的機會率更為增加，這還不算，由於自律神經↑也會令人失眠，要穩定自律神經，先安定腸胃道，間接使自律神經平衡，用甘草緩和胃腸之緊張，茯苓調節電解質，知母清理其酸度及退內臟的局部充血，從幾方面著手，末梢、中樞、自律各神經全部顧到，似乎比單用一味強力中樞神經劑的西藥較為周詳而有效。中藥為巨分子，且方子時時因病變化而變化，應用靈活。故不可能發生副作用，似乎不會比西藥差，其所以不及西藥者，乃處方者亦即醫生功力差之故。

  五勞虛極，羸瘦，腹滿，不能飲食，食傷，憂傷，飲傷，房室傷，肌傷，勞傷，經絡榮衛氣傷。內有乾血，肌膚甲錯，兩目黯黑，緩中補虛，大黃䗪蟲丸主之。
大黃䗪蟲九方：
  大黃十分蒸　黃芩二兩　甘草三兩　桃仁一升　杏仁一升

芍藥四兩　　乾地黃十兩　　乾漆一兩燒令烟盡　　䗪蟲一升去
翅足熬　　水蛭百枚熬　　蠐螬百枚熬　　蟅蟲半升熬
上十二味末之，煉蜜和丸，小豆大，酒服五丸，日三服。

　　本方的治理只著重一個傷字上，傷是泛泛而指的一個名詞，傷究竟在病理方面發生什麼變化呢？不妨約略觀察一番，受傷後不管是什麼傷，必然地按傷的輕重不同，微絲血管收縮，血小板聚集，部分血管中流動較稀薄的液體如血漿蛋白等溢出，白血球由各血管逸出血管外，大量抗體白血球集合，一方面固定傷勢不使之蔓延擴散，一方面吞噬細胞白血球大量吞噬已壞死的組織做一清理作用，以免再生連續性的後患，這是一般真正所謂傷的最普遍的情形，但是此處所述卻不是如此。食傷是腸胃呆滯運化不良。憂傷使血管擴張，精神委靡。飲傷也使血管擴張，但只在表皮，更使肝臟強迫代謝，浪費很多能量。房室傷是使神經尤其脊髓神經在交媾時極度興奮，長期性興奮乃致衰弱，肌傷勞傷，肌肉勞累，則乳酸堆積。經絡榮衛氣傷是中醫的一般說法，無邊際可循。總而言之，還不致於像前述的真正傷害，如：車禍、刀槍傷、跌挫傷般的厲害。傷的條件發生後必然血流因血管壁受傷加以前述的真正條件而收縮，如此則血流因血管收縮而閉塞，但是組織不可缺血，否則立刻生潰爛，所以有許多備用支路平時不開放的，此時因受傷處閉鎖而產生側枝循環（colateral circulation），血流無論如何必然開始緩慢滯流，亦即中醫所說的內有「乾血」，真相並非如此，組織的血液循環↓營養供給差，差到極點，胃腸運行先受影響，則腹脹滿不能食，於是虛極羸瘦，甚則肌膚甲錯，是由於循環在內之運行不及外達皮膚。兩目同時亦指目眶，此處微絲血管網極豐富，稍有差錯，立見變化。緩中補虛是古代的術語，其中治療最重要的原則是使這類緩行滯留的循環使之動量加速，用相當猛的溶血劑組合為乾漆、䗪蟲（牛䗪專吮吸牛血的昆蟲）、蠐螬、蟅蟲（二者看似相同，但蠐螬比地鱉蟲足更多）各種蟲類的溶血作用，由於以前曾經講過，生物本為一體一系相連，故而可以借用。大黃、黃芩的退卻充血、消炎和鎮靜，杏仁、桃仁不但是滋潤大便的藥物，更帶有氰化離子（CN^-）的成分，使不良的紅

血球凝合,由於其結構既已不良,則容易破裂而生間接的溶血作用。芍藥、甘草保護血管鎮靜神經不使之痙攣,更用甘草略為抑制其反應太激烈,丸藥是長期漸漸緩圖之藥使血液循環的推動量漸漸↑,乾地黃增加血糖營養,稀釋血液,血流動量增加,則本條所見各種症狀自然緩解於無形,處方相當高明,不愧是一代高手,此方與鱉甲煎丸同為中國醫學上的名方。

肺痿肺癰咳嗽上氣脈證并治第七

問曰，熱在上焦者，因欬為肺痿，肺痿之病，從何得之。師曰，或從汗出，或從嘔吐，或從消渴，小便利數，或從便難，又被快藥下利，重亡津液，故得之。

最重要的是先要問咳嗽的原因及機轉。咳嗽乃呼吸器官不正常的表現，也可以說是病理性的表現，不拘任何原因，內在的或外來的，只要侵犯肺的支氣管內黏膜就可以使人咳嗽，黏膜分泌的黏膜內中含有很多成分可滋潤肺氣管，也含有抗體保護黏膜的不受損害。如果咳嗽時間延長則黏膜分泌的黏液發生變化，抗體滑潤等等保護作用↓，免疫力也↓，於是變成過敏一直咳個沒完，由於長期咳嗽，使氣管支總氣管及喉頭黏膜的黏液全部發生變化，而且纖毛也隨之而脫落，以至自喉頭鼻後腔總氣管支氣管全部充血，病人自覺口乾，胸腔中呈灼熱感，乃稱熱在上焦，喉頭直至肺的氣管支黏液分泌的↓，使人產生乾燥及灼熱感，直接的是呼吸空氣交換時立刻大咳，間接的是部分電解質產生不平衡，或者大量出汗嘔吐都可以發生氯（Cl^-）的失常，H^+↑，也有糖尿病因血漿中含醣多量而促使小便頻數，身體脫水，或用猛藥瀉下，或竟大便乾燥而困難，稱為重亡津液，此類電解質的不平衡並不一定會發生咳嗽，但會見上焦熱，咽喉乾燥。吳鞠通熟讀《金匱要略》更深明其奧妙，乃創五汁飲以潤肺，喻嘉言的清燥救肺湯也為此而設，若一定要說肺痿究竟是西醫方面的什麼病，那麼牽連極廣，非但白費功夫更容易穿鑿附會，一塌糊塗。肺痿不過是一種症象，古人隨其意予以名字，以後變化要視以後發展

條件而定，徒自做病名的遊戲，把名字搬來搬去，沒甚幫助，其後的變化又如何呢？循下一條一路敘述下去。

> 曰，寸口脈數，其人咳，口中反有濁唾涎沫者何？師曰，為肺痿之病。若口中辟辟燥欬，即胸中隱隱痛，脈反滑數，此為肺癰。欬唾膿血，脈數虛者為肺痿，數實者為肺癰。

咳嗽雖為病理現象，在生理方面言之是一種保護身體的反射作用，所以咳乃體工救濟，希望因咳而將氣管中分泌物亦即一般稱為痰袪除出去，因為咳嗽是一種 stress，緊張性的刺激，橫膈膜上頂，先喉頭關閉，然後突然開放，氣管中的氣體猛然暴出，連續咳嗽，所謂上焦充血，脈搏跳動增快，故而寸口脈見數。濁唾涎沫者是痰，有痰的咳嗽尚較溫和，咳一聲，一口痰吐出，則刺激量還不算大，尤甚者是乾咳，一連串猛咳，無痰，上氣不接下氣，乃稱燥咳，咳久胸中一定隱痛。脈數上面已經說過，本來是必然的。脈滑，滑者是有物堵塞的現象，以前說過孕婦脈滑，因骨盆腔中有胎兒，要訓練到脈滑一候便知，實在困難，到底如何滑法，無法捉摸。咳唾膿血，即痰中帶膿兼帶血，當然鑿鑿有據，逃不掉的，乃稱之為肺癰，可能是肺膿瘍，可能是肺結核，可能是肺癌，都有可能。肺結核及肺癌為慢性消耗性疾病，脈雖數而搏動無力，這不過是某種現象，並非一定如此，如果是膿瘍，則白血球↑會發燒，脈雖數跳之有力，也不一定，參考而已，何以之為鐵定的證據。

> 問曰，病欬逆，脈之，何以知其為肺癰。當有膿血，吐之則死，其脈何類。師曰，寸口脈浮而數，浮則為風，數則為熱，浮則汗出，數則惡寒，風中於衛，呼氣不入，熱過於營，吸而不出，風傷皮毛，熱傷血脈，風舍於肺，其人則欬，口乾喘滿，咽燥不渴，多吐濁沫，時時振寒，熱之所過，血為之凝滯，蓄結癰膿，吐如米粥，始萌可救，膿成則死。

以前在拙著《傷寒論之現代基礎理論及臨床運用》曾經述及，假如脈的振幅不變，而頻率變動↑，則因後者頻率的變動而稱數，數而振幅不變，則

脈必然按之即得，則稱浮，浮數之脈是發熱感染初期的脈象，既為發熱，為疏洩體溫必出汗，汗後由於仍發熱，本身的熱度較外界空氣環境為高則惡寒，出汗後由空氣流動而蒸發，必然奪去表皮上外部分熱量，故也感覺寒冷。吸氣呼氣困難，輕者顯然是傷風鼻涕，重者則有肺炎、支氣管炎，若乃大葉性肺炎則肺中多為水分浸潤，體液已不能平均分布。由於炎症積著炎性分泌物，古稱痰飲則喘滿而不渴。由於支氣管受到炎症及水分的刺激則咳。多吐濁沫者，痰液也。吐如米粥，是膿及敗壞的組織纖維混合物，治療是愈早愈好。膿成則死是古時候如此，現代卻不一定會死。

　　上氣面浮腫，肩息，其脈浮大，不治，又加下利，尤甚。

　　肺水腫肺氣泡浸潤，呼吸困難之極則用力呼吸時，連肩一起抬起稱為肩息。肺水分浸潤，心搏力不足↓，面目浮腫，脈之所以浮而大，實在是代償性的心臟搏力↑以勉強推動，為肺靜脈所阻，壓力↑之循環，本已是臨命之頃刻，若乃靜脈之回流不及入肺，面目浮腫，腹腔靜脈無法由循環而回入右心室，腹腔腸壁之靜脈無法吸收腸內之水分，反導致由腸壁向腸內腔滲透則加下利，乃極為危殆之候，死神已經隨時會降臨了。

　　上氣喘而躁者，此為肺脹，欲作風水，發汗則愈。

　　上氣喘是呼吸氣管患疾，痰液的分泌太多，吸入之氣可以順利通過，呼出的空氣因痰液之阻滯發生困難，氣管支因病人的情緒緊張而收縮，痰液更加困難袪出，病人心情煩躁自不待言，唯一急務，袪痰為主，痰之袪出必須使氣管擴張，則氣管痙攣，在氣管擴張之前已經抑止，所謂肺脹，實在是空氣難以呼出，要之也去題不遠。大凡定喘的藥物，擴張氣管為主，袪痰為副，必然走此二道途徑。古時候用藥大都為麻黃、桂枝等藥物，此等藥物具交感性興奮作用，先使神經緊張度↑，而後神經的緊張度降低則出汗，發汗的真相如此而已。

　　肺痿，吐涎沫而不欬者，其人不渴，必遺尿，小便數，所以
　　然者，以上虛不能制下故也，此為肺中冷，必眩，多涎唾。

甘草乾薑湯以溫之，若服湯已渴者，屬消渴。
甘草乾薑湯方：
　　甘草四兩炙　乾薑二兩炮
上㕮咀以水三升，煮取一升五合，去滓，分溫再服。

「肺痿，吐涎沫而不咳」，是另外一種情形，與前述的肺痿又是絕對不同。吐涎沫可知是肺中積水蔓延至氣泡中，所以吐出來的分泌物像泡沫狀，可見肺分泌不但是↑，而且浸潤入肺中的小氣泡，但不一定會咳嗽，一如大葉性肺炎，故不一定會咳嗽，其機轉由《傷寒論》及至《內經》中都已經詳細敘述。必遺尿，原因是肺中既有水分則呼吸量必然下降，由心臟右心房右心室搏出到肺臟的血流受阻，腹腔中的大靜脈循環系統↓，小腸腔水分↑，腎臟不得不加速分利以去多餘在腸腔的水分，以做代償維持生命的平衡，則尿多。其次由於腸腔水分↑，腸壁因肺活量之不足，連鎖作用呈呆滯，腹壓則↑，排尿後產生遺尿。「上虛不能制下」是古代想當然的說法。其實準確度相當可靠，說理是不太合理。例如血管反射不良，血壓↓，腸胃下垂型的女性常有頻尿遺尿現象，用補中益氣湯可以改善，此處是肺中積水，空氣吸入量不夠，則血液至頭↓乃生頭眩。多唾涎，肺中冷，也可以說得過去，但是不可以硬說是肺中冷，用甘草乾薑湯溫之，是甘草緩解其緊張，乾薑對肺血管及胸腔中的末梢血管具擴張作用以利血液循環的流暢，服湯已而渴，在《傷寒論》上指急性感染病時稱寒去欲解，《金匱要略》指慢性病來講，根據藥物治療診斷法認為是消渴，大半可以認定，但此種症象所屬之病症多，不一定為消渴。

欬而上氣，喉中水雞聲，射干麻黃湯主之。
射干麻黃湯方：
　　射干三兩　麻黃　生薑各四兩　細辛　紫苑　款冬花各三
　　兩　大棗七枚　半夏半升　五味子半升
上九味，以水一斗二升，先煮麻黃兩沸，去上沫，納諸藥煮取三升，分溫三服。

咳嗽一症，除了屬於氣管支的反射外，喉頭反射也屬重要原因之一。一般喉頭反射更能因喉頭擴張反射作用到耳咽管，甚至耳蝸神經都具有反射生咳嗽現象。所謂乾咳，除了肺中有痰一時困難袪出，其原因為支氣管生痙攣之外，還有喉頭黏膜生過敏性的反射過敏而發癢收縮導致劇咳，陣發式而無痰，喉頭黏膜的發炎，雍垂的下沉，黏膜的肥厚，或者肺中多痰液而咳不出，或者鼻過敏、鼻炎、鼻中分泌物循鼻後腔滴入過敏及發炎的喉頭而大咳，此時，由於肺的痰，喉中的黏液，雍垂的下沉，構成喉頭咳嗽生水雞聲，故以麻黃、細辛，前者擴張氣管，不致發生痙攣，後者略帶麻痺作用，隨時鎮靜其過敏，射干以消喉頭的發炎，則分泌減少，生薑、半夏的袪痰逐水，配合五味子使大腦生鎮靜作用，更以紫苑款冬花以利痰的袪出，大棗略做調和作用，不用甘草而用大棗者，喉頭做水雞聲，本屬痰多中滿，故而不用。方子極漂亮，解釋可以清空如畫，頭頭是道。

　　欬逆上氣，時時吐濁，但坐不得眠，皂莢丸主之。
　　皂莢丸方：
　　皂莢八兩刮去皮酥炙
　　蜜丸梧子大，以棗膏和湯，服三丸，日三服，夜一服。

　　此條的症候又較上條更為嚴重了。咳嗽而時時吐濁是肺支氣管的分泌物已經由發炎而化膿，加以氣管的痙攣，使痰中的膿液和纖維性分泌物混合攪黏在一起，我們如果將痰液在水中稀釋，可見很多一條條的纖維質攪和成一圈，此類纖維，緊緊地黏附在氣管壁上，使袪痰更為困難，乃生呼吸困難，稱咳逆上氣，時時吐濁，呼吸困難如果再平臥，則橫膈膜因平臥而往胸腔部分上推，病人必具窒息感，所以只能採坐勢，使橫膈膜略為下降，減輕肺因痰不出而氣阻性的膨脹，其重點在於痰中的纖維扭結，用皂莢的溶纖維作用，使痰袪出，患皂莢之溶纖維力太大，乃以棗作膏作緩衝緩解作用，蓋大棗對血小板、血液中各種成分都有幫助，且具補益。

　　欬而脈浮者，厚朴麻黃湯主之。欬而脈沉者，澤漆湯主之。

厚朴麻黃湯方：

　　厚朴五兩　　麻黃四兩　　石膏如雞子大　　杏仁半升　　半夏半
　　升　乾薑　細辛各二兩　　小麥一升　　五味子半升
上九味，以水一斗二升，先煮小麥熟，去滓，納諸藥，煮取
三升，溫服一升，日三服。

澤漆湯方：

　　半夏半升　　澤漆三升以東流水五斗煮取一斗五升　　紫苑
　　生薑　白前各五兩　　甘草　黃芩　人參　桂枝各三兩
上九味，㕮咀納澤漆湯中，煮取五升，溫服五合，至夜盡。

　　研究中國醫學是人生一大樂事，其思考之靈活，應用之精妙，冠絕一時。就藥和方能知病，就病能推測到藥與方，絕不像現代西醫醫藥分立，形成死板板的局面，在論病時也較現代醫學高明，可惜一般人不知而已。論病的中心，必推及四周環境，論病的路線在重點之上，重點之下都經過考慮，不像西醫那樣過分局限性。這裡辨證的重點在脈因咳而浮，因咳而沉，浮與沉是對立的形容詞，何時為浮，何時為沉呢？我們就前面幾條的條件，便可見一斑。假若胸中喉頭氣管中，痰液壅積而劇咳，可知其脈必浮。假如主靜脈回流↓，腹腔中腸液反滲，小便變數，則腹腔中壓力↑，脈搏由有力之浮而變成心臟帶動力↓，腹膜滲透力↓，骨盆上壓力↑，迷走神經↑，則脈由浮而沉，其中關鍵只是些許機轉（mechanism）之變化而已。《金匱要略》雖然不前後連接，如果仔細思考無不前後呼應相貫。如今再就其處方論之，先就厚朴麻黃湯言之，因為痰飲，也即分泌過多，積在胸腔，所以用半夏、乾薑以開之，半夏祛痰，乾薑擴張肺小血管。小麥、五味子都具鎮靜作用。麻黃、杏仁、生石膏是麻杏石甘湯的底子，而去甘草，因為胸中滿。但是加厚朴，則整個方子卻變樣了。厚朴抑制運動神經，麻黃擴張氣管，杏仁抑制呼吸中樞，生石膏抑制頸椎部分的興奮，抑制力太強了，加以正在咳嗽之中，咳嗽本來可使氣管擴大，如今再加以擴張，又用藥抑制運動神經，《金匱要略》雖然是聖人的方子，說實在的的確確不算是一張好方，使氣管擴大而不容易

恢復。真正的興奮藥增加動量等唯有乾薑一味，細辛又是麻痺劑，此方實在不敢恭維，不高明。再就第二張澤漆湯來講，澤漆屬於大戟科植物，具化痰利水作用，當然可以治痰飲，但藥性較溫和不如大戟之峻而有毒，更能對食道具有鎮靜安撫作用，食道癌初期有時用之而效，配白前以驅除肺中的痰，稀薄的痰謂之飲，均可一併清除，再加紫苑的袪痰易出，生薑的興奮，人參、桂枝的補益兼興奮，黃芩、甘草的緩和，因為屬於膈之下，所以可用甘草而不忌。這張方子尚可，但澤漆則不易買到。其實掉換易以其他藥物也未始不可。

火逆上氣，咽喉不利，止逆下氣，麥門冬湯主之。
麥門冬湯方：
　　麥門冬七升　半夏一升　人參　甘草各二兩　粳米三合
　　大棗十二枚
上六味，以水一斗二升，煮取六升，溫服一升，日三，夜一服。

我們早已說過無所謂火，火者其實是咽喉浮腫鬱血，黏膜面過敏，略為受刺激則喉頭立刻收縮，乃稱逆上氣，咽喉不利，病人的直覺感認為有一股氣體由胸中直衝咽喉，實則是喉頭收縮所致。為了止逆，用麥冬、人參、甘草以制其過敏及消退咽喉炎腫，使「火氣」↓，粳米利水，半夏鎮靜，大棗配人參、麥冬補益消炎而使腸胃道穩定，間接收其制過敏之效。

肺癰，喘不得臥，葶藶大棗瀉肺湯主之。
葶藶大棗瀉肺湯方：
　　葶藶熬令黃色搗丸如彈子大　大棗十二枚
上先以水三升，煮棗取二升，去棗，納葶藶煮取一升，頓服。
欬而胸滿振寒，脈數咽乾不渴，時出濁唾腥臭，久久吐膿如米粥者，為肺癰，桔梗湯主之。
桔梗湯方：
　　桔梗一兩　甘草二兩

上以水三升，煮取一升，分溫再服，則吐膿血也。

葶藶在痰液黏滯於氣管壁非常困難咳出很有效，因為其力相當悍猛，故以大棗以緩和之。喘不得臥，痰液無法袪出，呼吸受阻，胸悶要絕之故。咳而胸滿亦即肺中產生膿瘍，氣管支壁膿漏則發炎所致胸滿惡寒。不渴是因為肺中在縱膈腔之壁邊，有水分調節中樞與內頸動脈交叉處和視神經交叉處相同，如果受抑制則咽雖乾而口不渴。時時吐出濁腥臭膿如米粥者是肺膿瘍。桔梗大量則做排膿用，尤其是在肺膿瘍時最為有效，配甘草調和之，膿從氣管支中袪出後自然而愈。脈數亦為發炎，炎症必具的現象。

欬而上氣，此為肺脹，其人喘，目如脫狀，脈浮大者，越婢加半夏湯主之。

越婢加半夏湯方：
　麻黃六兩　石膏半斤　生薑三兩　大棗十五枚　甘草二兩
　半夏半升

上六味，以水六升，先煮麻黃去上沫，納諸藥煮取三升，分溫三服。

肺脹，欬而上氣，煩躁而喘，脈浮者，心下有水，小青龍加石膏湯主之。

小青龍加石膏湯方：
　麻黃　芍藥　桂枝　細辛　乾薑　甘草各三兩　五味子半
　夏各半升　石膏二兩

上九味，以水一斗，先煮麻黃去上沫，納諸藥煮取三升，強人服一升，羸者減之，日三服，小兒服四合。

我們既已知道所謂咳而上氣的理由，由此推測咳而上氣，脈必然浮大。氣喘，目如脫狀，都是緊張性在頭部上焦及肺部的現象。用麻黃興奮擴張氣管以袪痰，又使血管收縮以興奮中樞，半夏、生薑配合用以化痰，生石膏、甘草鎮靜以去痰。大棗調和腸胃做配合，可以袪痰鎮靜去水分，不失為可用

之方,較厚朴麻黃湯高明不少,但是如果病情更進一步分泌很多而成所謂飲及水氣,則由《傷寒論》中已經言之鑿鑿,茲不復贅。加石膏可稱絕妙,既成監制麻黃之交感性興奮,又能鎮靜調節水分以祛痰,乃絕佳妙方。近代名醫張錫純先生常用之效果良好,由此可知,張氏之對《金匱要略》的心得。

奔豚氣病脈證并治第八

師曰，病有奔豚，有吐膿，有驚怖，有火邪，此四部病，皆從驚發得之。

驚發後則血管收縮，大腦緊張，奔豚既定在本章論述，其他情況，何妨略述一番。吐膿，本是炎症，在未發炎症之前，如果驚怖，血管收縮，氣管壁因驚恐而痙攣，則本來已發炎的部分病情加重，積聚滯留炎症↑而化膿，吐膿，用火炙或者直接驚怖，都由緊張所發，何以緊張則由恐怖而引起，自不待言。

師曰，奔豚病，從少腹起，上衝咽喉，發作欲死，復還止，皆從驚恐得之。

奔豚，氣上衝胸，腹痛，往來寒熱，奔豚湯主之。

奔豚湯方：

甘草　川芎　當歸　黃芩　芍藥各二兩　半夏　生薑各四兩　生葛五兩　甘李根白皮一升

上九味，以水二斗，煮取五升，溫服一升，日三，夜一服。

驚怖是對人一種相當大的刺激 stress，所有的末梢，血管因腎上腺素（epinephrine）的分泌全部收縮，而且脾臟也強大收縮，俾使血液全部流入中樞以之保護心腦等重要器官不使受損害。如果來勢趨極為急烈的情況下，大腦作為人體一切外來內在的調節大本營，一時來不及應變的局面下，立刻

發生變態，很厲害的便是當場暈厥（faint），其次則胃部收縮發生痙攣，腸子因之而產生大量氣體，心臟搏動↑，患者極為難過，因胃的收縮，胃中壓力突然↑，輕則噯氣，重則嘔吐，此類症狀尤其以女性較男性為多，原因是女性本能較為敏感，而且其生殖器官都在腹腔骨盆，為內在性的器官，女性荷爾蒙又較變化為多，所以遇到極驚怖危險時，只會尖叫，無法冷靜應付當時突然的劇變而昏厥，甚則連續生神經精神相關連的後遺症。由於大腦神經與脊髓神經一時無法協調配合，加之以上種種原因，便產生奔豚此類症狀。其實所謂狐惑奔豚都是一般通俗性的文學形容詞而已，對病之機轉沒有多大出入，反之使人讀之莫名其妙。大腦的功能近來經學術努力研究知道的範圍愈來愈廣。自從巴庫氏（Bocus）對腦部刺激與人體能活動的關連之後，又有不少大腦控制內臟樞紐陸續地被發現，有之現在依然不太清楚，有的已經完全知曉，循以上所述，則腦部的極量充血，心搏量的跳動大為加速，則胃之收縮，腸子的氣脹相應產生了逆蠕動，此即所謂奔豚，古時候尤其女性見之極多，現在已經少見，但是於婦科經開刀後，腹腔內臟，骨盆腔的循環及內在空間排列，形態幾何的變化，或生黏連，或血流側枝循環的改道，或蠕動空間的轉移，由之而生奔豚的也常見。古時候則以我們開始敘述的條件最為普遍。大腦與脊髓神經經過強烈緊張或刺激不能恢復其調節度，或者有炎症性的分泌物，骨盆腔炎的結果導致黏連或纖維化，使腸子動量變化而生所謂瘕痕，更加重蠕動失常導致逆蠕動，於是產生了奔豚的現象。奔豚湯用甘草、川芎、黃芩、當歸、芍藥均為鎮靜神經，減少大腦充血劑，配以葛根、生薑、甘李根、白皮解除胃腸的緊張，蠕動的不正常隨之而緩解，方子雖不十分有效，處理條件卻也是有可觀，機轉的清晰分解也足可為後學者法，更能以之做參考創新，成更有效的方。

　　發汗後，燒針，令其汗，針處被寒，核起而赤者，必發奔豚。
　　氣從少腹上至心，灸其核上各一壯，與桂枝加桂湯主之。
　　桂枝加桂湯方：
　　　　桂枝五兩　　芍藥　生薑各三兩　　甘草三兩炙　　大棗十二枚

上五味，以水七升，微火煮取三升，去滓服一升。

發汗本為興奮交感神經的前奏，交感神經以發汗而興奮，則必心跳加速。若以藥物發汗。效果較為和緩，若以燒針令汗，則受的刺激及驚怖極為猛烈，心跳加速至極限，等於去跑步，至極劇烈時心跳的加速，一如俗語所講「好像心要從口中跳出來」，雖然此不過是一句形容詞，卻也頗為合適。奔豚的症候，要之與之相去不遠。非針處被寒，乃是核起而赤，原因是針處充血，神經局部緊張而肌肉賁起，若與桂枝湯，則桂枝湯為擴張末梢血管劑，奔豚之發源本由於末梢血管收縮過甚而起，患其力不足更加桂枝之量以求其速效，更在其核灸一壯，則使血液利於向外擴張，所以收效之機轉如此，熟讀《傷寒論之現代基礎理論及臨床運用》者則必有此共識。

發汗後，臍下悸者，欲作奔豚，茯苓桂枝甘草大棗湯主之。
茯苓桂枝甘草大棗湯方：
　茯苓半斤　甘草二兩　大棗十二枚　桂枝四兩
上四味，以甘瀾水一斗，先煎茯苓減二升，納諸藥煎取三升，
去滓，溫服一升，日三服。

此處發汗，可能不如燒針之強烈刺激，大半用湯藥發汗，臍下悸是心跳帶及少腹下主動脈弓分支處的跳動，大半多屬腸中有氣體膨脹，或竟骨盆腔中有炎症，腸不蠕動而失常，連帶至心跳臍下動悸，則氣必上衝，或咳或嘔吐或作奔豚，各各因其情勢不同而異，程度不同而異，用茯苓桂枝甘草大棗湯等於是用桂枝湯去芍藥而加茯苓，增加其電解質，促進分利，穩定腸神經的手段而已。

胸痺心痛短氣脈證并治第九

師曰,夫脈當取太過不及,陽微陰弦,即胸痺而痛,所以然者,責其極虛也,今陽虛,知在上焦,所以胸痺心痛者,以其陰弦故也。

這是倒因為果了,極虛也,無甚意義,反而為後世中醫開了個藉口的濫觴,什麼病都是虛,虛乃萬能可以包括一切,虛而補之,還有虛不受補,真是天大的笑話,矛盾百出,乃自己打自己巴掌之語。胸痺實則是心冠狀動脈發生狹窄痙攣,甚則血栓的症狀,心臟產生危機,脈搏近乎休克之微細,其實與休克前的確也相差無幾。陰弦是脈搏失卻圓潤感,是痛之極的象徵。凡痛除了前列腺素(prostaglandin)之外,更有緩激肽(bradykinin),前者刺激較後者為短,心冠狀動脈發生問題,prostaglandin 與 bradykinin 同時產生,心臟在極大的刺激中,隨時會產生危險,心痛如絞,病在胸腔,由證象即可明察,不必說陽虛故在上焦,徒亂人意而已,古人不明其就裡,無法說明,略為解釋,權作遁詞,今人以遁詞為真理,令人齒冷。

平人無寒熱,短氣不足以息者,實也。

平常人短氣不足息,都屬神經性的,尤以女性為多,女性進入更年期,身體肥胖而不太運動者更多,常常是腹腔中腸子蠕動↓,多積脂肪,心臟循環負擔↑,女性荷爾蒙對心臟血管有保護作用,因更年期而↓,心跳時而加速乃呈所謂短氣,如果以藥如逍遙散、香附、川芎、陳皮等等稍稍鎮靜自律神經,便能立愈,不算什麼病。另有一種身體瘦長的人,本有腸胃下垂,內臟

下垂的傾向，也時感短氣，如果常常運動便可避免，否則用補中益氣湯也可奏效於一時，是虛不是實。

　　胸痹之病，痹喘息欬唾，胸背痛短氣，寸口脈沉而遲，關上小緊數，栝蔞薤白白酒湯主之。
　　栝蔞薤白白酒湯方：
　　　栝蔞實一枚　薤白半斤　白酒七升
　　上三味同煎。取二升，分溫再服。

　　胸背既然劇痛，無論是內在的狹心症或者心肌梗塞，則必然產生外圍胸廓肌肉的緊張，於是呼吸困難，氧氣的缺少，使氣管支壁的黏膜細胞（一如人臨命之傾的痰聲在喉漉漉作響相同）大量分泌，而喉頭又由緊張而不期然的收縮，喘息咳唾於焉發生。致痛的原因是 prostaglandin、bradykinin 等等神經肽交互作用，後者較前者致痛的時間為長，諸類致痛的神經肽，一則使血管擴張，血壓↓；二則使脈搏變遲，bradykinin 之名主要即使脈搏變沉變遲而命名，寸口脈沉而遲不言自喻。沉遲之脈若在關上橈骨端處，用指壓時，壓力較前寸口為大，因為寸口無物作底，關上有橈骨端作底，所以無形之中，指壓之力因其下壓至底顯著地感覺較寸口反彈為強，故見小緊而數。薤白對毛細血管擴張力加大，栝蔞實古代稱化痰開胸，實則可以促進分泌液之吸收。白酒亦即較為性烈之酒，如高粱、威士忌、白蘭地等酒促進其血管擴大，以利行血，如此則痛可解，人略安。方子簡潔容易辨認，此經方之所以為經方之可貴也。

　　胸痹不得臥，心痛徹背者，栝蔞薤白半夏湯主之。
　　栝蔞薤白半夏湯方：
　　　栝蔞實一枚搗　薤白三兩　半夏半升　白酒一斗
　　上四味同煮，取四升，溫服一升，日三服。

　　此條情況與上條相差無幾，但較上條的情況為嚴重，極須消除其分泌物，真正的意義，並非其分泌物為患，分泌多是其結果，原因為缺氧，多加一味

半夏,更能祛痰,半夏同時對副交感神經具有興奮作用,略可對緊張性交感神經的興奮具調節平衡抑制作用,以做拮抗,也使病情不致急速惡化。

胸痹,心中痞氣,氣結在胸,胸滿,脅下逆搶心,枳實薤白桂枝湯主之,人參湯亦主之。
枳實薤白桂枝湯方:
　枳實四枚　薤白半斤　桂枝一兩　厚朴四兩　栝蔞實一枚搗
上五味,以水五升,先煮枳實厚朴取二升,去滓納諸藥,煎數沸,溫三服。
人參湯方:
　人參　乾薑　白朮各三兩　桂枝　甘草各四兩
上四味,以水九升,煮取五升,納桂枝更煮三升,溫服一升,日三服。

心搏量↓,肺靜脈推動↓,分泌液↑,納氧量↓,人感氣短實則是胸滿,再加一些形容詞,便成了心中痞氣,氣結在胸。所以脅下逆搶心,是呼吸量↓,則腸中必然蠕動↓,腸中氣體立刻產生,則腹腔中壓力↑,橫膈膜向上頂,肺積分泌液,血流↓而膨脹,復加腹腔壓力↑,橫膈膜上頂,產生了脅下逆搶心的現象,如果要改善必須除了局限性的重點在心臟之外,更須往重點以上,亦即前置條件以及重點以下的影響條件,都須兼顧,否則無法平靖,中醫之可貴處遠勝西醫者,端乎在此。且看上以栝蔞祛痰,薤白擴張心肺微血管,下以枳實、厚朴安定腸神經並祛除腸中使腹壓增高之氣體,手段非常高明。腸子蠕動不良,部分麻痹不善動,部分又因下節或上節之不能充分蠕動而脹氣,產生過度的緊張與痙攣,故以厚朴鎮靜其緊張,舒解其痙攣,再以枳實興奮平滑肌,使之不動或動量↓處的腸平滑肌動量↑促進蠕動,則腹壓自然↓,上下兼顧,方子開得絕妙。不爾方法很多,還有一種絕妙之法,即從根本解決,用乾薑擴張肺毛細血管,人參強心而鎮靜,甘草和緩解其緊張,白朮善平和「利氣」,益腸胃道的水分,腸中水分調節佳,肺活量便於重建,重

建肺活量亦即調節腸子的蠕動，一推一拉互為因素，也是妙方。重點在心肺，後方較好；重點在氣脹，前方較適合。雖只寥寥數味的藥物，有相當深奧的玄機。

　　胸痺，胸中氣塞短氣，茯苓杏仁甘草湯主之，橘枳生薑湯亦主之。
　　茯苓杏仁甘草湯方：
　　　茯苓三兩　杏仁五十個　甘草一兩
　　上三味，以水一斗，煮取五升，溫服一升，日三服，不差更服。
　　橘枳生薑湯方：
　　　橘皮一觔　枳實三兩　生薑半觔
　　上三味，以水五升，煮取二升，分溫再服。

　　這又是另外一種條件了，由於緊張則屏息，喉頭強烈收縮，阻礙呼吸，故胸中氣塞而短氣，茯苓具多種電解質，杏仁鎮靜呼吸中樞，不使之緊張，再以甘草輔助之，自然可以平靜。另外一法，則由橫膈膜以下著手，生薑興奮胃神經且袪痰，痰去則痙攣自止，橘皮、枳實二者同時使喉頭緊張鬆弛，更以枳實促進腸蠕動使之橫膈膜順利下降，緊張消除，前方直接從喉頭呼吸著眼，後方由和胃上順喉頭著手，端在看情形的發生的局限性影響 → 全面性的關鍵何在，從而治療，奏效絕響。

　　胸痺，緩急者，薏苡附子散主之。
　　薏苡附子散方：
　　　薏苡仁十五兩　大附子三兩
　　上二味，杵為散，服方寸七，日三服。

　　我們早已重覆申述，《金匱要略》諸症狀，不限於一種病變，或竟同一種病有各種不同症狀，所以此處的情形又與前幾條大不相同，不提症狀，可知病屬一般性較前述者為緩和。用附子以強心，蓋心肌栓塞，本由血脂

過高之故，以薏仁清理血液，使血脂膽固醇（cholesterol）、三酸甘油脂（triglyceride, TG）等降低，是根本解決之道，但是緩不濟急，平時常用功效非凡，若乃急如星火，此方力有所不逮矣。

心中痞，諸逆，心懸痛，桂枝生薑枳實湯主之。
桂枝生薑枳實湯方：
　桂枝　生薑各三兩　枳實五兩
上三味，以水六升，煮取三升，分溫三服。

這不是心肌梗塞，不過是胃痛，腹中氣體↑，桂枝、生薑興奮胃腸，促進蠕動，枳實收縮平滑肌，支援胃腸的蠕動，則症狀可解，小病而已，亦混在胸痺中，亦不可說其不對，蓋胸痺本是一種症狀而已，並沒有一定指某種病，所以中西合參病名一統者，可以休矣。

心痛徹背，背痛徹心，烏頭赤石脂丸主之。
烏頭赤石脂丸方：
　烏頭一分炮　蜀椒　乾薑各一兩　附子半兩　赤石脂一兩
上五味末之，蜜丸如梧子大，先食服一丸，日三服，不知稍加服。

我們曾經再三申述，東方哲學，甚至中國醫學都具有非常妙的長處，就是順其勢（potentiality），開方治病也是順其勢，太極拳的四兩撥千斤順其勢相同，這一點西方文明所無。西洋文明處處以征服自然為主，其實西方最深的數學及物理學在解疑難問題，也講究選擇比較順其勢的辦法，逆其勢逆其道而行，除了多增加煩惱之外，副作用而自始所料不及的結果都會漸漸出現，蒙受極大的不利，極重的損害，譬如工業發達的結果，環境污染，人類則自行毀滅，如今方才漸漸產生警覺。「心痛徹背，背痛徹心」，乃形容其痛極為峻厲，急者治其表，必須立刻止痛，否則性命交關，只在生死一線之間，故先用烏頭烈性麻痺劑以止其痛，蜀椒、乾薑配合強烈擴張血管以利心肺血液之暢通，附子強心，興奮代謝以止痛。我們可見癌症的患者如果不痛

延命較久，痛極使大腦控制調節生紊亂，死亡立待。癌症之痛，癌細胞的侵入果然有關，代謝的低落也是重要原因之一。赤石脂保護胃腸壁，使之穩定，在這時候，病勢險峻，已經顧不得從遠處原處調節腸胃蠕動等著手了，先求穩定，嗣後再想別法，當然高明。

腹滿寒疝宿食病脈證并治第十

　　趺陽脈微弦，法當腹滿，不滿者必便滿，兩胠疼痛，此虛寒，
　從下上也，當以溫藥服之。

　　此條有極精確的機轉和理論，我們知道趺陽脈是足背上動脈弓以跳動，可以候診骨盆腔裡大概的情形。骨盆腔中有物產生壓力，但是血行循環無大阻礙者，則脈滑，例如婦女有妊，骨盆腔雖然有胎兒，但血流循環同胎兒需營養而增快則脈滑。如果有積滯，腸子蠕動力量之充沛與否，當以血液供應的能量足與不足為標準，腸有積滯，血液流動量↑，則雖有積滯不足為患，用大承氣湯等略促進腸子蠕動，減少充血量，大便立可通暢。假如腸子力量不夠驅除積滯時，血流由充血而鬱血，則脈必受阻滯，乃生微與弦的脈象，腸子運行力↓，則患者的感覺是腹部脹滿，脹滿的不舒服感覺正可以說明了，腸子雖動力↓，因有脹滿感，體工的反應是仍然要將之驅出的傾向。若不感腹滿，則腸子由無力而近乎麻痺而無感覺了（此處說的腸麻痺，非西醫所說的腸麻痺急性症狀）當然便秘，便秘則大腸脹滿。腹部不脹，反而兩胠痛者，由於腹壓向後波及腰椎，復而往下由腰傳遞至兩腿，腓腸肌處痛。近年來一般肥胖營養過剩而不運動的人，或者女性更年期後因女性內分泌↓，腰椎骨質疏鬆者常見之，是形態拓樸學上的問題，不可一概以風濕泛論之也。虛寒從下而上，其實是反之無力感（虛寒從上而下也），當溫之是當用興奮代謝，促進循環藥中醫的薑茰附桂，也即所謂溫藥之類即是。

　　病者腹滿，按之不痛為虛，痛者為實，可下之，舌黃未下者，
　下之黃自去。

腹脹滿時久當然按之不痛,原因是腸子蠕動力↓,緊張度不夠。按之而痛是腸子壓力大緊張度高,腸子本有將腸中物驅出之傾向,但因脹滿而力不夠生痙攣,按之痙攣度↑則痛,順勢而下之是為醫治之正道。舌黃而腹脹滿是下的證候,但單是舌黃厚而未見其他種種症狀,未必是下之證候,舌黃厚不一定是腸中積滯,呼吸不足,CO_2↑,神經精神質,腸胃下垂,唾液分泌不夠,神經緊張,口腔牙齒膿漏都見舌黃厚,應該審思明辨為要。

腹滿時減,復如故,此為寒,當與溫藥。

腹滿有時似乎減輕,是腸子的蠕動有時足夠,則滿的程度就減輕,但是蠕動力不足,一經刺激稍會改善,嗣後又鬆弛如故,當然是代謝能量的不足,或者脊髓神經支配腸蠕動的傳遞力及信息不夠強,即所謂是虛寒,當與溫藥,茲不復再贅言矣。

病者痿黃,燥而不渴,胸中寒實,而利不止者死。

痿黃是血液血紅素不夠,營養不足,長期貧血,或竟是肝功能大為↓。乾燥而不渴,可見水分支配調節都呈不足,亦即不平均現象。我們常見肝硬化或肝癌病人,腹腔門脈受阻,腹水、腸部的大量積滲出液,但是皮膚甚則全身口腔眼睛都非常乾燥,甚則皮膚甲錯,此類病人預後均非常不良。有渴有不渴者,端視神經反射為條件,水分反射中樞在眼後視神經中樞,在肺葉及縱膈腔交界處,更有在內頸動脈分叉處,神經反射↓則不渴。胸中寒實,實即是心肺心包肋膜腔的分泌↑積水,從而心肺機能↓,腹中水分↑是由腸外反滲入腸腔,前面已經詳細解釋過,若是利下不止,則當然是死症了,如果用附桂、人參、白朮以強心,有時也有可救者,或者用高滲壓點滴,有時也不致遽死。

寸口脈弦者,即脅下拘急而痛,其人嗇嗇惡寒也。

脅下拘急而痛,當是肋膜有問題或發炎症分泌液↑而積胸水,或者膈下有問題化膿,發現不拘在橫膈膜之上或下發生病變,勢必影響膈神經,而膈神經的定點在身體之頸的兩側與兩肩頭的中間,同時更因微絲血管血流關係

影響頸椎，使頸椎兩側分出至手腕的臂神經叢緊張，則脈呈弦象，在肩頸兩側，也即是肩井穴的附近緊張，項後肩背肌肉必收縮，乃呈毛髮矗立的惡寒症狀，非由外界生之寒冷，乃是內因肌肉緊張所致，此不可不辨。

夫中寒家喜欠，其人清涕出，發熱，色和者善嚏。

中寒家意思是其人常常感冒，現今知道是抗體，尤其是 C_3 補體不夠。鼻過敏則分泌涕是澄清色，易感冒則發熱，色和者如果感冒不深或是剛剛感冒尚未深入，則必然大打噴嚏，受寒則代謝↓，疲勞喜睡，善欠者，打哈欠也。

中寒，其人下利，以裡虛也。欲嚏不能，此人肚中寒。

感冒多屬濾過性病毒，病毒種類很多屬上呼吸道者，即生如前所述的症狀，屬腸胃道者則下痢，此人免疫力抗體當然也相當低，腸子過敏。例如葛根可治鼻過敏，同時也可治腸子過敏，力量很小，須以其他藥組合湯方，方克有濟。如今是腸過敏受寒而蠕動↑，下痢，其病勢重點在腸子，而不在上呼吸道，故欲嚏不能，非不能是不及此範圍也。過敏是組織胺（histamine）由肥大細胞（mast cell）中大量逸出，而肥大細胞在毛細血管交叉、分歧處特別多，鼻咽黏膜、腸黏膜、胃黏膜，血管極多，histamine 分兩種：第一型在上呼吸道，第二型在腸胃道，西醫治過敏將致過敏貼於患者的皮膚上，貼得一片片像鱷魚一般，病人非常可憐，作為實驗品，理由是要知道哪一種物質而致過敏，假如所貼的，全然不對，只能重貼，學問技術到如此地步，像戰爭到了易子而食，以骨為柴的山窮水盡的地步了，非常可憐，為什麼不回頭研究些中國醫學呢？其實用大量代謝興奮，強壯補益之劑，則敏感多半可愈，補體免疫亦可以改善，惜世人之不察耳，良可慨也。

夫瘦人繞臍痛，必有風冷，穀氣不行。而反下之，其氣必衝，不衝者，心下則痞。

瘦人本有神經質現象，脂肪↓，腹部脂肪當然也少，則沒有將內臟托襯的條件，故而常見瘦人腸胃下垂，今臍周圍痛是受冷之故，受寒的腹痛，本為腸子蠕動過當乃生痙攣之痛，如果用藥下之，是使蠕動之腸子，本已過速，

復再加速之則分泌必反彈而生逆蠕動（counterperistasis）外觀是氣上衝。假令氣不上衝，是逆蠕動至胃部，十二指腸部生充血而動量不正常成堵塞性充血、呆滯，外觀則心下痞矣。

病腹滿，發熱十日，脈浮而數，飲食如故，厚朴七物湯主之。
厚朴七物湯方：
　厚朴半斤　甘草大黃各三兩　大棗十枚　枳實五枚　桂枝二兩　生薑五兩
上七味，以水一斗，煮取四升，溫服八合，日三服，嘔者加半夏五合。下利去大黃。寒多者加生薑至半斤。

腹滿是腸中有氣體發酵，腸子中的細菌，尤其是大腸桿菌及部分能發熱的細菌大量繁殖乃致發熱，是本體問題非感染由外來者，雖發熱而脈浮數，非感染性的高熱，是腸子中細菌的感應熱。所以飲食、胃口並不妨礙，所須要做的便是清理腸胃，用大黃、枳實滌洗腸中產生熱素的細菌使之全部排出也。厚朴穩定大腸運動神經，以收事半功倍之效。桂枝、生薑、甘草是由桂枝湯去芍藥而成。芍藥使腸子蠕動↓，如果腸子發生痙攣就非常有效，如今不是腸子痙攣，而是胃部擴張、腸子遲緩，就因為遲緩，腸中細菌方能大量繁殖，更能由腸中滲入血中，經循環而發熱，其他加減則各如其辛味藥增加，法同於《傷寒論》。

腹中寒氣，雷鳴切痛，胸脇逆滿，嘔吐，附子粳米湯主之。
附子粳米湯方：
　附子一枚炮　半夏粳米各半升　甘草一兩　大棗十枚
上五味以水八升，煮米熟，湯成去滓，溫服一升，日三服。

受寒後，或者急性腸炎，腸絞痛（colic pain），副交感神經興奮，腸子蠕動因而加速，腸壁的分泌無形中因蠕動激烈增加許多，腹中雷鳴，腸子是個非常奇怪的器官，用刀切割反而不痛，如果牽引拉曳，痛不可忍，雷鳴是腸蠕動↑，加以腸分泌液↑，於是腸子膨脹而拖曳牽引，當然痛不可忍，痛使

腹壁肌肉，胸下兩脅肌肉緊張，橫膈膜上下不利落，胸脅逆滿，此則小便全無，如果以附子興奮代謝，更而興奮副交感神經，則既興奮的副交感神經因附子之興奮溫通反而抑制（附子、乾薑、桂枝等溫性藥有助腸子的穩定），因為附子使人增加熱量，腸受寒則蠕動↑，受溫熱則蠕動由↑而可漸漸穩定，而腸中的分泌液，按理由小腸吸收轉至腎液而排泄，為了促進其排泄使腎臟分利作用增加↑，則小腸水分吸收↑，則腹痛在此要選擇既能利尿，又能滋養補益之藥，當然以粳米為佳，其實糯米亦好，於是小腸水分↓，蠕動↓，牽引↓，痛感緩解，半夏配附子以增動量，甘草合大棗以做緩和之用，處方相當漂亮。

痛而閉者，厚朴三物湯主之。

厚朴三物湯方：

　厚朴八兩　大黃四兩　枳實五枚

上三味以水一斗二升，先煮二味取五升。內大黃煮取三升，

溫服一升，以利為度。

　　現代醫學對心肺的功能發揮相當精細，反觀在胃腸方面發展尚未達到相當的程度。心肺有節律，胃腸何嘗沒有節律，但其勢比較穩，人不知覺而已，腸子每天分泌腸液很多，如果置聽診器在腹部我們聽得每隔十幾秒就有漉漉之聲，是腸子蠕動，其腸腔內的分泌液隨之而發生流動的聲音，假如寂靜無聲，便成為腸麻痺，腸立刻可以發生潰爛而致人死亡，究其發出液體流動的聲音來自液體在腸腔內的波動，腸子曲曲折折，極盡迴轉折疊的能事，是將腸相當長的腸管容納在有限大的腹腔內，是進化上不得不如此，否則無法吸收營養。因為如此複線的折疊迴曲，有時某一段的蠕動略為變化，則立刻影響其他各段的蠕動。動量的不平衡，可能由於大便的糞塊結積在某一部分或竟寄生蟲等等屬於有形物，也可能某一部分的腸蠕動，受了無形的牽動或黏連而發生，結果前一節的推進緩慢，影響後一節的推進↓，產生逆蠕動而膨脹，生牽引力則發生腹部劇痛、痙攣，稱急性腹症（acute abdomen），腸絞痛，因痙攣而閉塞而痛乃稱痛而閉，厚朴三物湯實則藥味與小承氣湯相同，為什

113

麼另外命名呢？其中藏有相當的奧妙，我們知道小承氣湯是以大黃、枳實為主，枳實促進腸蠕動，大黃亦復如是，更能瀉下去積滯，厚朴屬於輔助藥的地位為監制及調節瀉下而設，厚朴三物湯以厚朴為君藥的理由，是厚朴麻痺鎮定運動神經，痛是腸蠕動不正常，產生牽引而痛，此處以痛為主治便應該用厚朴，先生鎮靜作用，腸一經鎮靜自然止痛。有哽物當然應該排出，乃用枳實、大黃以瀉之。所以小承氣湯以排出困難為主，厚朴三物湯是鎮痛為主，對象也不同，小承氣湯是大便藥，積產生阻滯，三物湯是產生痙攣而痛，前者是以瀉下為主，後者以鎮靜運動神經抑止牽引痛為主。

　　按之心下滿痛者。此為實也，當下之，宜大柴胡湯。
　　大柴胡湯方：
　　　　柴胡半斤　黃芩芍藥各三兩　半夏半升　枳實四枚　大黃二兩　大棗十二枚　生薑五兩
　　上八味以水一斗二升，煮取六升，去滓再煎，溫服一升日三服。

「按之心下滿痛者」絕非胃有問題，乃是膽有問題，胃有問題不可能，使胸下鳩尾穴處緊張而板硬，除非胃穿孔由腹膜而波及腹壁，由腹壁上緣鳩尾骨下的肌肉發痙攣而緊張，原因是神經緊張，使肌肉極緊而生滿痛現象，並非內臟發生問題而使肌肉緊張，所以唯有膽管發生擴張現象，以及膽附近充滿了自律神經，更有自律神經的太陽神經節（ganglion solar）在附近一旦被刺激乃生極大的回饋，致使胸鳩尾骨附近也即心下按之滿硬痛，所以是膽管、膽囊問題，尤其膽結石者為多，用大柴胡湯瀉下目的不在通便而在下後結石一併瀉下而收緩急之效，所以大柴胡湯，日本人以之治肥胖，國人以之治膽結石，實像二位一體的作用。

　　腹滿不減，減不足言，當下之，宜大承氣湯。
　　大承氣湯方：見痙病。

　　腹滿時減復如故是胃腸消化道蠕動力不夠，腹滿不減，減不足言，患者

能感覺到腹部滿脹而不能減輕,是腸子有所要排便但無力排出,以大承氣湯助其一臂之力,是順水推舟順其勢。與《傷寒論》的大承氣湯用法不同,是別出一格,病人的感覺即可以測知內臟的行為,這一點是極為重要的。

心胸中大寒痛,嘔不能飲食。腹中滿上衝皮起,出見有頭足,上下痛而不可觸近者,大建中湯主之。
大建中湯方:
　蜀椒二合炒去汗　乾薑四兩　人參一兩
上三味以水四升,煮取二升。去滓内膠飴一升。微火煎取二升。分溫再服,如一炊頃可飲粥二升。後更服,當一日食糜粥溫覆之。

古人營養不良,主食不過是米,屬醣類而已,一旦發病,沒有蛋白質做修護緩衝作用,心胸中大寒痛、嘔不能飲食屬同一類症,是胃的蠕動不正常更連及十二指腸,腹中滿上衝皮起,見有頭足證明胃腸蠕動不正常產生了逆蠕動,於是腹中滿脹,上衝皮起是逆蠕動向上,受到了牽掣及卡夾不上不下,既不能下,下行是最正常的,病症即可全愈,逆上是反常,故而嘔吐不能食,在逆上及下往的情況下,腸變成一團而膨脹,向上頂則腹壁見上衝皮起,見有頭足者,向上的頂端認為是頭,最低的凸出處認為是足,這時候腸子的蠕動↓,於是腸子的每一節(segment)均發生變化,劇痛是抽搐痙攣的結果,用大建中湯的蜀椒、乾薑使微細血管的血流暢通,恐怕其力不夠,復加人參以支撐之。動量不夠,直接論之是醣的轉化發生了問題,醣可以促進能量,補充代謝,得人參愈加能發生其效果,所以加膠飴條件與小建中湯相仿,但是情況較小建中湯嚴重,此類症狀無法以病名定之,只能以症象做解說,症象的所以發生,須以機轉條件為標準,一定要指症象屬某種病而發生,何啻緣木求魚,且後必有災。

脇下偏痛,發熱,其脈緊弦,此寒也。以溫藥下之,宜大黃附子湯。

大黃附子湯方：

　　大黃三兩　　附子三枚　　細辛二兩

上三味以水五升，煮取二升，分溫三服，若強人煮取二升半，

分溫三服，服後如人行四五里進一服。

　　脅下偏痛發熱，不足以認為「此寒也」的證據，如果脈弦緊，則脈搏弦緊的來由是屬於腸子蠕動↓，緊及弦雖然是二個形容詞，其實二字可以做一字解，即脈搏強勁之緊，可知是脅下肋間神經緊張之故，有很多原因，使之緊張，例如胸膜積水，或者結腸右面肝臟叢的彎曲處積食、積氣體而膨脹蠕動不良（左面的脾叢彎曲處則很少會積滯及氣體膨脹，結腸在左側是降結腸經乙狀結腸而直通肛門，有氣體則排氣，有積滯則至少可以略為排出。因為弦緊之脈配合了脅下偏痛，一般而論以右脅為多）。則必然影響膽囊、膽管附近的交感神經叢，非但感覺痛，更使神經產生惡性循環的緊張，緊張則此處腸子發生痙攣，用大黃瀉下則更增加其痙攣度，瀉下之目的未能達到，反致更為痙攣、更痛，自律神經的緊張必然使腎上腺素分泌，外面背部肌肉亦生緊張，使人有慄然而寒的感覺，故稱「此寒也」。如果用附子興奮副交感神經，則表皮肌肉淺在血管因副交感興奮而擴張，於是寒冷緊張感都緩解，更因附子的強心，推動血流循環和興奮代謝，配合大黃則瀉下之目的，非但可以達到，更能大為緩解其緊張，所謂「寒氣」因之而解了，發熱則熱隨大黃、附子的瀉下而一併消除，由於致發熱的腸內積滯，大腸桿菌，糞便過敏素，蛋白變性物，隨之逐出，熱乃解。

　　寒氣厥逆，赤丸主之。

　　赤丸方：

　　　烏頭二兩炮　　茯苓四兩　　細辛一兩　　半夏四兩

上四味末之內，真朱為色，煉蜜為丸，如麻子大，下之九，

日再夜一服，不知，稍增之，以知為度。

　　《金匱要略》的每一章雖冠以特定的名字，其實所指並非是同一種病，

不過以症象相類而歸納在一處，情形就愈加複雜，不是簡單地一句寒氣厥逆即可了事，「寒」是代謝不足，動量不夠或痙攣，或血管流量↓，諸如此類，多半還有交感神經性興奮隔雜其中，痛也是重要因素之一，為了抑制其痙攣，所以用半夏，痛則用細辛仍嫌不足，用烏頭做一隨時性的麻醉，烏頭本來有積聚性且有毒，但止痛極為有效，茯苓之用在於因痛痙攣之電解質產生的紊亂加以調節，用酒下，酒可以擴張末梢血管做對抗「寒」，亦即交感性緊張而用。

> 腹滿脈弦而緊，弦則衛氣不行，即惡寒，緊則不欲食，邪正相搏，即為寒疝，寒疝繞臍痛，若發則白津出，手足厥冷，其脈沉緊者，大烏頭煎主之。
> 大烏頭煎方：
> 　烏頭大者五枚熬去皮不必咀
> 上以水三升，煮取一升，去滓，內蜜二升，煎令水氣盡，取二升，強人服七合，弱人五合，不差，明日更服，不可一日更服。

腹滿是腸運動↓，脈弦緊不必用二個字一如上條。緊張而腎上腺素↑，表皮肌肉尤其肩背拉緊收縮，交感性興奮↑則不思食，尤其古人所能存活的營養條件少得可憐，即使在近代中國除了最近尚可之外，本來也非常貧窮，除了白米飯、素菜等以醣代謝維生之外，脂肪、蛋白質相當缺少，故而不發病而已，一發起來似乎來勢洶洶，如果反過來看，由於代謝供應的↑，人雖然不死不活，卻也相當愜意，代謝之不高，能量供應之不足，正可使之慢慢進行，全部使用，不存餘贅物，所以諸凡糖尿病、中風、癌症都很少見，蓋代謝若↑，則本身體質之消耗也↑，所謂邪正相搏即為寒疝，倒不如說腸子蠕動量↑，某一節變成遲鈍或竟下垂，於是其他各部，因其運動是一貫性前進的，受了某一節的影響，相牽連而蠕動都成失常狀態，神經的緊張，腹部內壓↑乃生寒疝。繞臍而痛，發則白津出是極度緊張疼痛的結果，另外還有結果即是手足逆冷，其脈先是弦而緊，因為痛極 prostaglandin 及緩激肽（bradykinin）

相繼釋出,尤其後者更使人脈搏變慢,前者令人血壓↓,此二條件即可使脈沉,緊張仍持續,脈於是見沉而緊,烏頭止痛之效相當強烈,抑且有毒,可以用蜜緩和其烈性,因為有毒不可同日再服,仲景處理也小心翼翼也。

寒症腹中痛及脇痛裏急者,當歸生薑羊肉湯主之。
當歸生薑羊肉湯方:
　當歸三兩　生薑五兩　羊肉一斤
上三味以水八升,煮取三升,溫服七合,日三服。若寒多加生薑成一斤,痛多而嘔者加橘皮二兩,白朮一兩,加生薑者亦加水五升,煮取三升二合服之。

前一條病情急,此條病情緩,當歸、生薑也是針對前一條的條件,發病情況而用,但情形大為和緩,則不須要用急劇的止痛麻痹劑,腹中痛,裡急不過是腸蠕動↓而未至痙攣的程度,痙攣則非用立刻止痛劑不可,此則無痙攣只須略加興奮,則腸子可以運行自如,此當歸、生薑之所以設也。羊肉相當補益,熱量更高,促進代謝,相當有效。所謂寒多,即腸子蠕動力不夠,乃多加生薑。嘔吐是因腸子動力↓,乃生逆蠕動,加橘皮以止其內容物發酵更能促進蠕動↑,加白朮理由較深,因為腸蠕動↓,則腸內容分泌↑,白朮促進腸壁的吸收,吸收↑,則腸子蠕動↑,則情況緩解。

寒疝,腹中痛,逆冷,手足不仁,若身疼痛。灸刺諸藥不能治,抵擋烏頭桂枝湯主之。
烏頭桂枝湯方:
　烏頭五枚
上一味,以蜜二升煎,減半,去滓,以桂枝湯五合解之,令得一升後。初服五合,不知,即服三合,又不知,復加至五合,其知者如醉狀,得吐者為中病。

此條情形較前烏頭湯的情形更為嚴重了,腹痛逆冷是前條烏頭湯中本有之,如今復加上手足不仁,若身疼痛,灸刺諸藥不能治,可見表皮血管因大

為緊張而收縮，如今唯一要務必須立刻止痛，非烏頭莫屬，以蜜緩和其峻厲，用桂枝湯擴張末梢血管，其實烏頭麻醉止痛後，末梢血管自然會漸漸回復原狀，但是加桂枝湯效力更速更強，何況還有芍藥、甘草幫助解除末梢血管的痙攣及收縮，整方桂枝湯配烏頭發揮強大效能，其知者如醉狀，蓋其情勢極嚴重，本來烏頭湯同日不可再服，現今則連續服，至人如醉狀，麻醉之力全部外顯，表皮血管在短時期內重新建立其應有的體系，病於是緩和。

> 其脈數而緊，乃弦，狀如弓弦，按之不移，脈數弦者當下其寒，岬緊大而遲者，必心下堅，脈大而緊者，陽中有陰，可下之。

在寒疝及宿食的交接處下，此條大有意義，脈弦如弓弦，按之而不移動，是極為緊張的脈象，所以致緊張的原因，若非腹中有積，腹痛而發生腸痙攣，甚至腸絞痛如果用瀉藥去其積滯，瀉藥已能致瀉，是以促進腸子蠕動為必具條件，否則無法瀉下，極緊張脈見弦而按之不移，必已生痙攣，痙攣時再用藥促進其蠕動，必然發生反效果，非但不見瀉下反而腹痛加劇，病勢更為嚴重。第一要緊是先制其緊張性的痙攣，則當用溫藥，亦即促進腸血管循環，解除神經緊張，再使行第二步的瀉下，方克有效。方法藥方都在前條已經述說過。中醫學之可貴，在乎順其勢，順體工自然演變，而促進其變動，非硬性抑止其變，諸凡中國學問都基於此，不單單是醫學。脈緊大而遲者，可見腸中的積滯已經促其副交感神經↑，有意將之驅出體外之勢，但恨力不足耳。心下堅雖是一種症狀，如果細心推測也可作為腸子有反應解，脈大而緊，緊不足為患，惟大之一字可作深思，大者即副交感神經已經開始興奮，所謂傷寒三日陽明脈大之真義，不過如此，既有將之驅出之意，何不順其勢用藥使之驅出，此謂之四兩撥千斤。陽中有陰，不說也罷，機能變化既已曉暢明白，不必陰陰陽陽徒亂人意了，如果何以知道能瀉下，當然還有其他佐證，若非脈證合參，徒自以脈而治，危險之至。我們儘可能使診斷確實，否則治療具文而已，不足取。

問曰，人病有宿食，何以別之。師曰，寸口脈浮而大，按之反濇，尺中亦微而濇，故知有宿食，大承氣湯主之。脈數而滑者，實也，此有宿食，下之愈，宜大承氣湯。下利不欲食者，此有宿食，當下之，宜大承氣湯。
大承氣湯方見痙病。

醫學的對象是治病，必須以病為主體，知機善變，明瞭病之變化及症象變化，症象變化窮追其源可以推測出，身體某一部分的不正常變化乃稱之為病。捨病之外別無他途，因病而論脈、論藥、論穴道方是正著，如果反其道而行，例如：《脈經》、《瀕湖脈訣》，純就脈而論病，或者表面上用什麼電子、測波器等等單論脈象，如何如何，那麼永世不得翻身，因為沒有就病為出發點而論脈，已經失掉其原來的意義，皮而不存毛將附焉，又知針灸大成或者近代諸針灸的著作全部是以某穴道能治某病，結果甲穴道及乙穴道所治的症或病，幾乎全部混淆不清，可能十幾穴道所治之症幾乎相同，不知何去何處，大有違於《內經》、《素問》的經旨，《內經》是先論何病，然後再說穴道，所以我嘗戲言，就是因為針灸不靈，方顯《內經》之可貴，針灸若靈則《內經》可以不必唸了，藥物也是一樣，徒以藥來論某藥能治某病，結果《本草備要》上幾乎所有的藥都能治所有的病，甲藥能治傷風咳嗽體痛，乙藥亦復如此乃至丙藥……等等流散無窮，讀書至此，非但不足以治病，更何以自圓其說。《內經》、《傷寒論》、《金匱要略》、《溫病條辨》之可貴是先以病為出發點的，病的反應，雖是同一病其發生不同，乃見不同之脈，人體條件不同，生活不同，乃見不同之脈，脈之所以為脈，非徒候其跳動情況狀態而已，必須知其原委的病，然後有症，再後有脈，單是論脈，捨本逐末，我未見其可也。就憑這幾條我們知脈有千變萬化，如果不配上原因，絕對無法行得通。同樣可寫下，脈何以不同，《金匱要略》之最為可貴處在脈，比《內經》更為具體，《內經》本已高竿，《金匱要略》又更進步，如果將之貫通，論脈可以從略，因為已經知道很多很多脈象的道理了。《脈經》、《脈訣》可以休矣，即以此條為例，老式講法無法解釋。寸口脈浮而大，浮

脈應之於表，完全不對頭，按之反濇並非脈管彈性↓，而是副交感神經的尾椎骨神經叢，因受壓力而興奮，故脈呈不流利，本來應該是沉遲之脈，像《傷寒論》陽明府證，熱深厥深，但是並沒有如此厲害，加以有宿食之故，腸的反應是沉濇，胃的反應是浮大，沉濇是迷走神經興奮，浮大是胃壁神經緊張，因為胃壁神經牽連膽道附近的神經叢屬於自律神經的交感神經叢，尺中脈亦微而濇是完全屬於副交感神經興奮之故，有積按理應該脈大而弦，積之久影響了副交感神經則呈微濇，故而稱宿食，宿者久也，當瀉用大承氣湯。如果脈數而滑，數是發熱或代謝↑，滑是骨盆腔中有物，但未及因受壓而興奮副交感神經，故不呈濇沉之脈。下痢不欲食是下部消化道蠕動↑，上消化道之胃反而抑制而蠕動↓，下部的腸子蠕動↑則下痢，上部胃蠕動↓則不欲食，脊髓對腸胃道的反射，本來互相消長的，用大承氣湯下之，最最重要的，莫如脈與證合參，否則徒自著重脈，太危險了，醫何等事，豈可像扶乩請神般的草菅人命乎。

　　宿食在上脘，當吐之，宜瓜蒂散。
瓜蒂散方：
　　瓜蒂一分熬黃　赤小豆二分煮
　　上二味，杵為散，以香豉七合，煮取汁，和散一錢七，溫服之，不吐者，少加之，以快吐為度而止。

　　胃壁擴張，胃中食物停滯而發酵，脹氣體，影響十二指腸的蠕動受抑制，用瓜蒂散，南瓜蒂、赤小豆致之，略為增胃的蠕動，用香豉以抑制胃的發酵。腸胃道的運行，本來有一定的規則，如有小小的不正常，即須微量撥亂反正，使自動趨於正常，不必大費周章，須知過猶不及，殺雞動牛刀，非但愚蠢，後患無窮，實則瓜蒂散之用後，縮吐條件不夠，病人不至於會吐，輕度的下瀉倒是常見，病情因瀉下，緊張度↓。

　　脈緊如轉索無常者，宿食也。
　　胃壁緊張，胃神經興奮，胃壁因長期緊張而擴張，脈搏呈緊張狀態稱為

緊，但是由於胃擴張，其緊之脈如重按之，脈反而散亂，乃稱脈如轉索，忽緊忽弛，真正的理由是胃擴張刺激副交感神經的迷走神經則脈當遲緩無力，但胃擴張而影響胃壁神經的緊張又刺激交感神經故而按之緊，再緊按之呈弛，乃呈如此情況。緊是交感性興奮，弛是副交感興奮，兩種體系互相抑制，交替興奮，絕不會同時興奮，此是一般性的大致講法，其實刺激某一根神經分支，其轉程傳遞刺激時，並非單純地沿一種神經方向興奮，有的是交感性，有的是副交感性，並非一定。

　　脈緊頭痛，風寒，腹中有宿食不化也。

　　頭痛，脈緊本來是風寒感冒的一定前驅象徵，一般有感冒，感冒是一種內在性的緊張 stress，頭痛是血流急速，胃腸發生緊張 tension 的關係，也有頭痛是屬於鼻子發炎，鼻竇發炎的關係，必須看當時的病情而定，並非必須宿食不化，但是交感神經興奮多多少少影響腸胃，宿食不化，不過從另一角度來看而已。

五藏風寒積聚脈證并治第十一

肺中風者,口燥而喘,身運而重,冒而腫脹。

本條前段所講的中風、中寒,實則是各種症候群,中風、中寒概括言之「中邪」而已,所謂「邪之所湊其氣必虛」,聽起來非常籠統,其實不過是身體上發生不正常的變化,由於其人本身有伏病,與外界的誘因而觸發,產生各種不同的症狀,症狀相當繁多,乃將之集合為症候群,《內經》較《金匱要略》聰明,不過以五行、氣血、五臟、六腑泛泛而指不著痕跡,《金匱要略》則硬把它們列入肺心肝脾腎五臟中作為分類,變成了不倫不類非驢非馬,令人丈二金剛,摸不著頭緒,因為《金匱要略》所指乃實質的病、具體的症狀,便無法加以貫徹了,肺中風,中風兩字不吃重,不過是肺有不正常的現象,總而言之,有病態,是不是一定在肺,倒也未必,是不是一定不在肺,也不一定,那豈非變成毫無意義了,是的,如果硬照《金匱要略》的五臟分類來講,的確毫無意義,不須分類,單就病變來講,當然十分透澈,不高明的分類,真是害人匪淺,古今中外如出一轍,可不慎乎!口燥而煩,是肺中有痰或者肺中有水或稱飲的積聚,而水分沉積於病灶處,其他部分的水分便不能平衡,喘是肺中部分為痰飲所占,呼吸量↓,渴是痰飲水分的積聚,無形中使口腔分泌↓,由於呼吸量↓納氧量↓CO_2↑因感無力,則身運而重,如果因肺水腫或痰飲或肺靜脈回流不良而影響及心臟的循環,則生冒而腫脹。

肺中寒、吐濁涕。

這是人人皆知的,無須再加解釋,人受感冒之後,分泌液大量↑,無論在鼻腔或在喉頭,乃多濁涕,清涕是初起時,其後炎症情況加重,則涕更濁,更可能以後變黃及綠色。

> 肺死脈,浮之虛,按之弱如蔥葉,下無根者死。

肺死脈,浮而虛弱如無根,其實是肺的疾病轉增嚴重時必然影響心臟,心臟搏出之血液,無法在肺中推動,轉而回流,則久而久之,心臟腫大,須氧量↑,心搏力極為↓等於一輛老爺汽車,由於機器超齡,耗油量↑卻走得很慢,出力極低↓,所以稱死者,蓋心臟、肺呼吸,都成大變,無法轉圜,不死何待。

> 肝中風者,頭目瞤,兩胁痛,行常傴,兩臂不舉,舌本燥,善太息,令人嗜甘。

肺中風部分是肺的病態症候群,肝中風就全不是那回事了,頭眩目暈,兩脅痛是腹中腸子蠕動量不夠,尤其在結腸兩轉圜銳角處,亦即肝叢區及脾叢區,積氣體而脹滿,行常傴,全然無力甚則兩臂不舉,舌燥善太息者屬精神性,本條的症候都屬神經性,無力感多半由於腦中缺O_2、缺醣,故病人喜吃甜物,無形中想多進醣類,以做補救也。

> 肝中寒者,胸中痛,不得轉側,食則吐而汗出也。

肝中寒,非也。胸中痛是緊張關係,一般屬於疝氣痛,痛則病人非常緊張,背部肌肉緊緊收縮,可知其病因緊張而加劇。劇痛,食下即吐出是不能進食,病劇出冷汗屬神經性緊張的冷汗。

> 肝死脈,浮之弱,按之如索不來,或曲如蛇行者死。

中醫之謂肝非真正的肝,乃是神經精神緊張之症候群。人心理緊張則全身肌肉收縮,脈搏之處的肌肉當然無法避免,蓋緊張之極,肌肉緊繃,脈浮之弱或按之如索不來,即使有脈為脈搏附近的小肌肉緊張收縮而曲如蛇行,前面已經講過,何以令如此緊張,必然有其他疾病方克致之,可以是肝病,

如肝硬化腹水等等，必須以心理體能等因素相當緊張為條件，其他疾病也可以致之，但非一定死，病情嚴重是理所當然。

　　肝著，其人常欲蹈其胸上，先未苦時，但欲飲熱，旋覆花湯
　　主之。
　　旋覆花湯方：
　　　旋覆花三兩即金沸草　葱十四莖　新絳少許
　　上三味，以水三升，煮取一升，頓服。

　　胸悶者，胸廓中無論為機能性或實質性阻塞都可致此。以手蹈胸，亦即手拳擊胸略能緩解。在未發作之先喜熱飲，熱飲可以刺激心臟，肺小血管循環略為改善，與自搥其胸機轉相仿。用葱莖促進心肺小血管循環，此即《傷寒論》白通湯的原則，旋覆花及新絳幫助橫膈膜的運動量及血流量，使之作為救濟，使病可瘥愈，也是一法。

　　心中風者，翕翕發熱不能起，心中飢，食即嘔吐。

　　不是心的問題，而是胃的問題。腸中有宿食，本來可以自然消化，若有外界侵犯，如傷風感染，則自然消化的力量因為干涉而低下，腸子中有積，胃的消化若未受影響則胃動量反而↑，蓋腸胃的動勢本來互為消長，前面已經述之旦旦。則心中飢，其實是胃中飢，食後自然緩解，但胃動量之↑，腸動量令↓，於是食傾即滿逆而吐。

　　心中寒者，其人若病，心如噉蒜狀，劇者，心痛徹背，背痛
　　徹心，譬如蟲注，其脈浮者，自吐乃愈。

　　此乃狹心症心肌梗塞之象，與前條述的胸痺如出一轍，由於硬要將之歸納分類為五行五臟之說，弄得一塌糊塗，用烏頭、赤石脂可能有效，或者枳實、薤白桂枝湯等，可作為參酌也。

　　心傷者，其人勞倦即頭面赤而下垂，心中痛而自煩，發熱，
　　當臍跳，其脈弦，此為心臟傷所致也。

此病本為肺呼吸量、肺活量不夠而缺氧，二氧化碳（CO_2）無形增加，故自煩發熱人勞倦下垂，清暑益氣湯之所以有效者，即針對此而發。小有勞倦則大汗出，頭面赤者，CO_2本會擴張血管，一如中風（cerebrovascular accident, CVA）後的發紺（cyanosis），是呼吸中樞受壓迫$O_2\downarrow$、$CO_2\uparrow$之嚴重而明顯的症狀，此處沒有如此嚴重，什麼「心臟傷所致也」講了半天，實在是五臟硬拼硬湊，害人匪淺也。神經緊張則當臍跳脈弦。

心死脈，浮之實如丸豆，按之益躁疾者死。

不單是脈必須配合其他症狀，自古只有脈沉實，沒有聽說過脈浮之實。此類脈搏簡單言之，實在是既大且硬，心臟起大量代償作用。「硬」與緊張之弦脈差不多，血管及附近肌肉均呈收縮狀態，按之如麻豆者，收縮脈管肌壁的現象，神經至緊張至極矣，但不一定是死證，尤其說是心死！或竟退一步言心將死，太武斷了，不足取。

邪哭使人魂魄不安者，血氣少也，少者屬於心，心氣虛者，其人則畏，合目欲眠，夢遠行而精神離散，魂魄妄行，陰氣衰者為癲，陽氣衰者為狂。

心神耗弱者，尤其以小孩及女性為多，經過極大的恐怖及刺激，往往易患精神病。「魂魄不安者，血氣少也」是想當然耳之詞，古人並無大腦神經等等觀念，只知道這類問題屬心、屬肝，粗看令人失望，但是現今精神問題知道並不單純。精神與肉體是連結為一體的，精神之不穩定，影響體能至巨，神經質（hysteria）患者，腦中皺裂（fissure）明顯減少，我們以前已經知道神經是像電線般的傳遞的，實則並非如此單純，由於有液態神經肽亦即神經荷爾蒙及酵素等等，產生各種轉化作用，其轉送及循環是隨體液及血液而定，而且在身體各部分都有，不一定局限在大腦，大腦不過指揮調節而已。正因為神經肽、神經荷爾蒙及酵素等等的作用在受容器上（recepter and synapse），而受容器是無處不在，又因為受容器隨時變化或多或少，視人體環境大腦刺激需要而定，所以中醫的所謂整體觀念，乃得有根據而成立。此

條種種形容字句，無非述及患者的心神不定而已，不正常至極點，乃發為痴為癲為狂，端視大腦中某某成分之過多過少分配大為不平均而發生。中藥的歸脾湯便是一個最原始的例子，以遠志、龍眼肉、酸棗仁等定神健腦，亦即以糖分輔之以鎮靜劑如人參、北五味子之流以奏其效。

脾中風，翕翕發熱，形如醉人，腹中煩重，目瞤瞤而短氣。

一連串的形容，並不足以證明是脾中風，也不一定是消化器官的症狀，在盛夏之季或夏秋之交發作轉多，大部分是因為出汗多而抗利尿激素（antidiuretic hormone, ADH）↑，人類的排泄作用主要是由腎臟排尿，皮膚是有部分功用，但與腎臟相比時，簡直是小巫見大巫，ADH↑則小便溲短而赤，身上水分的排泄↓，有積貯於體內的傾向，如果復受感染，則翕翕發熱。水分的增多，抑制免疫能力，使 reticuloendothelial system（RES）的作用力大為降低，發熱而汗多，熱度不高而熱勢纏綿不退，腦底血管約略呈浮腫，耳蝸管淋巴腺流量↓，分泌↑而暈頭轉向形如喝醉。疲勞因水分而恢復率↓，靜脈的回流轉趨衰弱，腸胃道呆滯（用藿香正氣散、甘露消毒丹可以緩解之），病人深苦腹滿煩重。目瞤瞤者，下視丘處水分調節不良，視力模糊。汗出太多，水分↑，則體力衰弱感覺胸悶而短氣，又基於表皮血管因發熱而擴張，心臟的循環負擔↑（靜脈回流↓心臟攝血量回收需大為費力），則短氣更為明顯，與脾中風沒有什麼直接關係，硬以五臟來分，使人讀之，可謂不倫不類，不知所云。

脾死脈，浮之大堅，按之如覆盃，潔潔狀如搖者死。

脈之浮大堅實者，按之如覆盃……，都是些形容字句，形容愈多愈令人不解，一如《瀕湖脈訣》、《脈經》等書一樣，愈描愈黑，甚為無聊。我們由其機轉可以推測，舉凡肝膽有病，尤其是膽囊結石、肝硬化或肝內結石，病人的恐懼感加上胃的動量↓，因 gastrokinase、cholecystokinase，胃腸的動量與肝膽的分泌具密切的正比關係，腸胃蠕動↓，脈搏乃行代償性的硬弦緊而大，此種病人大都面色黝暗，青黃不華，病不一定是死證，確也很難治。

趺陽脈浮而濇，浮則胃氣強，濇則小便數，浮濇相搏，大便則堅，其脾為約，麻子仁丸主之。

麻子仁丸方：

  麻子仁二升　芍藥半斤　大黃一斤去皮　枳實半斤　厚朴一尺去皮　杏仁一升去皮尖熬研作脂

上六味末之，煉蜜為丸，桐子大，飲服十丸，日三服，漸加之，以知為度。

  乾脆直截了當來講，大便則堅，麻子仁丸主之即可。大便硬而便不通暢就可以了，不必來上面這一套贅詞，愈說愈令人不解，要說明也並不難。趺陽脈本是候下焦血流的間之又間的間接方法，如今也不流行了。足背動脈弓的跳動，對骨盆腔的血流略有間接的測定度，骨盆腔的血流順利則脈浮，浮而帶濇則無非血流充沛，流量順利，脈管中血液飽滿，反而使血管的彈性↓則濇，在骨盆腔中呈如此現象，則大腸的吸收水分量大為增長，所以大便堅硬，麻子仁、杏仁屬油質劑以滋潤腸壁，厚朴、枳實一為興奮一為麻痺，兩者併用，乃使麻痺處以枳實興奮平滑肌，過度興奮乃至痙攣之處又以厚朴鎮靜之，雙管齊下以調節腸子蠕動，再加用大黃促進其蠕動，芍藥監制其痙攣，乃不折不扣的雙套治療法，處方相當漂亮。

  腎著之病，其人身體重，腰中冷，如坐水中，形如水狀反不渴，小便自利，飲食如故，病屬下焦，身勞汗出，久久得之，腰以下痛，腹重如帶五千錢，甘薑苓朮湯主之。

甘薑苓朮湯方：

  甘草　白朮各二兩　乾薑　茯苓各四兩

上四味以水五升，煮取三升，分溫三服，腰中即溫。

  中醫所說的腎，與真正的泌尿器官的腎可以說是毫無關係，中醫所說的只是一種症狀而已，不一定屬於腎，也可以部分屬於腎，中國醫學所以令人玄奧莫測者，完全是由於分子生物學的發達程度不夠，還有更重要的一點，便是大腦反射對人體器官各部的關係，現在仍未能澈底明瞭。巴庫氏的大腦

對人體體能上的反應關係已經找到了大腦皮質約略粗淺的部位，但是諸凡神經血管的調節，感覺對內臟的如何關連，雖然在努力研究中，條件仍是闕如，否則便可真相大白。此處所講的腎，全然非實質的腎臟器官，而是腰脊神經的反射，腰椎永遠支持人身的體重，一般角力及舉重等等激烈運動家，其腰脊椎及附近肌肉如髂腰肌、髂脛束、腹直肌等肌肉筋腱的強韌度遠勝於常人。腰脊機轉之不良，譬如女性更年期後，女性內分泌↓，則骨質闕如疏鬆，於是產生骨刺，腰椎呈壓扁狀或者呈略帶三角型狀，前緣較後緣在 X 光中見較為扁平，於是乃生症狀，腰痠背痛，身子感運動力↓而重，甚則感覺腰中冷如坐水中，形如水狀。反不渴，小便自利，飲食如故者，因為沒有真正的內臟病變（visceral），而有體肌上的病變（somatic），身勞汗出。衣裡冷濕者腰椎病變，肌肉無力，略有運動即力竭緊張而汗出，久之則腰以下感冷且痛，腹重如帶五千錢者，腰椎骨之不勝任重，如藥用乾薑興奮血管，白朮調節水分，仍嫌不夠，用茯苓配白朮調節水分及電解質，更配以甘草。方太簡單些，後世處方的完善遠勝過此方，但以此方為濫觴，在於能配合病變的處方關係，卻也清空如畫，可以做症方合參的模範。

　　腎死脈，浮之堅，按之亂如轉丸，益下入尺中者死。

　　新病脈弦硬至堅，是身體對病的反應至強，久病脈的強硬至堅，是病已經大進，體力已經不勝其侵犯緊張至極，乃生代償性的脈搏大而至堅，不需硬分心肝脾肺腎五臟立論，一般病說大都屬此，迨至真正末期，脈搏轉微弱而數行者，是心跳將竭，休克的前奏，臨命之傾也。

　　問曰：上焦寒，善噫，何謂也？師曰：上焦受中焦氣未和，
　　不能消穀，故能噫耳。下焦寒即遺溺失便，其氣不和，不能
　　自禁制，不須治，久則癒。

　　上消化道（upper gastrointestinal tract）的蠕動↓則胃及十二指腸處生滯留現象，如果遇到外界的冷簡稱或寒，則蠕動突然增加，本來胃中停留的食物，脹氣或已發酵等氣體，則下行不及便向上走乃成噫氣，下焦寒則腹部尤

其少腹受涼而蠕動↑，在一切未能協調情況之下，蠕動突然因受寒而↑，蠕動的↑需骨盆中脊髓的下腰椎神經及尾椎骨神經的興奮度↑，方能生此類現象，於是牽引連帶小便失禁，大便失止，其氣不和的真相如此，迨其協調完成，自然全愈，無須加以治療，除非真正有阻塞，那就又宜別論了。

　　師曰：熱在上焦者，因欬為肺痿，熱在中焦者則為堅，熱在下焦者則尿血，亦令淋秘不通，大腸有寒者，多鶩溏，有熱者，便腸垢，小腸有寒者，其人下重便血，有熱者必痔。

　　上條略述其寒，此條大談寒熱做對仗文字，風寒感冒、鼻炎、副鼻竇炎、喉頭炎、支氣管炎均導致咳嗽，要醫者仔細去分辨，絕非寥寥數語即可交卸，咳則鼻腔、鼻竇、喉頭等上氣道黏膜充血，恆苦分泌多而呈黏膜面的灼熱，故傷風者，鼻中恆興有熱如火焚之感，於是稱熱在上焦，中焦熱是胃及十二指腸呆滯，胃酸分泌或多或少，乃至胃及下食道賁門處一如飢餓時產生的灼熱感一般，實則是胃酸侵犯刺激其所在的黏膜而發生的感覺，胃擴張則按之濡或按之緊，絕非胃中飽脹所致，乃是腹壁或心窩下肌肉腹直肌或肋間下端的肌肉鬆弛或緊張而定。尿血原因很多，不一定有熱感，須就泌尿器官的條件而定，淋秘不通有尿路炎、尿路結石、攝護腺肥大等等病變條件，單一個熱字不足道其變化。大腸有寒，多便溏者是腸子吸收水分能力↓，因為腸的蠕動↑之故。有熱是結腸發生炎症，一般痢疾見之最多，腸壁黏膜隨之而下。小腸有寒者實在不通，便血有便血的條件。痔乃直腸靜脈曲張之故，但考其為什麼靜脈會曲張，實在多為腹腔壓力↑之故，為什麼壓力會↑，原因很多，只能見病屬何種條件計，方能立論，不可一概而論也，所以做醫生最重要的書本，實在是病人及病變，並非是醫書，醫書不過參考明理而已，如果不明其理，一味捧書死背，不見其功，反而愈讀愈糟，書必須配合病，否則全然失敗，故有云：「治十年之病，無可讀之書，讀十年之書，無可治之病」。病人的病是千變萬化，若有一個病剛好完全符合你書上所言之病，那運氣太好了，醫書浩如煙海，如果要死背，倒是醫生未做人先死。為什麼是背書背死的，成了出師未捷身先死了？讀醫是一樁愉快的事，如今成了專門整人、

電人的工具了，令人望之而卻步，一般歷史上偉大人物起先都有學醫的事實，後來都棄醫而不就，良有以也，醫學教育家，不妨作為參考。達爾文、但丁、達文西起先都興致勃勃去讀醫，最後無不灰頭土臉改就別行，反而成不朽功名，現在電腦發展至磁碟上可以記上千萬個記憶，大大地減輕了人類大腦工作的負擔，例如：計算及記憶。人類更有很多思考、研究、發展等等層次的工作可做，何必斤斤於記憶！

> 問曰：病有積，有聚，有穀氣，何謂也？師曰：積者，臟病也，終不移。聚者，腑病也，發作有時，輾轉痛移，為可治。
> 穀氣者，脇下痛，按之則愈，復發為穀氣。

頭部和胸部都有骨骼外包，不是按和摸可以體認的，按之可見者惟有腹部的腹壁是肌肉構成的，可以按之而做診斷。按之而不動的有肝臟、脾臟的腫大及其他腹腔中的腫瘤，女性骨盆腔和性器如子宮、卵巢的腫瘤，或者腸子發炎，炎性滲透物導致黏連，尤其結核性的腹膜炎等等，當然都是較為難治，甚至是不治之症。按而動者，是腸子蠕動不良，時常脹氣牽引而痛，也有腫瘤，但體積不大，不易察覺，蠕動至不正常處，不管其不正常是實質的或者是機能的，時時在不同各處發作，按之而能動，情況都較前者為輕。如果脇下痛，那是更為簡單、輕微的病了，無非是大腸在肝叢及脾叢的彎曲處或銳角，一般性物質及氣體在腸腔內因通道的彎曲較為不易通過而滯留生脹氣現象，按之使氣體快速通過而呈排氣現象，稱穀氣，是輕之又輕的症狀。以積聚、癥瘕、穀氣等名字形容之，以測病的深淺輕重，以現代眼光看來，當然是非常原始和粗淺了。

> 諸積大法，脈來細而附骨者，積也。微出寸口，積在喉中；關上，積在臍旁；上關上，積在心下；微下關，積在少腹；尺中，積在氣衝。脈出左，積在左；脈出右，積在右；脈兩出，積在中央。各以其部處之。

平心而論，脈之為物，實在是虛無飄渺，不可捉摸，如果脫離了病症而

單論脈,根本沒有多大意義。一個人一天之內脈象有好大變化,舌苔也是如此。除了一般循環時論到脈之外,尚有進者,乃是脈對病的形成,以心因性,也即病人的心理因素影響最多。以前西洋醫學絕對不承認心理對生理的關係,如今為情勢所逼,事實證明（psychosomatic relation）心因性及體能性確定有其不可磨滅的關係。神經因精神緊張而受抑制則大腦對心臟的搏動量能明顯地發生影響,脈搏見沉細,按之正得,須要重按至骨所謂附骨乃見。此處的積與前一條的積又不同,是指病灶的一定所在而言,寸口積在胸中,人體的感應,愈在上部愈見明顯而靈敏,所以外科的開刀,醫生愈是向上開的,愈是高明,例如頭部較開胸部手術要複雜而高明,開胸的又較開腹部手術的為精細而小心,所以對屬於上焦,也即身體上半截的病症,如果大腦緊張則神經往往呈受抑制情況,一般局限性的病造成慢性時,由於反射能力漸漸不足而易衰弱,也即是「積」,積的意思表示漸漸積之而成的慢性病,則脈搏更顯得非常微弱。微出寸口積在喉中,則不必斤斤計較如此之細,因為候脈不過是一個大概,一定要在大概中求其精義,反而得不償失,一如量子力學的測不準定律（principle of uncertainty）愈至愈極細之時,只能舉其大概,無法真正確定是同樣的意思,要得一定會如何云云,那是苛求了,毫無意義。關上積在臍旁,我們已經講過,脈有兩種關聯,一為心因性的大腦變化,占脈的重要性的百分之七十,一為真正的心臟搏動循環勢,其重要性只占百分之二、三十,西醫常笑中醫的候脈,實在不明其真相,西醫所說的脈不過跳動而已,中醫的候脈其意義遠超過西醫的想像,在人體上愈是往下走,愈離開真正的心臟循環為遠,所以愈往下焦走,則非但大腦精神狀態的緊張和抑止,更加上了循環動量勢的↓,所以尺中脈因循環不足,乃求心性標準,乃見沉細之極,其實在尺中脈沉細時,關及寸的脈搏同樣也是沉細,絕不可能尺中獨細而寸關反而旺盛,唯一的可能是寸關之血流,因尺之上升力↓,而呈凝聚,或則見濇或則見結。總之,脈之為物,以之參考則可,以之斷病,則絕對不可,至於說脈出左……各以其部處之,大概而已,並不一定,古書所說各不相同,本來醫學頗為繁複,即使現代醫學號稱科學,每個實驗的數據結

果也各不相同。因之就其大概而言，對外感方面如先感染喉頭，嗣後胸腔再腹腔，感染途徑沿靜脈及淋巴腺而一往下降，其說可通，但感染的脈應說浮數，如果見有沉微附骨的脈，可見必有宿病，謂之積，吳鞠通以上、中、下三焦之論，實以此為出發點。宿積者，併發症和慢性病也。

痰飲咳嗽脈證并治第十二

問曰：夫飲有四，何謂也？師曰：有痰飲，有懸飲，有溢飲，有支飲。問曰：四飲何以為異？師曰：其人素盛今瘦，水走腸間，瀝瀝有聲，謂之痰飲；飲後水流脅下，欬唾引痛，謂之懸飲；飲水流行，歸於四肢，當汗出而不汗出，身體疼重，謂之溢飲；欬逆倚息不得臥，其形如腫，謂之支飲。

我們曾經再三強調中西醫病名表的不妥當，古今名字統一的不高明，因為病情隨生活環境、人體營養、地區氣候的不同而不同，絕對無法做名詞對照表，兩種病也絕對無法相同，名字本身並沒有多大意義，具有深意者乃名詞在定名之先的實質事實及其機轉最為重要。例如此處古人所強調者，現在看來没什麼意義，而現代醫學所著重者，古人根本作夢也想不到，豈能削足適履，曲為辯護？非但不足以衛護古人，反而成為名教罪人，間接地厚誣古人了。

中醫以正常的體液流暢稱津液，不正常的溢出分泌物，濃而厚者稱痰，稀薄者稱飲，痰飲甚至用之在關節炎的分泌物，與一般俗稱的痰是不同的。一般人對「痰」的印象是由喉頭氣管出來的，飲是胃中的分泌物，然而中醫則一概稱之為痰飲。本條所引飲的原因及其所強調的分辨法，就現代目光觀之，已經没有多大意義。

其人素盛今瘦，肥胖的人，腹部膨大，不拘是任何原因，無論是減肥，或竟糖尿病等等，逐漸變瘦時，則腹部也漸漸變平坦，不若以前之膨然隆起。

我們知道，腸子本來一天到晚在蠕動，以聽診器置腹壁上聽，每五至十秒的間隔都有腸子蠕動，腸腔內水分行走瀝瀝之聲，肥胖的人，在體積方面講，肚子當然較瘦的人為大，但在有效容積來講，則瘦人腹腔空間反較胖子為大，因為胖人腹部脂肪堆積，使容納內臟的有效容積反而因脂肪的擠壓而變小。如今既然由胖變瘦，腸子的運動及其有效容積之變大，更使腸子動量↑而瀝瀝之聲不絕，是理所當然。飲後水流脅下是沒有這回事，原因是肋膜腔積水，刺激肺呼吸而咳嗽，因而咳唾引痛，謂之懸飲。「飲水流行，歸於四肢」是想當然的說法，絕無此理，無非是心臟負擔重而搏動力↓，末梢四肢離心臟較遠，循環略為變挫，四肢浮腫，身體疼重，想汗出而不汗出，此類皮下積水，多半為心肺有問題，麻桂五皮飲是參考正用方，與汗出而不出無關，汗出不過是用藥的結果，並非一定要汗出。咳逆倚息不得臥顯然是心臟的心包膜積水，或竟肺積水之呼吸困難，如果採及坐倚之勢，則腹腔的內臟下降，不致上頂橫膈膜，可以略為緩解些。其形如腫，心肺積水呼吸↓，循環↓，全身如腫，則幾乎已近末期，謂之支飲。徒以名字冠之，無甚深意，以機轉解釋之則頭頭是道。

> 水在心，心下堅築，短氣惡水不欲飲。水在肺，吐涎沫，欲飲水。水在脾，少氣身重。水在肝，脇下支滿，嚏而痛。水在腎，心下悸。

本條仿《內經》硬以五臟做論引，其實機轉完全不同。水在心，不一定在心，不過在所謂心窩的部分，一般稱之為心下，其實是胃所占的部分。心下堅並不是胃脹滿，也不是胃附近的臟器例如心包膜等等積水所致，必須配合了神經緊張，更影響到上腹部的肌肉緊張方見有心下堅築。短氣除了內臟病變之外，神經性緊張也不能排除。惡水不欲飲，大部分是由於胃脹滿，兼有在心肺附近的水分調節中樞受影響，故常見胸悶、飽脹、不思飲水。

「水在肺，吐涎沫」是肺的病變。肺炎，肺積水的確使人非常口渴，由於水分調節的不平均，分泌物↑之巨，水分滯積，乃致使本應分泌的唾液↓。肺積水則肺呼吸量 O_2↓，則 CO_2↑，極欲使 CO_2 排除使酸度↓，則水分喪失

多，口中因酸性（acidity）↑而大煩渴。

「水在脾，少氣身重」是全身水分有滯留在體表肌肉的血管肌肉所產生的現象，肌肉動力↓。中樞系統水分↓則感到心跳↑少氣。夏令感冒發熱此種現象見之最多，只能泛泛而指水分之調節↓而已，不一定是積水。

「水在肝，脅下支滿，嚏而痛」，這倒有些像積水現象，在肋膜積水時，有如此現象（中醫以季肋部為肝，故云肝積水），都屬肋膜炎，炎症的壓力則嚏而痛，更可能因感染而咳，則咳何嘗不痛？

「水在腎，心下悸」，心跳不正常是腎上腺素分泌之不正常，或↑或↓均能使人心下悸。因水分在腹腔中積聚，心下悸的現象更為明顯。

> 夫心下有留飲，其人背寒冷如掌大。留飲者，痛引缺盆，欬嗽則轉甚，胸中有留飲，其人短氣而渴，四肢歷節痛。脈沉者有留飲。

飲與水只是聚水之程度不同而已，飲的範圍程度較水為少，就實際情形而言，如果血管擴張，則血管內密度較少，也即較稀薄的體液如血漿蛋白，本來附著在血管內壁而運行，一旦有變，自然溢出，唯其溢出之物雖為液體，但生物化學的變化上，並不完全相同。如單因壓力關係而溢出者，則密度↓而稀薄，若由於炎症而滲出之炎性分泌物，因會有膿液是白血球及纖維素等所構成，則密度↑而稠黏。前者稱為 transudate，後者稱 exudate，性質全然不同，前者有時反而流轉，後者非但不流轉，更反吸收外界之液體，使水分更不平均，乃呈發病處分泌量↑，不病處的水分因其使水分集中在病灶處而更感缺乏水分。例如腹水積至某一程度，腹中水分因積貯而膨脹，其他如皮膚、眼睛、鼻腔的因積水而生十分乾燥，如果就病之輕微的癬疥小疾，例如香港腳，我們可見患處水分溢出而惡臭，但在患處邊緣的皮膚則非常乾燥乃至龜裂，皮膚因而蠹立，可以用手輕輕剝去。凡是有飲或者有水之處，血管血行循環必然↓。留飲不致於積飲積水，心下會留飲是泛泛一句話，在十二指腸處的發生潰瘍，或胰臟、膽囊有問題，恆在背部產生反射痛

（reflex pain）。胃腸心肺等臟器的運動，大半全採脊髓前角神經支配，感覺都由脊髓的知覺神經支配，更加上了自律神經的調節作用，乃致前面內臟所有的病痛，除了直接由前面的腹壁生反射之後，背部受影響而反射者也復不少。針灸所以有效，尤其針都取背部及四肢的穴道，原因在此。其人背寒冷如掌大，全為神經反射關係。留飲者脅下痛引缺盆，咳嗽轉甚是水分積於胸脅部，都是肋膜炎的象徵，病人因痛而不敢咳嗽，水分積之愈多，別處顯然缺水，故因水之阻而短氣，因水之積而多渴。四肢歷節痛是尿酸的積聚於關節之故。痛而脈沉，非脈沉而痛，是神經肽的分泌，前面已經講過，茲不復贅，如非留飲而病嗣後緩解，則由緊張而進入平和期必然出汗，出汗乃結果，並非一定發汗可愈，古人因果倒置矣。

> 膈上病，痰滿喘咳吐，發則寒熱背痛，腰痛目泣自出，其人振振身瞤劇，必有伏飲。

痰滿喘咳這四個字早就斷定了是胸膈中的病，寒熱背痛腰痛立刻可知道是感染，目泣自出，其人振振身瞤則可知腦底在視神經交叉處（optic chiasma）的水分中樞受影響，身瞤動是耳喎前庭平衡系統，因耳蝸內淋巴腺之問題，多半是水分↑，必有伏飲是八九不離十，用真武湯加減，兼用消炎祛水劑，伏飲因之可去。不必講什麼留飲、伏飲。水分平衡處↓，水分↑而已。

> 夫病人飲水多，必暴喘滿，凡食少飲多，水停心下，甚者則悸，微者短氣，脈雙弦者，寒也，皆大下後裏虛，脈偏弦者，飲也。

水分分布不平均積聚處，如果不加清除，水分會漸漸增加，非積水一句單純話可以交待，個中不少生化關係隨時在變化分泌中。纖維素及白血球都在↑則使淋巴腺阻塞，而仍通外界之淋巴腺及血管又源源注入其病灶區，乃使別處應該有水分滋潤之區反而↓，則病人尤其在口腔中水分↓。肺司呼吸，若水分積聚，呼吸量↓、CO_2↑，必然感渴，蓋血中酸度同 CO_2↑而增多乃大

煩渴，則飲水多。水分積而不散，必暴喘滿可以預見。乃成了食少胃中積水則食少。水停滯在腸胃道，腸胃道蠕動↓，橫膈膜升降甚受阻礙則感短氣。若積水↑則應心跳而潤動則感心悸。脈之所以弦是血管搏動緊張，乃出現病理性的反射，欲體循環動力↑，使水分由微血管運行重覆帶入循環而去其積貯也。所謂寒，因水分之積，要使之解除，非興奮循環運行不可，中醫一般都用興奮循環及代謝劑，稱之為熱藥，如薑、茰、附、桂都屬此類，次則蒼朮、澤瀉等做相應動力↑而使水分調節，疏利運行之劑，中醫稱之為熱藥以袪寒。此類情形，如屬急性及暫時一過性者，當然先使體力代謝↓，水分分布紊亂所致，唯一的原因能突變致此者，唯涼下一途。目前濫用抗生素者，情形也相同，但情況較輕。脈偏弦者，一般脈弦均為緊張，緊張情況條件各不相同，但在此處各各條件之下，自然非歸屬於飲不可。

　　肺飲不弦，但苦喘短氣，支飲亦喘而不能臥，加短氣，其脈平也。

　　所以單憑脈論症，乃是天大的笑話，醫聖張仲景也根本以肺為參考是此處的鐵證。上條說脈弦有飲，此條又一反前說有飲脈不必弦。所以最最重要者，莫如凡病必明其因。脈之所以弦，一言貫之是心因性或稱心理性的大腦表現緊張。凡緊張脈必弦。前條所說的是突發性的病人，心理必然大為緊張，即使病人說不緊張，其實絕對是緊張，不過病人自己不知覺而已。此處的肺飲不弦，支飲不弦者，肺中及心包囊積水必然漸漸而積，若突然暴積，一如腸胃道那樣，必然身體反射窮於應付，則立刻來不及反射救劑而死亡；既是積之以極緩極漸，神經緊張度絕對不如前條之激烈，乃非常緩和，是故無由產生緊張，脈不須必弦。

　　病痰飲者，當以溫藥和之。

　　前幾條已經論述非常清楚了，此條不言自喻。

　　心下有痰飲，胸脇支滿，目眩，苓桂朮甘湯主之。
　　苓桂朮甘湯方：

茯苓　桂枝　白朮各三兩　甘草二兩
　　上四味，以水六升，煮取三升，分溫三服，小便則利。

　　心下有飲，前面已經敘述過，實則是胃中積水，除此之外，支氣管發病痰很多，經過神經反射，也有此種現象。原則以胃腸為主，肺支氣管為副。用調節水分之茯苓，因茯苓含有多種電解質，當然可以用做調節水分藥，但是力量有限；再加白朮，白朮對腸、胃水分運行又有很大的幫助，配合茯苓，則茯苓、白朮是古代處方的始祖，對痰飲胸脅支滿只能做到不使變化成嚴重的程度。除了去胃中水分亦即分泌液↑之外，肺氣管束的分泌又何嘗不可以使之↓，原因是茯苓、白朮相配，本來即可調節全身分泌液使之正常的功能，然而要去除多餘的分泌，必須擴張微小血管以增加其運行量，所以加桂枝，更加甘草使一般有病的緊張狀態緩和，凡有病，必有不正常，有不正常之原因必然失調而緊張，自屬無可避免。用藥的原則是非常完整，但是用藥的方劑似乎略嫌簡單些，本是古方可見其端倪，亦從而再定其他方，或竟創方原無不可，此類古方不過示範而已。

　　夫短氣有微飲，當從小便去之，苓桂朮甘湯主之，腎氣丸亦主之。
　　苓桂朮甘湯方見上。
　　腎氣丸方，見婦人雜病。

　　微飲之所以短氣，前面已經講過是腹腔中胃腸道分泌↑運行不利，苓桂朮甘湯可以治之，八味丸因對腎臟性的血管有效，亦能使之分利，水分因分利而得平衡，腸胃運行自能規正。

　　病者脈伏，其人欲自利，利反快，雖利，心下續堅滿，此為留飲欲去故也，甘遂半夏湯主之。
　　甘遂半夏湯方：
　　　甘遂大者三枚　半夏十二枚以水一升煮取半升去渣　芍藥五枚　甘草如指大一枚炙

上四味,以水二升,煎取半升,去渣,以蜜半升和藥汁煎取
八合,頓服之。

　　精神、神經緊張至極,使表皮血管全部收縮而血流通入中樞,胃腸道分泌↑則自利,利後當然略呈緩解,就普通情況而言,舉凡緊張至極在恢復平靜時應該出汗而非下利,利反快則知緊張至極,因體內有水分蘊積,神經不由汗出而緩解,反使致下利而緩解,因為本來有留飲,如今血流往中樞聚集,血管擴張,血流量↑,血液搏動力↑,飲不得不由下瀉而去之,故稱利反快。但逞快一時之後,心下又繼續堅滿,可知仍有飲及水分積於病灶處,此類病灶多半屬腸胃,其次也有在肋膜胸腔中者,用甘遂猛下其水,防其副作用相當大,以芍藥、甘草緩和其痙攣,以半夏不使其交感神經↑興奮,蓋交感神經↑則痙攣加強,水不能出。此方劑簡單,卻是珠聯璧合,相當精彩。

脈浮而細滑傷飲,脈弦數有寒飲,冬夏難治,脈沉而弦者懸
飲內痛,病懸飲者,十棗湯主之。
十棗湯方:
　芫花熬　甘遂　大戟各等分
上三味,搗篩,以水一升五合,先取肥大棗十枚,取八合去
滓,納藥末,強人服一錢匕,羸人服半錢匕,平旦溫服之,
不下者,明日更加半錢匕,得快利後糜粥自養。

　　脈之變化本由病而變,捨症而單論脈,絕對沒有好處,病的機轉隨時而變,則脈隨之而變,並非一定的脈是一定的病。我們不惜旦旦申論之,應該已經有共識,由於有多餘的水分或痰無法排泄使之外出,尤其在胸腔中往往影響心臟搏動及血流循環,因受飲即分泌物過多的抑制,脈呈細。如果血管中充滿血液及體液則脈因飽滿而呈濇或弦,如果血管如平常而有阻塞,此種阻絕來自血管的外界,則脈受制而細滑。偶見脈浮者精神緊張,脈搏浮而數,浮數二字本是二位一體的形容詞,脈數是飲在內也即水或分泌過多的積聚之脈,若帶緊弦,弦緊二字也是二位一體相同的形容詞,是精神緊張,內在環

境產生 stress 和 strain 之脈。所謂寒飲者，毛細血管無法推動將飲吸收，若在冬天表皮血管收縮，按例應該使之推動，但冬天腎上腺分泌↑，緊張度↑，痙攣度↑，飲因而阻滯。若在夏天則血流外散，代謝雖高，血流動量無法集中，也不能使之推動而散去。

如果有飲而痛，則多半是胸膜腔的積水，由於痛之神經肽（neuropeptide）中的緩激肽（bradykinin）↑，脈呈慢因而感沉，但積水及分泌過多必呈stress，則脈帶弦，胸膜腔積水都屬肋膜炎，病人恆感痛甚則不敢呼吸或咳嗽。要去其水芫花、甘遂、大戟，藥味是愈來愈猛，十棗湯之主要角色是大棗而非屬前三味的利水劑，因利水劑不過是幫助水之下瀉，真正的機轉是為什麼會積水，所謂病不是只在表面上下功夫，如此太局限了，非獨只得趁快於一時，有時連一時趁快亦不可得，而且後必有災。追本溯源，應該是微血管血液流行有變化，血液流量的變化，實則是血液內部化學成分有變化，大棗對血液成分的改善諸如血小板的改變，紅血球的轉氧、轉醣問題上，都有改善。血流內成分正常，血流自然通暢，復加利水之劑，當可於庶幾。真正的手段是由滲透壓改變而改善，滲透壓的條件在於膜性電位差的變化，所以用在胸水，腹水有效，如果卵巢囊腫以及其他囊腫，則囊膜的膜性電荷與腹膜胸膜全然不相同，如果亂用十棗湯非但水不能退，反而使水更進入囊泡內而大腫特腫，可知不明病的條件，率爾處方，只有殺人而已。

病溢飲者，當發其汗，大青龍主之，小青龍湯亦主之。
大青龍湯方：
　麻黃六兩　桂枝　甘草各二兩　生薑三兩　杏仁四十個
　大棗十二枚　石膏如雞子大一枚
上七味，以水九升煮麻黃，減二升，去上沫，內諸藥，煮取三升，去滓，溫服一升，取微似汗。汗多者，溫粉撲之。
小青龍湯方：
　麻黃去節　芍藥　乾薑　甘草炙　細辛　桂枝各三兩　五味子　半夏各半升

上八味,以水一升,先煮麻黃,減二升,去上沫,內諸藥,煮取三升,去滓,溫服一升。

所謂溢飲實則是一般普通的關節炎,絕非免疫發生問題的類風濕關節炎,更非老年女性荷爾蒙退化性關節炎,也不是強直性的脊髓炎,以上所提之種種病症,遠較一般普通關節炎為嚴重及複雜,大小青龍湯亦不足以治此類病,能治的只是普通性關節炎,多半屬於營養不良,代謝較為低落的落後地區所患,但是古時候此類病特別多,西藥的阿斯匹靈(aspirin)可以治之,但不及青龍湯完備妥善。以麻黃桂枝促進體表循環,由是而使代謝↑。大青龍湯的甘草、生薑、小青龍湯的乾薑、甘草,都是為了升高代謝,促進血流的輔助劑。大青龍湯的用杏仁、石膏、大棗是以舒解關節緊張疼痛而設。小青龍湯的細辛、北五味子、芍藥、法半夏是應付體內積飲尤其是氣管分泌過多痰液而設。半夏祛痰,細辛具麻醉作用,故也可以使大青龍湯對關節的鎮痛有效。五味子、芍藥興奮神經以制痙攣。故大青龍湯是以體表肌肉關節為主,小青龍湯是以內在性的水分分泌不平均而設,各有千秋,也各有相同的可治之處。

膈間支飲,其人喘滿,心下痞堅,面色黧黑,其脈沉緊,得之數十日,醫吐下之不癒,木防己湯主之。虛者即癒,實者三日復發,復與不癒者,宜木防己湯去石膏加茯苓芒硝湯主之。

木防己湯方:

　木防己　桂枝各三兩　人參四兩　石膏如雞子大二枚

上四味,以水六升,煎取二升,分溫再服。

木防己湯去石膏加茯苓芒硝湯方:

　木防己　桂枝各三兩　茯苓四兩　人參四兩　芒硝三合

上五味,以水六升,煮取二升,去滓,內芒硝再微煎,分溫再服,微利則癒。

胸腔中積水無論是肋膜或心包膜的積水，在胸腔中占去部分空間，而水又有壓力阻礙了心臟的跳動和肺臟的呼吸，如此則其人喘滿，可不言而喻。非獨是胸腔中有物滿占，更是由於積水呼吸困難，產生邊區反應的緊張，影響了脊髓，乃使胸壁及上腹壁的肌肉因緊張而致痙攣性強直，於是乎心下痞堅。水積時久，面目之變黧黑有兩種條件：第一種是積水難免影響代謝，肝為代謝的大本營，如此在肝受影響時，女性荷爾蒙即無法破壞，女性荷爾蒙能使人面目變黑，由於肝臟不能使之破壞，產生平衡效益之故，本來一般下等生物如青蛙、變色龍也即蜥蜴都能隨環境而變顏色，人類是高等動物，結構複雜，都不易變色。面目黧黑除此之外更有第二個條件：積水必然使抗利尿激素（antidiuretic hormone, ADH）的分泌↑，此種內分泌的原始出處 tropical hormone 在大腦下垂體的後葉，而黑色素的分泌也在腦下垂體的後葉。ADH↑難免波及黑質（melanine）的分泌↑，於是面目黧黑，其脈因心搏受阻而沉，亦因受阻兼神經緊張而弦。得之數十日可知其病已經相當久，此類積水絕非單純的用吐下藥能愈，木防己湯之木防己大力使水分因用藥後滲透壓改變使之排除，由於病已久，身體的反應↓，則用人參以補實則興奮之，再以桂枝擴張血管以幫助血流之循環，排卻水分，石膏以之調節水分，本來便可改善（無法使之全愈，此類心包積水，肋膜積水原因很多，《金匱要略》所提無非是最簡單易治的），若改善後又再發，則不得不考慮石膏的具有抑制脊髓神經興奮之故了，故去石膏，加增加膜性滲透的芒硝及配合調節電解質的茯苓，以期收效。其實用柴胡桂薑湯、小青龍湯、喘四君子湯配合五皮飲都可在考慮之列，甚則真武湯也可不例外。

　　心下有支飲，其人苦冒眩，澤瀉湯主之。
　　澤瀉湯方：
　　　澤瀉五兩　　白朮二兩
　　上二味，以水二升，煮取一升，分溫再服。

　　病情與上條相比，要輕得多。其人苦冒眩，蓋冒眩之症，多半屬於水分蘊積，前面也經再三申述過，茲不復繞舌，去其水分即可。用澤瀉利水，白

尤燥濕。因為耳蝸迷路積水則眩暈，心下有支飲亦即上述胸腔積水。因心肺受影響，非獨眩暈，更加上了冒，冒者，病人感覺有氣上衝，好像心跳要往口中吐出之感覺，此乃心肺機能受阻之症象，是直接的；間接的，如果由胃腸影響，也可以致此，但感覺就更為輕微了。

　　支飲胸滿者，厚朴大黃湯主之。
　　厚朴大黃湯方：
　　　厚朴一尺　大黃六兩　枳實四枚
　　上三味，以水五升，煮取二升，分溫再服。

　　由上一條說明可知胃腸道條件積水的感應更為輕微，就機轉上論之，乃間接的，所以患者只感到有胸滿悶而已，乃用厚朴以鎮靜其運動神經，枳實以興奮胃腸平滑肌之壁，前者不使之生痙攣，後者興奮之使之加速排出，患其力量不夠，更加大黃促進蠕動以助排出水飲，水積之勢，處方相當精微。

　　支飲不得息，葶藶大棗瀉肺湯主之。
　　葶藶大棗瀉肺湯方，見肺癰。

　　支飲的範圍本來是一種症象，飲之所積可以範圍很廣，這裡乃是愈講愈突出了，支飲而不得息即呼吸困難，一定波及到肺，用葶藶瀉其肺積水，葶藶更能抑制氣管支中黏滯的痰液，尤其小兒患氣喘時，此類黏性極稠的痰，在氣管中令人生窒息感，得葶藶則緩解，苦葶藶力量較甜葶藶尤為峻悍，是瀉肺積水的厲劑，故以大棗緩和，大棗前面已有說明，除了和緩作用之外，對血液中的成分，具有肯定的正面改善作用。

　　嘔家本渴，渴為要解，今反不渴，心下有支飲故也，小半夏
　　湯主之。
　　小半夏湯方：
　　　半夏一升一本五錢　生薑半斤一本四錢
　　上二味，以水七升，煮取一升半，分溫再服。

嘔吐能致胃壁、食道、口腔等黏膜因吐而充血，因嘔吐後使胃中空虛，胃酸分泌↑、鈉離子（Na^+）↓，酸性升高，水分↓，必然地使人感到口渴，古時候張仲景已經見到有如此變化，實在非常了不起，所以稱渴為要解是嘔吐後必然的生理變化現象。如今反不渴推斷必有留飲，胃腸道積有水分尚未完全祛除，用小半夏湯的半夏，非時下藥舖所售的半夏，這種半夏已經炮製過，毒性雖然已經降低，效力同時也變得輕微，要去支飲留水，沒有如此力量，必須用生的方可，但生的有毒，則又必須慎重，再加生薑以祛飲，因生薑興奮胃神經而止嘔，同時協半夏以去水。

腹滿口舌乾燥，此腸間有水氣，己椒藶黃丸主之。
己椒藶黃丸方：
　防己　椒目　葶藶　大黃各一兩
上四味，末之，蜜丸，如梧子大，先食飲服一丸，日三服。
稍增，口中有清液，渴者加芒硝半兩。

以常情推斷，人體的水分，本來有其一定的容量及限度，如果某處積水多，則其他處必然水分不夠分配而感乾燥，我們已經再三申述過，但是前條為什麼有水分而不渴，豈非所設自相矛盾乎？卻也不是，其渴與不渴，端賴調節水分的神經中樞反射與否做決定，胃中有留飲都不致於渴，除非水分過多使胃中灌滿，胃收縮受壓制，如游泳者溺水被救起時則非常之渴，如將胃中的水全部壓出則口腔中唾液分泌恢復即不會渴。口渴者以腸中積水為多，腹滿口舌乾燥，腸間有水氣，自屬準確。用防己利其水，椒目使腸間膜血管擴張，以吸收分泌物，更能抑止分泌外溢，葶藶、大黃配合大祛其水，水去則口中分泌正常，自然恢復，至於用芒硝無非是調節電解質，使腸間之水分滲透至腸腔，然後看葶藶、大黃之力，一法而解。己椒藶黃丸藥力相當之猛，用湯劑則過猶不及，不如以丸藥做緩發之。

卒嘔吐，心下痞，膈間有水，眩悸者，小半夏加茯苓湯主之。
小半夏加茯苓湯方：

半夏一升　生薑半升　茯苓四兩
　　上三味，以水七升，煮取一升五合，分溫再服。

　此方與前述之小半夏湯無甚上下，唯有加茯苓一味對電解質略做調節。心下痞，膈間有水大致相差不多。

　　假令瘦人臍下有悸，吐涎沫而顛眩，此水也，五苓散主之。
　　五苓散方：
　　澤瀉一兩六銖　豬苓　茯苓　白朮各十八銖　桂枝半兩
　　上五味，為末，白飲服方寸七，日三服，多服煖水，汗出愈。

　瘦人在臍下的部位是正當大動脈至兩股之間的分歧處，此處血流量直下至下焦骨盆腔兼分利至兩股兩腿，流量極大。瘦人平臥時，如用手按之，本來即感覺出臍下大動脈之跳動，肥人因腹部脂肪堆積，故難於察覺。假如瘦人腹部腸間有水分則臍下大動脈分歧處的動脈壓無形中↑，正像用手捫按相同。唯前者為自發性的積水，後者是用手按的，結果雖同而原因不同，臍下築築然有悸。涎沫之所以多乃骨盆腔受壓制，副交感性興奮度↑。而顛眩者水分↑，腦底水分也↑，在視神經交叉處有水分感應樞鈕，如水分致壓力↑則顛眩。五苓散之以澤瀉、豬苓分利水分，以茯苓調節電解質，白朮調節腸間滲透壓，最重要者厥為桂枝擴張微細血管，分利其血行，動量既↑，水分自然消除。

　　欬家脈弦為有水，十棗湯主之。
　　十棗湯方，見上。

　舉凡咳嗽，神經必然因咳而緊張，緊與弦兩字之描述本屬差不多，不能單以脈之弦緊與否以辨有水、無水，如此太危險了，必須有其他佐證，所以不覆述者，蓋前面幾條已講得過多了，後面即從略之。並非脈之弦，立即斷為水而用十棗湯。

　　夫有支飲家，欬煩胸中痛者，不卒死。至一百日或一歲宜以

十棗湯。

支飲本為胸腔積水，肺因受水分之刺激而咳，不拘是肋膜積水或心包膜之積水，則水有壓力↑，O_2 之不足則煩；壓力↑牽引而痛，如果心肺無真正的實質病，仍然不一定死。延時相當久，以十棗湯瀉其水也未始不是一法，但須視情形而定，若病久而身體衰弱者居多，又當別議。所以用十棗湯在慢性病延時過久者，幾乎很少有機會可用之，木防己湯加減較為正著。

久欬數歲，其脈弱者可治，實大數者死。其虛者必苦冒，其
人本有支飲在胸中故也，治屬飲家。

凡病久必然體力耗損，一切均見不足之症狀，例如代謝低落、心搏量不足、脈呈以弱遲等，人無精力，這是不言而喻的。久咳則鮮有不涉及臟器生實質性變化的，例如肺氣腫、肺支氣管擴張，即使如此，脈象依然是向衰弱的方向走，如果突變為實大數等強勢脈時，是由肺而傳播及心臟。強勢脈是人體極度反射的象徵，肺鬱血，心臟擴大的初期常見之，愈後不良，故曰死。其虛者必冒，心臟搏動過速，肺的呼吸不及，患者感覺有氣上衝稱冒，我們如果經激烈運動後，如非運動家，必然眼前金星直冒，人感欲嘔吐狀，心跳極快，此即冒的真象。胸中有支飲是胸腹中積水，無論是何種積水，必然影響心臟搏動，因為水有體積更有壓力，尤其有一點常為人所忽略的是，水的積聚是血管滲透壓↑，細胞分泌↑，真正的原因全歸於微絲血管的流量受阻，若循環力↑，血管擴張而通暢，則水自然而然自動清除。

欬逆倚息不得臥，小青龍湯主之。
小青龍湯方，見上。

咳逆倚息不得臥是肺呼吸量不足，如果臥平，橫膈膜因臥平而上頂，因為橫膈膜下腹腔中的臟器亦持平行狀況，呼吸便更受阻礙，所以病人以倚坐狀態自救，因感較為舒適，原因無非在於肺的呼吸量不足，支氣管中大量分泌痰液，或者肺中積水侵及肺氣泡，如大葉性肺炎（lobar pneumonia）都屬此類病變，唯一的辦法，就是按照上一條之凡例，用乾薑、甘草擴張推動肺

及毛細血管，芍藥抑止氣管痙攣，五味子強心及鎮靜大腦，細辛略帶麻醉，助五味子使鎮靜力↑，半夏抑制分泌，麻黃、桂枝大力推進肺循環，則停水可去而疾苦解除。

　　青龍湯下已，多唾口燥，寸脈沉，尺脈微，手足厥逆，氣從小腹上衝胸咽，手足痺，其面翕熱如醉狀，因復下流陰股，小便難，時復冒者，與茯苓桂枝五味甘草湯治其氣衝。
茯桂五味甘草湯方：
　　桂枝　　茯苓各四兩　　五味子半斤　　甘草炙三兩
上四味，以水八升，煮取三升，去滓，分溫三服。

　　小青龍湯藥力相當峻猛，而用之於調節藥效的監制劑只有五味、芍藥兩味，此方驅飲固然有效，但是興奮劑用得相當多。從方劑的內涵我們清晰可見，其去水的手段是先興奮神經與代謝，既而血流增加，血管擴張，達到循環↑水分吸收的效果，如果水積之久或範圍很廣，便產生了不期而然的副作用，結果神經大為興奮↑，交感性神經更又興奮，於是產生口燥、多唾、寸脈沉、尺脈微、手足厥逆等現象。是有「飲」，脈本來多屬沉了，去留飲用藥未能全去，交感性神經興奮度高張未已，本來交感性興奮脈宜見浮數，而反見更沉更微者，乃體表之血管因交感性興奮而收縮，血流入表皮↓，乃致手足厥逆，交感性↑則心跳加速，血流因心跳加速而流向遠區，反在近區生一過性的壅塞，反呈循環壅塞者，乃因遠區之血行較慢，近區即近心臟的上焦區因心跳↑而血行反快，結果呈上焦血流滿溢之暫時性的變化，於是基於以前所述種種理由而感到氣從小腹上衝胸咽。手足痺是血流集中中樞性的緣故，面翕熱如醉狀亦是血液集中上焦的關係。血液呈一過性的集中於上焦，則下焦同時亦呈一過性的相對循環↓趨勢，經過腎臟絲球的血液一過性同時↓，加以氣上衝使病人心理大為緊張，大腦皮層的緊張度↑，又加深交感性↑，則小便困難。時復冒與氣上衝無異。方今唯一之計，則如何使之穩定為急，故用桂枝擴張末梢血管，五味子鎮靜大腦神經，茯苓調節水分電解質，甘草緩和其急性興奮。舉凡神經反應至極則必衰，交感性興奮至極，表皮血管收

149

縮至極，必然漸漸回復，趁其回復之勢，略用桂枝擴張表皮血管，即可收恢宏的效果。興奮後本來漸漸趨向緩解，略用鎮靜之藥如五味子、茯苓、甘草之流，有立竿見影之效。其機轉相當複雜，非隨意處方可比。

> 衝氣即低而反更欬，胸滿者，用桂苓五味甘草湯去桂加乾薑，細辛以治其欬滿。
>
> 苓甘五味薑辛湯方：
>
> 　茯苓四兩　甘草　乾薑三兩　細辛三兩　五味子半斤
>
> 上五味，以水八升，煮取三升，去滓，溫服半升，日三服。

此三條屬於同一種事實：小青龍湯用之可以一藥即愈為主，如果水不能去，反使交感性神經大為興奮者，屬第二條的條件，須以苓桂五味甘草湯以緩其過度交感性的急劇變化，本條是交感性劇烈興奮用了苓桂五味甘草湯之後已經平復而留飲未去，雖然未去，已經由小青龍湯經過推動之後的情形，是將要去而尚未去，既然交感神經興奮已經稍緩，則「飲」之症象又重覆再起，當然已經不及先前那樣厲害了，故上衝致冒情況↓後，飲及水分的刺激而反更咳。胸仍滿者乃因飲而滿，又因咳而胸壁肌肉緊張而滿，此滿是肌肉收縮的假象，如果胸內無飲只感覺胸口緊悶，如果有飲則感覺滿悶。去飲唯有用乾薑、細辛、甘草為主力，配以五味子、茯苓鎮靜大腦，調節電解質，則飲可以解。

> 欬滿即止而衝氣復發者，以細辛、乾薑為熱藥也，服之當遂渴，而渴反止者，為支飲也。支飲者，法當冒，冒者必嘔，嘔者復內半夏以去其水。
>
> 苓甘五味薑辛半夏湯方：
>
> 　茯苓四兩　甘草二兩　細辛二兩　乾薑二兩　半夏半斤
> 　五味子半斤
>
> 上六味，以水八升，煮取三升，去滓，溫服半升，日三服。

細辛、乾薑雖能鎮靜以治水，但對交感性的興奮作用相當厲害，對血

管擴張代謝均能使之↑，故服後會渴。如今咳滿即止而衝氣復發證明交感性興奮仍↑，如果水飲仍不退則不渴，反而因水而心肺負擔↑遂冒。冒者當然必嘔，其實煩嘔之前也必冒。再以半夏之逐飲去痰，更配細辛、乾薑以去水，五味、茯苓以鎮靜。

一般胸腔外壁及腹腔外壁，並非單純的一張皮膚，皮膚下有肌肉，肌肉是肌纖維所組成，一旦內在環境變化緊張，外在體表層的肌肉即興奮緊張而收縮，如舉胸壁為例，無論食道痙攣，胸壁內積水，或竟喉頭患病而咳嗽，尤其是乾咳或竟胃脘及膽囊有炎性或結石而緊張，其肌肉纖維從而緊張而收縮，各種肌肉收縮之力向量，恆使胸壁在某一處發生抽搖而痛，更具有壓痛點，胸內之病變不同，但肌壁肌肉的緊張相同而具有相同的壓痛點。一般胸廓上的壓痛點以胸前劍骨中點，做橫標以兩乳之間為縱標，我們常可發現在胸骨及兩乳之點的胸骨旁邊，或左邊或右邊具壓痛點，甚則不須壓而自身即有痛感，甚則相當痛或因心肌梗塞而劇痛，痛點相同而病變不同，如果對病變上加功夫，諸如灸及臥鍼均可使之有效緩解。所以針灸之道是循其臟器變化肌肉的緊張度下手，能做隨時性地使肌肉鎮靜而鬆弛，對內臟病變也有隨時性的幫助，如此而已，並無太多的神秘，而肌肉緊張的傳變都由脊髓做傳遞，非腹層前面的肌肉所能導引，故而用針刺背面，無所謂足太陽經……就可以有效，其因在此，又何必故作太多的神秘，使人摸不著頭腦乎！

> 水去嘔止，其人形腫者，加杏仁主之；其證應內麻黃，以其人遂痺，故不內之；若逆而內之者，必厥，所以然者，以其人血虛，麻黃發其陽故也。
> 苓甘五味加薑辛半夏杏仁湯方：
> 　茯苓四兩　甘草　乾薑　細辛各三兩　五味子　半夏　杏仁各半升
> 　上七味，以水一斗，煮取三升，去滓，溫服半升，日三服。

此條又是隨上條而來，既然用了半夏，則水去嘔也止，則可以了事了，哪知其人變成了身形浮腫。此類浮腫是全身性的，是水去後的反射，我們在

前述幾條早已談過水分會引導別處的水分至病灶積水處，使水分愈積愈多，別處則乾燥異常。水也可以溢散到別處，使別處發生浮腫，積水的主要病灶區雖然已經水去嘔止，但有部分水積散在，經血管而微血管而皮下微細血管進入皮下而腫。因為血管擴張、代謝興奮、血流變速的代償都必須直接由心肺能量支出，心肺將水逐去，若其人心肺動力較低，一般營養較差者恆生此類後果，古人當然自不例外。全身形腫是心肺力量↓，末梢血管擴張所致，是心肺經過強烈工作後的結果，故理當使心肺鎮靜安撫使之漸漸地恢復；如果再用麻黃等興奮交感神經藥，使血管收縮，此時經出力後衰竭的血管加以刺激，雖能收縮，但心搏力無力推動則血液循環因心搏力↓而↓，又因收縮，血液運行↓而更大為↓，極須安撫，故杏仁以鎮靜呼吸中樞。當然血行難達而成麻癢，逆而內之必厥，以其人血虛，不無有道理，血液因營養不良，蛋白質、固醇類均↓則血液密度↓，有效容積不得不使心臟搏動次數↑而維持生命，若後以交感性興奮劑興奮之，產生之效應必然相反，是幾乎疑不欲其生也。

若面熱如醉，此為胃熱上衝，熏其面，加大黃以利之。
苓甘五味加薑辛夏杏大黃湯方：
　茯苓四兩　甘草二兩　乾薑　細辛各三兩　五味子　半夏
　杏仁各半升　大黃三兩
上八味，以水一斗，煮取三升，去滓，溫服一升，日三服。

去水之劑，用之適當，則水盡去而患者自安，假若水去之際，多餘的水分向四周皮下擴散是心肺經去除水分後，循環力量不足，皮下小血管擴張，無法一時隨著血流 hydrostatics 收集入血管則見上條的身浮腫，其實在去除水分之時，除上心肺盡其量竭其力而工作，使循環加快之外，血流量中若水多則向外表推展，如果水分已經去除，心跳動心搏力依然加強，則血流量因血流之速而滯積於上焦，所以見面熱如醉。當此時間，平心而論，下焦在血流量相對↓時，腸中也有變化，神經肽中的 serotonin 亦即 5-羥基吲哚乙酸（5-hydroxyindoleacetic acid, 5-HIAA）在腸壁的嗜銀性細胞（argyriphile cell）中因腸子的變化而大量溢出，故面熱如醉。古人見其像而不明其理，就說是胃熱上升，要使上焦血液下降已達一過性的血流不平衡，將前方中多配用大黃，促進骨盆腔充血，促進腸蠕動，血液得以平衡分布，有人常說《難經》給人以治療疾病的方法，實在是錯誤，《難經》只講針灸的效果，也不明顯，又說是因為《內經》難以瞭解，故做《難經》作為注解，其實《內經》雖複雜，用心細讀不難瞭解，《難經》才是無關宏旨，《難經》對治病恐怕毫無準則，反倒是《金匱要略》立了許多治病的原則性條件，《金匱要略》雖然未必於有效（其實《傷寒論》方於今也未必方方有效），卻給人一些精當不易的治療原則，對人治病的思想大有啟發，獲益良多。

先渴後嘔，為水停心下，此屬飲家，小半夏加茯苓湯主之。

小半夏加茯苓湯方見上。

先渴是水分不能平均分布，胃中積水而口腔唾液分泌隨之而↓故口渴，胃中積水則胃不時行蠕動收縮，則患者感胸悶頭昏眼花，非常難過，一旦嘔出便感輕鬆得多，小半夏宜生用，奏效絕響，但生者有毒，須慎自處理，加茯苓以奏同工之效。

消渴小便不利淋病脈證并治第十三

厥陰之為病，消渴，氣上衝心，心中疼熱，飢而不欲食，食即吐，下之不肯止。

中醫一般都認為消渴症就是糖尿病，但是此處病情與一般所稱的糖尿病，病情大不相同。其實中國醫學向例是以症狀取勝，不以病名做死板的固定解說。厥陰病在《傷寒論》中，我們所見的確實是肝機能不良、神經緊張、併發喉頭的患疾。所以表面上稱陰症，用藥幾乎完全是針對喉頭緊張、安撫神經緊張的藥劑，不分冷熱，更無所謂陰陽，厥陰硬說它是陰證，無法貫通，徒增紛擾。兵法上常稱咽喉重地、咽喉要道，的確事實也是如此，例如多半的 CVA 腦卒中病血栓出血，都是先由頸動脈發生突然間不平衡的收縮而造成免疫力↓，以喉頭扁桃腺為第一要衝；甲狀腺病的發出，也是先屬喉頭免疫有問題或先發症象，然後波及；腎上腺素對免疫能力之不足，也在喉頭先有明顯的症象，甚至由喉頭影響至肩背；腸胃肝膽的疾病，甚至積水，喉間均有明顯的症候群。肝炎肝機能↓，復加有糖尿病，血糖量↑而利用量↓，則必然口乾渴；氣上衝心是血液中酸度↑，職是之故，糖尿病血液中酸度↑之故，心中疼熱，酸度↑，則胃酸大量↑，故心中疼熱，醣分不能利用，當然無力感，動而心跳速更使氣上衝；飢而不欲食，糖尿病本是飢而欲食，但因肝機能不良，肝病必然飢而不欲食，食則吐，如果勉強進食必致嘔吐者，蓋肝患病膽汁分泌↓，胃十二指腸動量，須以膽汁分泌 cholecysto-kinase 激發胃動酵素（gastro-kinase）及腸動酵素（interokinase），胃腸蠕動↑則能食，今因膽

汁分泌↓而腸胃蠕動量↓，進食則生逆蠕動，故食則吐；用下藥則不蠕動之腸胃經瀉下藥刺激反而大瀉，因為調節酵素缺乏，無法逐一調節，糖尿病對血管的彈性，收放自如之力均闕如，腸胃無法吸收則下瀉不止，更因其肝機能因肝病之故，蛋白質製造量大↓，蛋白質在人體除了滋養補益、重造體能結構之外，其最大的功用是擔當緩衝作用 buffer reaction，肝病蛋白質造出量↓，緩衝作用亦↓，則下瀉更是不止。如無臨床經驗的深切體認，此條絕對無法參悟。

> 寸口脈浮而遲，浮即為虛，遲即為勞，虛則衛氣不足，勞則榮氣竭。趺陽脈浮而數，浮即為氣，數即消穀而大堅；氣盛則溲數，溲數則堅，堅數相搏，即為消渴。男子消渴，小便反多，以飲一斗，小便亦一斗，腎氣丸主之。
>
> 腎氣丸方見婦人雜病。

無論是呼吸性或代謝性的酸中毒，血中酸度↑，血液濃度↑，所以其脈搏的跳動幅度寬而次數當然因幅度寬而在單位時間內相對的就減少了，幅度寬可以說是浮，因為容易候得，搏動次數相對的因幅度寬而減少，可說是遲。「浮即為虛……勞則榮氣竭」，是古人想當然的推測辭，一定要在此類句中找倪端，無異自墮魔道，一輩子也無法出頭了。趺陽脈本是候下焦，也即是骨盆腔中的脈，趺陽脈浮而數，亦即是骨盆腔中的血流量，因血液濃度高↑而振幅不深不高而做代債，所以數者，原因是下焦離心臟遠較上焦離心、肺、胸腔為遠，心的搏動量↑，則下焦必然受抑制，因心臟搏動次數↑，則血聚苑於上焦意思相同，上焦血液大量搏出，下焦血液推動因而變慢，故不得不以增加搏動次數↑，以代償所須的循環基礎量。單講循環流量仍不足以明其變，由於糖尿病的血液濃度↑，則不得不使大腸吸收水分的量↑以稀釋血流，同時血糖↑卻不能利用，故直覺感到大為飢餓，喜進食以補其不足，所以稱消穀，大吃者大便因大腸吸水↑而大堅。溲數不是氣盛，而是血中糖分高，排尿時，血管中血液濃度高則滲透壓改變，將間質細胞中的水分大量滲透入血液，從而經過腎小球乃排出大量的伴糖在一起而密度極高的水分，乃為糖尿，

糖之閾值↓，隨尿一起排出水分↑，因之而脫水，絕非堅數相搏則為消渴，乃血中成分因糖尿而改變，尿特多是慢性脫水的現象，所以小便極多，以飲一升，小便亦一升。腎氣丸可以改善其症狀，是腎氣丸中的山藥有醣轉化酵素幫助醣分利用，山茱肉改善小血管壁，丹皮通利小血管，地黃抑制血糖↑，澤瀉調節尿量，附桂使血流量改善，不使壅滯，因而奏功。

　　脈浮小便不利，微熱消渴，宜利小便，發汗，五苓散主之。
　　五苓散方，見痰飲。

　　消渴是症狀，不是病名，不一定必須是糖尿病，也可以是糖尿病，更可以是糖尿病合併兼有其他病，個中錯綜複雜，若是從書本上著手，無論中醫書、西醫書，往往無法得到圓滿結果，唯一的方法是臨床上確切認知，再配合深思、博學，方能知其倪端之一二，醫何事也，豈能隨便東抄西抄，毫無心得就可濟事，此條只是消渴症狀，卻不是糖尿病，由於感染發燒代謝↑，代謝廢料積聚於血中，酸度↑，本來可以用白虎湯、竹葉石膏湯即能濟事，但有小便不利的情況，小便不利則水分積滯，水分不能平衡則煩悶加甚，如去其水，一如前章水飲篇相同，當可立愈，五苓散自是好方。

　　渴欲飲水，水入則吐者，名曰水逆，五苓散主之。

　　其發病機轉與上條相差不多，唯一不同處是水入即吐，胃中停滯水分↑則口必渴，已經再三申述，不復贅，但飲水入喉至胃，胃中本有停瀦，當然上逆而吐，先去胃中之水，直接產生效果，五苓散是也。

　　渴欲飲水不止者，文蛤散主之。
　　文蛤散方：
　　　文蛤五兩

　　如消渴是糖尿病，則文蛤散單是文蛤一味絕對不能治糖尿病，如果說消渴是一種症狀，那麼此等症狀所包括的病有很多種，如果是糖尿病而牽連到腎臟，使腎絲球過濾率因血中醣分↑，血流濃度↑而降低，同時腎小管因醣分↑而回收尿量之能力↓，便可能變成大飲大渴的症狀，則用文蛤散立即有

效，文蛤散之用非針對糖尿，乃是針對腎機能發生問題而用的。

　　淋之為病，小便如粟狀，小腹弦急，痛引臍中。

　　淋乃小便不暢，便意頻數，而小便量不多，如此而已，絕非現在性病（venereal disease）的淋病（gonorrhea）。小便如粟狀，即有小便而不暢或有粟粒，當然是有腎結石，結石在腎盂中不會痛，在腎盞（calyx）中或是行及輸尿管的上三分之一處，都比較寬暢不會痛，輸尿管在中三分之一處顯然非常狹窄，尿石往往經過此處，使輸尿管內的黏膜受損，刺激↑引起輸尿管發生痙攣而痛，至下端三分之一則又較寬暢，尿石可以順利通過也不會痛，痛引臍中是輸尿管在中三分之一處受結石下降損及黏膜的痙攣痛，及痛感一直由前面恥骨弓沿輸尿管傳達至腎臟，腹壁因痛而痙攣，乃牽引至臍中，少腹弦急者痙攣也，小便因之而淋瀝，如果尿石化入尿中，或小塊片斷的排出，則尿如粟狀，仲景不出方，因為當時尚不能知其原委，如今醫治起來亦未必很難，中藥之治尿結石並非單味藥如化石草、什麼草等等可以濟事，必須就醫配方，以方參藥，才能消患於無形。

　　趺陽脈數，胃中有熱，即消穀引飲，大便必堅，小便則數。

　　此條與消渴節中的第二篇如同一轍，是糖尿病的典型症狀，茲不復贅，參照本章第二條用八味丸的治療意思相同，但是八味丸中的附桂應該去除，參照白虎湯配合加減效果即顯。

　　淋家不可發汗，發汗則便血。

　　與《傷寒論》條文的淋家不可發汗相同，不一定便血，不必太泥古，參照拙著《傷寒論之現代基礎理論及臨床應用》，即可知其大要矣。

　　小便不利者，有水氣，其人若渴，栝蔞瞿麥丸主之。
　　栝蔞瞿麥丸方：
　　　薯蕷三兩　　茯苓三兩　　栝蔞根二兩　　附子一枚炮　　瞿麥一兩

上五味，末之，煉蜜丸如梧子大，飲服二丸，日三服；不知，增至七八丸，以小便利，腹中溫為知。

　　中國醫學是一種極精采微妙的理論，至今自稱科學發達到極頂的產物之西醫所未曾提到的便是血分與水分，這該做何解呢？我們由於以上種種條件，深切體會到水分之積貯，除了血液不暢、血管滲透壓的改變之外，有一種尚未提及者，即是如果血液中的成分發生不平衡現象，則由於過敏體及一般的神經肽由血管細胞溢出，諸如蕁麻疹（urticaria），此外更由於血小板破壞產生的 serotonin，諸類組織胺（histamine）及 serotonin……等交互作用的總結果，乃使血液體積亦即容量大為膨脹，例如循環既是不良，亦使略為低下，便可發生問題。我們都知道腦卒中 CVA 多在夜間或半夜時發生，其理由是熟睡中代謝↓、循環↓，則血液容量無形中↑，如果腦血管原先已經有問題，心臟血管亦然，更因睡覺的姿勢是躺臥的，腦、心負擔均因水平姿勢而↑，一旦有變，立刻發生問題，所以有心臟病者，往往在睡覺中猝然死亡，腦卒中在睡眠中發生，是良有以也。此條的小便不利，有水氣，非屬真正的腎臟不良，或竟輸尿管阻塞之因，真正原因厥為全身性的代謝↓、循環↓，代謝的低降，當不足以使人渴，循環的降低，則諸微小毛細血管血液填充流量不足，尤其是血管較多，流量極須充足的口腔黏膜處，血流↓則唾液腺受牽連而分泌↓，其人必渴，一般的救濟用之得當自然有效，並非一味死用利尿劑能濟事，故用附子促進循環及代謝；薯蕷即山藥，促進醣類轉化，更具強壯性荷爾蒙使人營養略為↑，以做補養，更以茯苓調節電解質，栝蔞根以治口渴，充分散袪少部分的水分運行不良，如此應該可以濟事了，但是還不完備，因為小便不利，乃用瞿麥，瞿麥可以促進小腸蠕動↑，是去鉀性的利尿劑，小腸動量↑，則腎臟吸收水分力↑（理由見拙著《溫病涵義及其處方述要》中），如此則小便大利，處方漂亮絲絲入扣。

　　小便不利，蒲灰散主之。滑石白魚散、茯苓戎鹽湯並主之。
　　蒲灰散方：
　　　蒲灰半分　滑石三分

上二味，杵為散，飲服方寸匕，日三服。
滑石白魚散方：
　　滑石二分　亂髮（二分燒）　白魚二分
上三味，杵為散，飲服方寸匕，日三服。
茯苓戎鹽湯方：
　　茯苓半斤　白朮二兩　戎鹽彈丸大一枚
上三味，先將茯苓、白朮煎成，入戎鹽再煎，分溫三服。

我們知道，小腸與腎臟同是一樣的組織，小腸的蠕動有助於腎臟血流量之↑。腎小管的排泄，滑石一味對臟器並無作用，但在小腸中具有離子交換改變的作用，原因是在腸中與內容物混合而產生此種作用，一如我們現在的離子交換樹脂（rasin），我們最近才發明，其實古人早就用了，而且比現在的離子交換樹脂更具多種性，除了交換之外，尚具其他作用，例如滑石是一例，而生石膏又是一例，作用竟然完全不同，進石膏下石膏，進滑石下滑石，其條件已經完全不同，不同性在其過程上，非在物質的變化上，這一點非現代醫學者所能想像到的，除非提出離子交換為例，否則無法溝通，滑石使腸壁安撫，調節腸運動，以利腎臟之吸收及排尿；蒲灰乃蒲黃之灰，蒲黃有止血作用，但對血分或者小便不利，又有什麼關係呢？正如上面所提水分及血分，中醫所說的關係，水之所以積聚的根本條件乃是微血管的流量問題為主，其他都是不能真正中的之論，蒲黃灰在此雖是有止血作用，實在不做止血解，乃是做通利微血管解，有人要說何以可以隨便亂講呢？但是我們不需要知道蒲黃中有什麼成分，哪些成分之分解對我們只有害處而無益處，反而弄得人昏頭轉向而對實際治療，非但起不了作用，反而惑亂人意，使能治病變成不能治病，原因何在呢？蓋中藥單味具極複雜性質，現代生化的學問遠遠落在其後，根本無從解說，所講的成分毫無用處，如果更配上了其他藥物而做成方劑，則複雜中更加複雜，一如量子力學根本就無法確定其粒子（particle）之何在，只能靠運氣，以高伏特的電子去碰撞了，但是有一點我們必然可以共識，如果已經產生效果，由效果或結果去推斷當時情形，遠較

未見結果隨便推斷未來為高明。去瘀亦即通暢微小血管,則水分亦即可以回收,酵素如果改變,見回收利尿的結果,在人體上試了又試,應該比實際言的數據要高明而實在,如果用動物試驗,解剖動物的結果恐怕未必如意,有時可能反而導入歧路,所以在實驗之前,必須有完善的計畫及啟發,否則糟蹋而已,濫殺生靈,暴殄天物,得不到什麼好處,應該另起爐灶去追求真理,此也另一法也。滑石白魚散則又較蒲灰散為更進一步的利尿方,滑石之作用已經詳述,亂髮與蒲黃灰同為止血之劑,特亂髮是人體的角質蛋白,其力又較蒲灰更為宏大,作用條件是相同的,又深恐其血管神經發生不相應而產生痙攣,故以蟲類的白魚,白魚者衣魚也,是昆蟲的一種,專在陳舊霉爛的書籍及衣物中,行動極為迅速,中醫一般稱昆蟲為玲瓏之物,可以鎮痙,一如蜈蚣、全蠍,然後白魚之鎮靜作用更配合了亂髮的角質蛋白,滑石的粉劑,其尿大出。至於茯苓戎鹽湯則又是另外一種招式了,是以茯苓、白朮為一般普遍的調節電解質及水分,更以戎鹽,戎鹽者內陸出產的岩鹽,滲透力較一般海濱產鹽不同,配以苓朮則完全以滲透力之改變而達到利尿效果,是又一另外格局也,實驗對之學理尚可以,但是未必一定是真理,要以之治病,恐怕當有一段距離,緩不濟急也。

渴欲飲水,口乾燥者,白虎加人參湯主之。
白虎加人參湯見暍病。
脈浮發熱,渴欲飲水,小便不利者,豬苓湯主之。
豬苓湯方:
　　豬苓去皮　茯苓　澤瀉　滑石　阿膠各一兩
上五味,以水四升,先煮四味,取二升,去滓,內膠烊消,
溫服七合,日三服。

白虎湯對血液中酸度高具抑制作用,如果糖尿病的酸中毒則非常有效,其他酸中毒的患病都可以考慮應用,豬苓的利尿作用較茯苓為大,滑石、澤瀉的利尿作用,先前都已經講過,阿膠能保護血中紅血球,更能作為血漿代用品 plasma expender,可見其對滲透壓的改變,神經的穩定都具有作用,例

如黃連阿膠湯為相當出色的鎮靜劑,更能兼治部分神經不穩定的痙攣,痙攣↓本已利小便的排出,漸加利尿改變滲透壓之劑,小便自然而出,水分積貯↓,水分運用擴散而調節,則自然不再生渴的現象。

水氣病脈證并治第十四

師曰：病有風水，有皮水，有正水，有石水，有黃汗。風水其脈自浮，外證骨節疼痛，惡風；皮水其脈亦浮，外證胕腫，按之沒指，不惡風，其腹如鼓，不渴，當發其汗；正水其脈沉遲，外證自喘；石水其脈自沉，外證腹滿不喘；黃汗其脈沉遲，身發熱，胸滿，四肢頭面腫，久不愈，必致癰膿。

《金匱要略》或古醫籍所說的痰飲是水分與水氣，幾乎沒有什麼分別，隨時通用便用了，真正要分辨異同，大概只有如此兩點而已：第一，痰飲大部分是指積水在內，而外表不見水腫等現象。第二是痰飲多半可以由嘔、瀉下、利尿等方式祛除之。水雖然也可以如法炮製，此外更能由發汗祛除之，而痰飲則從未聞發汗使痰飲祛除。除此之外，幾乎不可分辨，我們既明真理，又何必一定在名字上斤斤計較，非師其形，乃師其意，亦即機轉如何即可，不必多繞舌。風水根本談不上稱水，脈浮是感染或感冒關係，骨節疼痛、惡風這與《傷寒論》中的外感後代謝↑，糖經代謝後生乳酸及水關係相近，唯骨節疼痛者是關節腔中的間質液↑，其中有溶解酶（lysozyme），由白血球中釋出，侵犯關節滑膜面而致痛，與一般風濕病相仿，關節間質液之外，更有肌肉血管等間質液的增加，血液由動脈搏出，由靜脈血流猶恐不及，必須由淋巴管幫助靜脈回流，淋巴腺流量受障礙，乃致皮下水腫，此類現象如果興奮動靜脈末梢致血流收放增加，淋巴從而通暢，其腫可愈，一般治法在現代都是改善皮下毛細血管血流。古時候病症雖淺，症象都很嚴重，因古人營

養差，蛋白質不夠，緩衝機能↓，即使小病，亦可生相當嚴重的症象，更不論古代，即使講近代這三、四十年，變動就已經很大，當時在四十年前，肺結核第三期必然死亡，而今營養↑，治肺結核藥相當有效，有結核病的人比比皆是，但是毫無症象，除非發生其他病變，或是過度辛勞，才被發現，又如梅毒，以前是絕症，如今可以說已經絕無僅有，這些都是現代醫學的高著，但也隱伏了現代醫學的障礙，因為實驗所做對人有效，從而一成不變，要想在實驗室做出名堂來，殊不知現在所病者，乃蛋白質的變化，濾過性病毒的侵犯，細胞內容物的變化，人體應外界環境刺激而應變，這不是單純實驗室內動物實驗可以完工，但是如今依然採取以前的做法，那就相當吃力了，大有力不從心之感。故而所謂風水者不可稱水，但是首列在水之中，可見古書駁雜流竄者很多。其次談到皮水，是真正的聚水，下身浮腫脈亦浮，其腹如鼓，可見其水是由下身積起，下身離心臟中樞循環遠，假如是腹部積水，大概可分兩種，一種是肝實質病變，如肝癌，是死證，一種是肝硬化，也未必好治，此類大都是肝內生纖維化，肝先腫大，外緣包的淋巴腺先阻塞，淋巴腺不通而外溢成水，其次是門靜脈阻塞，當然也積水，不過症候較為輕，如果是腎臟病大都只是跗腫，腹部很少積水，積水是屬神經性者，有在上身，有在下身，而下身之積水，非但屬神經，更與微絲血管淋巴腺之不暢通有關，一如現今一般有錢人家的太太終日無所事事，天天打牌，又不運動，故恆見腳腫、跗腫，有時在月經來時腹部也會因靜脈量↑而積水，此乃水由下肢而起者，此類神經性的輕症，在現今來講，根本不能稱病，但在古時候古人代謝營養都差，病雖輕來勢卻極嚴重，此類的病稱皮水，發汗調節淋巴流量，間接影響靜脈動量，其水可瘥而愈。正水是胸腔積水，或在肋間，或在心包膜，心搏力量變差，脈搏因之而受壓抑，則見沉遲，喘乃肺部的呼吸空間減少之故。石水脈也沉，是水積之量遠多於皮水，皮水雖腹如鼓，但別的地方也跟著一起腫，水雖積，尚不致於從心搏量改變而脈見改變，石水乃水量大增，脈搏隨心搏量之推動↓而變沉，腹當然也大脹，脹而影響橫膈膜上下時亦會變喘，如果尚不及此程度，只影響腹腔，自然不致於喘。黃汗則更為奇

妙了,一般醫書穿鑿附會,曲解者很多,其實此病本是鼻竇炎,再加上感染,感染則發熱、胸滿,更加鼻竇炎 $O_2\downarrow$、$CO_2\uparrow$、肺活量↓,則脈因酸血症而洪大,但當呼吸量↓已抑制,則洪大之脈如果搏動略少,立可形成沉遲,頭面浮腫者,鼻竇炎加感染,兩症併發而致此,四肢浮腫者,呼吸量↓致四肢淋巴血流亦↓乃浮腫,久不愈則鼻竇炎必化膿,甚則產生敗血症,則面目身體均發黃,由於某細菌之感染,更則連汗亦黃,此類病症如非親身目睹,絕難置信,而且案例絕少見,幸得曾經看到過二、三個案例,確實如此,方敢形諸於筆墨,寫書是何等嚴肅事,豈敢信口開河,為名教罪人乎?

> 脈浮而洪,浮則為風,洪則為氣,風氣相搏,風強則為癮疹,身體為癢,癢則為泄,風久為痂癩;氣強則為水,難以俛仰。風氣相擊,身體洪腫,汗出乃愈,惡風則虛,此為風水;不惡風者,小便通利,上焦有寒,其口多涎,此為黃汗。

脈象之所見,都為神經心理性者或為血流血管關係者,前者多而後者少,故絕對不準確,參考可以,診斷絕對不可。譬如說脈浮而洪,可以說是血中酸度↑,血液濃度也↑,浮則為風,是習慣性的神經緊張;洪則為氣,實在因神經緊張而影響水分調節不良,大凡神經質,性情急躁之人,恆生皮膚病,此乃常見的事實,一般抗組織胺(histamine)劑,服之恆使人神經受抑止而嗜睡及昏沉,由於 histamine↑,故常生癮疹身體發癢,癢久則皮膚受搔抓的影響而為痂、為癩,痂癩者乃久而不愈的皮膚病也,尤其是皮下環狀腺苷單磷酸酯(cyclic adenosine monophosphate, C-AMP)之失調,缺乏一般不飽和脂肪酸而漸漸形成的;皮下積水並非氣強,實在是淋巴腺的流量↓,而淋巴腺流量之暢通又須恃肌肉之調節、神經之平衡、以及靜脈回流之通利,否則必積水,乃身體浮腫,發汗即愈,麻黃桂枝湯太簡單,未必其治,麻附五皮飲方庶幾乎可。無惡風、小便通利,知其重點不在下焦而在上焦,更在頭部之鼻竇上氣道不通暢,有時口乾,有時非但不乾,反而口涎很多,端視神經調節條件如何而定,與寒熱無關,黃汗之說便是如此。

> 寸口脈沉滑者，中有水氣，面目腫大，有熱，名曰風水。視人之目裏上微擁，如蠶新臥起狀，其頸脈動，時時欬，按其手足上，陷而不起者，風水。

積水之在上身及下身，實在觀測，在臨床上以下身或稱下焦為多，蓋除神經之外更有血循血管問題；若在上身有，則以神經性者為多。寸口脈沉滑，實在應該是寸口脈浮數，若脈勢不強，則在感覺上浮數就變成了沉滑，因脈勢↓，則浮→沉，則數→滑，所以一般形容詞，主觀成分極強而不可靠，發燒感染本應強勢反應，脈是浮數，因為神經緊張，查緊張的原因，無非因感染加上氣道不通，氣道不通中包括很多原因，大部分屬於耳鼻咽喉條件，鼻塞涕多、鼻黏膜浮腫，患者感覺鼻孔發熱如火焚，涕流不絕，鼻涕往下流則影響咽喉，復加感染而劇咳，咳甚時久則面目因咳之緊張，使小血管循環滯留因而浮腫，浮腫的肌肉因積水而伸縮不能自如，尤其目眶下微絲血管特多，而其組織又非常鬆弛，乃見臥蠶狀賁起，上身積水內頸動脈處，皮膚及肌肉間積水，受頸動脈跳動力↑加心臟跳動則頸間動脈隨之而搏動，原因都由於上身積水而使然，發汗調節動靜脈及淋巴流量則自愈，乃稱風水，是名字關係而已，無甚大要，此風水又與前條總論之風水不同，前條是關節問題，此條是鼻咽問題，其實病症不重，但是在古時候則人體虛弱，問題乃非常嚴重，症候也非常明顯。

> 太陽症脈浮而緊，法當骨節疼痛，反不疼，身體反重而痠，其人不渴，汗出即愈，此為風水。惡寒者，此為極虛發汗得之。渴而不惡寒者，此為皮水，身腫而冷，狀如周痹。胸中窒，不能食，反聚痛，暮躁不得眠，此為黃汗。痛在骨節，欬而喘，不渴者，此為肺脹，其狀如腫，發汗則愈。然諸病此者，渴而下利，小便數者，皆不可發汗。

因為有積水所見之脈搏，本應浮緊之脈搏反見↓，惡寒者，並非極虛，而是皮下水分↑，末梢血管流量因而受阻，淋巴回收不良，水分因而滯積，乃感寒，此與發汗得之是有些關係，因發汗時代謝↑，皮下血流↑，

為生物能的回饋，必然代謝↓、皮下血流↓，則畏寒，但並非一定如此，其機轉是相同的。渴而不惡寒者，此為皮水，所以惡寒不惡寒，都是神經經 stress 之反射作用，因而影響血管及代謝，神經 stress 之極，隨便任何條件，諸如劇烈咳嗽，甚則牙痛，都可以使微血管淋巴腺受阻而腫，不一定是水腫，血管神經的刺激應變，收縮強則惡寒，收縮力弱則不惡寒，風水皮水在此條無關宏旨。「身腫而冷，狀如周痺。胸中窒，不能食，反聚痛，暮躁不得眠，此為黃汗」，以之硬分，沒什麼意義，胸中窒、身腫而冷都是水分積聚、代謝↓之現象，亂加名字，徒亂人意，不必多議。「痛在骨節，咳而喘，不渴者，此為肺脹」，實則在胸腔中積水，可見咳而喘是水的刺激，不渴與渴要看水分積聚的滲透壓以及水分感應中樞的反射而變，其狀如腫即是皮下淋巴因應靜脈回流↑↓而定，用發汗藥是調節動脈淋巴腺的流量，發汗乃是結果，並非一定要出汗才能全愈。渴而下利、小便數，本來是身體將水分驅出體外的順利程序。水之去也，必以內在的腎臟，甚則腎臟來不及分利，乃直接由小腸經大腸而排出，這才是正途，發汗並非去水，乃以發汗藥調節表皮血管，進而調節水分而已，如果在下利、小便數之條件下，本來非常順利可以排出水分，再以發汗治療，是為之逆，乃與生理作用為難，非獨不足以去水，更使水滯積於皮下了。

> 裏水者，一身面目黃腫，其脈沉，小便不利，故令病水。假如小便自利，此亡津液，故令渴也。越婢加朮湯主之（方見中風）。

皮水、風水都可能因發汗而愈，故稱外水。但當下利、小便數時，此水由內臟中——亦即所謂裡——直接排出，較之發汗法高明得多，因為發汗法不一定能驅水，有時用之不當反生反效果，此處稱裡水者，所以別於發汗而能愈之水也，其中有一非常重要之條件，即血液的容積量有時因代謝循環↓而增加。例如在睡眠時即是如此，更有時因如血中 solid substance 諸如血小板、紅血球的破壞而使血容積（blood volume）會↑。一身面目黃腫者，血小板或紅血球破壞後所生之溶血性

黃疸，膽紅素（bilirubin）的神經傳遞力↓、心臟搏動↓、血管應變↓，unconjugated bilirubin 乃是未經肝臟轉化的膽紅素，按例不得由腎絲球過濾，若通過腎臟而排泄，故小便不利。假令小便利，則水分因而得排泄，越婢加朮湯正所以透發其水分分利，而去腸胃中積水，此類之積水乃稱裡水，復次小便不利，神經利尿荷爾蒙也不無有關係，蓋純溶血性黃疸本來不多，大多為混合型，於此附加一筆。

> 趺陽脈當伏，今反緊，本自有寒，疝瘕，腹中痛，醫反下之，即胸滿短氣。
> 趺陽脈當伏，今反數，本自有熱，消穀，小便數，今反不利，此欲作水。

趺陽是足背動脈弓的搏動，當伏的理由有二：第一，因為足部離開心臟遠，所以搏動量、血液的衝出量遠較寸口脈為弱；第二，由於足腿的肌肉乃是負荷全身重量的肌肉，其強勁力、收縮力、張力都較上身手臂部為↑，根據自然界的 principle of equavalence，其末梢脈管受肌肉的抗制力，遠較手部為強，故本當脈伏。趺陽脈是候下焦，尤其是骨盆腔循環的脈，人體上有縱膈腔（mediastinum），下有骨盆腔（pelvic cavity），如果骨盆腔的壓力↑或動量（亦即骨盆腔的臟器，尤其是腸子的蠕動條件）經壓力、黏連、牽制等因素而變弱時，則脈非但伏，更因經過代謝性的反彈救濟而呈緊。疝瘕者，腸子運動↓，某一節某一段特別蠕動↓而堆積，反特用藥下之，則下的代價是使代謝↑、蠕動↑，於今腸子動量本↓，如何興奮得起來呢？於是本已弱復加再削弱之，當然蠕動更↓，差到橫膈膜↑↓變少，復加電解質因下而紊亂，腸子及其他內臟的鉀代謝↓，則更顯無力而拖滯，心跳則因 K⁺↓而加速，於是胸滿而短氣。如果趺陽脈反數，證明骨盆腔中臟器機能亢進，則大小腸的運水力、吸收水分當加強，如今小便反不利，其吸收之水分當自積滯或擴張入體內，本應排出於體外，蓋吸收↑但小便不利，則水只能內走而積聚了，故云欲作水也。

> 寸口脈浮而遲，浮脈則熱，遲脈則潛，熱潛相搏，名曰沉。

> 趺陽脈浮而數,浮脈即熱,數脈即止,熱止相搏,名曰伏。
> 沉伏相搏,名曰水;沉則絡脈虛,伏則小便難,虛難相搏,
> 水走皮膚,即為水矣。

在這裡,醫聖張仲景明明告訴你,脈是主觀的,而且是隨時在變的,形容脈象名字的變動,其內涵是病勢的變動,不懂病單論脈則全是空話,與不懂病單論藥物、單論穴道,相差無幾,此乃捨本而逐末,多生支節,自尋煩惱而已。寸口脈浮,浮者輕取即得,必然同數,數則脈才可輕取即得,故浮與數這兩個字在脈象上關係非常密切,如果脈浮而遲,這就不容易候得,故稱潛,潛是隱伏之義,如此與沉脈又有何相異?於是就說浮熱遲潛,熱潛相搏名曰沉,可是潛的形容字隨時而變,相當不可靠,如果用物理上的量子力學來講,用向量及矩陣(vector and metrics)以分解之,應該是差不多,單是一個形容字無法形容之,因脈之搏動本為三度空間(3 dimension),更加上脈管的彈性、血液的黏滯度及濃稀度、血流量的速度,以及神經的支配度都隨時在變,再加上血液進行時的分歧,進行形態的改變,如此多元的因素,況且又是非線性的,實在難以推測,云脈如何如何者,管窺蠡測而已,何不乾脆談病。下一段趺陽意思亦復相同,浮而數本來應該一候即得,無奈趺陽脈的條件與寸口脈絕不相同,本來就伏而有力,如今浮而無力,再加以數,則幾乎如前段的浮而遲相仿,極難候得,乃反稱為伏,沉與伏本為同義字,喻難以候得,以寸口候積水量之↑,以趺陽候祛水力之↓,如此則同前一條相仿,當然是積水了。

> 寸口脈弦而緊,弦則衛氣不行,即惡寒,水不沾流,走於腸
> 間。
> 少陰脈緊而沉,緊則為痛,沉則為水,小便即難。

形容字在文學,尤其是詩詞歌賦上用得漂亮,則可做名詞、動詞、介係詞,任君隨意挑選,用得愈靈活愈夠意思,而在一般史學或竟報導文學最好少用,因為前者是講美,所謂得必心出,愈是主觀愈美,後者是事實,愈是

主觀則事實不彰,便失去了意義,至於科學文件絕對少用形容詞,否則愈描愈黑。此處寸口脈弦而緊,其實弦及緊本來是同一種描寫字,又何必硬分,原因是緊張,緊張度↑則肌肉收縮,末梢血管也收縮,如果收縮很強,影響到背肌亦收縮,則毛孔肅然而凜冽,乃惡寒,其內在的緊張度實則是因水分積聚而引起,或因感染發炎而阻塞進而積水,則惡寒更甚,蓋因感染故也。

少陰脈沉而緊,緊是因痛而神經緊張,沉是諸致病的神經肽發生的作用,如前列腺素（prostaglandin）使人痛而血壓低下,則脈搏動量↓,更有緩激肽（bradykinin）使人脈搏變遲,則搏動力↓,並不一定要積水,如果小便難,只不過是積水的徵兆,可能因緊張而小便難,至於因何而積水,恐怕尚非區區兩條就可以交待,當力求其原委,必須有現實的案例做範本,否則空談無益。

　　脈得諸沉,當責有水,身體腫重。水病脈出者死。

有水不一定會脈沉,有時也會脈浮、脈緊、脈……,但是如果心臟肥大或胸腔積水,影響心肺活力及機能時,脈必沉,此時重要者非單獨一個沉字所能了結,必須附上身體腫重,可知心臟病已至末期,若突然脈暴出者,乃臨死前之迴光返照也,至於迴光返照之理,在本書開端已經明言,茲不復贅。

　　夫水病人,目下有臥蠶,面目鮮澤,脈伏,其人消渴病水。
　　腹大,小便不利,其脈沉絕者,有水,可下之。

《金匱要略》雖不及《傷寒論》的清楚交待,然細細品味,卻也相當組織化,以上所述,句句都是前幾條所講,既然已經迭經解釋,相當明白,乃知為有水即可下之。

　　問曰:病下利後,渴飲水,小便不利,腹滿因腫者,何也?
　　答曰:此法當病水,若小便自利及汗出者,自當愈。

病下利後,渴欲飲水者,並非略為下利就渴而欲飲水,真正的機轉,在於下利後電解質的不平衡,尤其是 Na^+ 及 Na-K ATPase or sodium pump↓,於是飲水自救,但是電解質的不平衡,不是單單飲水即可解決。小便之所以不

利，原因是瀉的時候 Na$^+$↓，抗利尿激素（antidiuretic hormone, ADH）因 Na$^+$ 之不夠而大量分泌，使小便做暫時性的不利，此乃腎小管因 ADH 之分泌而回收之量大增，自救以免於脫水。所謂脫水，乃是血液及細胞外液中的 Na$^+$↓，如果大量飲水，在此當口，當然小便不利。由於電解質的失調，腹滿因腫，是暫時性的，一旦自身電解質調節而恢復平衡，Na$^+$ 在血液體液中達充分的水平，小便即可自利，或竟汗出，其汗出乃自然之汗出，不是用藥硬發其汗，因汗出則緊張度恢復平衡，神經緊張緩解，則汗自出也。平心而論，如果真正的腹水及胸水，水分大量積貯，則絕非用利小便法可以濟事，因為利小便所經過的通道經由腎絲球過濾，經腎小管而腎盂而輸尿管而膀胱而尿道，非常繁複，遠不及直接由大便瀉出較為乾脆而易行，故中醫之十棗湯、舟車神佑丸、黑白丑等等都直接由大便瀉出，但是從大便瀉出雖然遠勝於由小便排出，而且由大便瀉後，小便自然而通，通利小便則大便未必隨之而出，但是其缺點是大便瀉下導致電解質不平衡，更須要考慮心臟、肝臟能否負擔忍受的條件，否則誠不足以言醫矣。

> 心水者，其身重而少氣，不得臥，煩而躁，其人陰腫。肝水者，其腹大，不能自轉側，脅下腹痛，時時津液微生，小便續通。肺水者，其身腫，小便難，時時鴨溏。脾水者，其腹大，四肢苦重，津液不生，但苦少氣，小便難。腎水者，其腹大，臍腫腰痛，不得溺，陰下濕如牛鼻上汗，其足逆冷，面反瘦。

　　本條講得相當合拍，要之與實質方面相差不遠，如果心臟肥大，心肌衰弱，循環↓，脈搏力不夠↓，O_2↓，心跳必然做代償性的加速以維持生命，身重心臟情況不良，當然毫無力氣，乃感身重。煩而躁，不得臥，乃腦中缺氧的虛性興奮，CO_2↑則腦血管擴張。其人陰腫，陰部離心臟遠，循環力已不夠乃腫。肝水者，本由肝臟硬化，門脈壓↑，在肝臟外包膜淋巴腺因受壓及受阻滯，乃致不通，大量滲出則為腹水，腹脹大不能自轉，脅下腹痛，在季肋部的肝腫膨脹拉牽及其他臟器，或竟因肝病而膽道不通，膽汁分泌↓，

則胃腸動量更↓而脹氣，堵在上腹部季肋處的結腸肝叢角及脾叢角而痛，其路可通，小便當視腹水的條件而論，如果波及 ADH 內分泌，即小便不通，如果尚未及此程度，小便當然可通，古人稱小便乃津液微生。肺水及心水一樣，腹部不積水，乃全身積水，故其身腫，肺中有水，肺活量當然↓，肺中的活性肽本來與腎臟的神經肽具相互的利尿作用（見拙著《內經素問真相之探討》），今肺機能↓，小便不利自然成章，肺活量↓、O_2↓，即使胃腸蠕動↓，活性肽↓，小便不利，於是腸壁產生了逆滲透，亦即腸子外的水分，不再由腸壁吸收，反由腸壁滲透入腸腔，大便不溏而何。脾水者，事實上就是肝水之延伸，肝機能↓而積水，一如前述。如果水積得很多，影響腸胃蠕動，同時肝本身及膽汁分泌↓都有影響，肝機能不良，則肝醣等一切代謝↓，水分多心臟負擔↑，均呈無力狀態，則四肢苦重，水分愈高證明此種積水是吸收其他部位的水分做代償，故而口乾，謂之津液不生，腹大脹水則呼吸困難，小便難是後腹腔腎臟受壓，同時水大積則 ADH 大↑，則排尿↓。腎水者，也是腹腔中積水，腰背受水之壓力而脊髓、脊椎生疼痛緊張，有水本來就無小便，臍腫是腹水大積，臍窩部本為凹陷，反而因腹內水壓而使臍突出，水分下垂不得溺，骨盆腔受壓則水微量由骨盆腔底部（pelvic floor）受壓力之故滲出，故陰下濕如牛鼻上汗。其足逆冷，乃血流因水壓而受阻，靜脈回流↓。而反瘦者，代謝↓營養不良，心肺負擔↑，當然愈來愈瘦。

師曰：諸有水者，腰以下腫，當利小便；腰以上腫，當發汗乃愈。

只說到病不甚嚴重，而且治法也只是一個大概權宜之計，非定法也。諸凡腰以上腫者，都是屬於神經關係、神經緊張，傳遞成問題乃生一過性的淋巴組織受阻、靜脈回流困難而致之，發汗並非去水，而是恢復其循環，發汗是結果，非屬手段，此類之水可能是較輕者。腰以下腫，則病較重，非但神經血管，淋巴靜脈回流均成問題，現今所謂水分多水腫腹水者，皆屬此類，非獨要利小便，在情況緊急時更當下利其水。

師曰：寸口脈沉而遲，沉則為水，遲則為寒，寒水相搏，趺陽脈伏，水穀不化，脾氣衰則鶩溏，胃氣衰則身腫。少陽脈卑，少陰脈細，男子則小便不利，婦人則經水不通，經為血，血不利則為水，名曰血分。

本條之「師曰：寸口脈沉而遲……男子則小便不利」，前幾條已經完全解釋分析清楚，這裡是來個總結。唯獨「婦人則經水不通，經為血，血不利則為水，名曰血分」，須要一番解釋，女性荷爾蒙之雌激素（estrogen）及 progesterone 本來是月經週期，亦即子宮脫落膜剝離及生長的主要荷爾蒙，一般女性內分泌相當活躍，因為每二十八天即有變化，女性荷爾蒙對 Na^+ 的代謝有關，而且很容易使水分積聚，故婦女當月經來之前兆，恆因水分多而生各種變化，諸如情緒改變，或本有鼻竇炎等過敏性病症在月經來前大為發作，情緒改變與腦下垂體邊緣區 Na^+ 滯留水分積聚有關，鼻竇炎的加重、過敏性疾病、皮膚病、香港腳等的惡化，均與水分積聚而過敏↑有關，水分積聚多則經不通，故婦女月經來之前兆，體內多積水分是由於女性荷爾蒙 estrogen 之故，一旦經來則一切緊張情況緩解，本來所有的伏病，一時若失，情緒也恢復正常，所謂經為血，血不利則為水，名曰血分，在此條的真相如此。

師曰：寸口脈沉而數，數則為出，沉則為入，出則為陽實，入則為陰結。趺陽脈微而弦，微則無胃氣，弦則不得息。少陰脈沉而滑，沉則為在裏，滑則為實，沉滑相搏，血結胞門，其瘕不寫，經路不通，名曰血分。

體內積水，循環無由的加重負擔，當然脈搏變弱或微，如此則須重按方能候得，則沉與弱及微具有相同的意義，沉而數乃其二步階段，第一步先須深候方能得之謂之沉，第二步是候得之後，心搏傳達雖↓，但脈管因重按之反彈力相當足夠，故雖在重按之下，仍因脈的反彈而見數，故沉則為水影響循環，而數則為反彈之搏動，當↑為出、為陽實，表示尚可能有能力將水驅出之意。趺陽脈微而弦，微與弱及沉相同，弦即反彈力相當↑；微則無胃氣則是心搏力↓；弦反彈力雖↑，是神經緊張的脈搏，與數略有相異之處，古人

數稱陽脈,而弦若與緊同時可以為陽脈,若與微同時出現,則是心搏力↓、緊張度↑之象,此乃因神經緊張而不得息。少陰脈沉而滑,滑乃弦之反義形容字,緊張之象↓,但阻塞之象↑,例如一般婦女有孕稱滑脈,有積滯尤其子宮瘤或大腸有宿糞,均有時可見此類脈象,設患者為婦女,月經不調,按之有瘕,胞門阻滯,與有孕相仿,有孕乃自然現象,產後即愈,此乃病態,所謂血結胞門稱血分,當用通經,諸如增加脊髓反射、子宮收縮、骨盆循環等藥物,普通之桃仁、紅花、三稜、莪朮、蘇木、當歸等等皆屬之,隨症應用可也。

　　問曰:病有血分水分,何也?師曰:經水前斷後病水,名曰血分,此病難治。先病水後經水斷,名曰水分,此病易治,何以故?去水其經自下。

　　婦女,女性荷爾蒙本來可以使 Na^+ 滯留,Na^+ 滯留的結果,水分隨之而增多,所以在經前月經將來的幾天,如有伏病者或過敏體質者則恆感不舒服,更有情緒變化易衝動、喜悲或喜怒,一切不正常俟經來之後便即刻緩解。甚至痛經,經來劇痛,乃子宮內膜移位,子宮在黏膜脫落產生肌壁痙攣所致,如果月經不來則此類患疾無法治愈,通經即可,但單是通經效果不顯或呈反效果,必須先使神經精神穩定,諸如逍遙散之流,配合以四物湯、桃仁、失笑散等藥方克庶幾。經前之病水當然是說積水或浮腫是水分病,相當易治倒也未必,不過配合通經藥之前,宜做適當的考慮。若乃經後而浮腫則非常少見,大概都屬於紅血球↓、血紅素↓、Fe^{2+}↓的萎黃性貧血性病症,的確較經前病水為難治,若云此乃病血分都是的論,惟非常少見。經前病水是荷爾蒙問題兼及電解質易治;經後病水是肝機能不良或竟是血液成分有變動,更有經後子宮中的內膜仍因子宮蠕動力↓而滯留,則血可以來之不斷,稱血崩,以前常見,今則環境改變、營養條件改善而少見矣,但病水在經後是血液問題是相當準確的,此類病水乃膠質↓,滲透壓改變之故。

　　問曰:病者苦水,面目身體四肢皆腫,小便不利,脈之,不

言水，反言胸中痛，氣上衝咽，狀如炙肉，當微欬喘，審如師言，其脈何類？師曰：寸口脈沈而緊，沈為水，緊為寒，沈緊相搏，結在關元，始時尚微，年盛不覺，陽衰之後，榮衛相干，陽損陰盛，結寒微動，腎氣上衝，咽喉塞噎，脅下急痛。醫以為留飲而大下之，氣繫不去，其病不除；復重吐之，胃家虛煩，咽燥欲飲水，小便不利，水穀不化，面目手足浮腫；又與葶藶丸下水，當時如小差，食飲過度，腫復如前，胸脅苦痛，象若奔豚，其水揚溢，則欬喘逆。當先攻擊衝氣令止，乃治欬，欬止，其喘自差。先治新病，病當在後。

病者苦水的情形既然已經相當明顯，候脈之際不說有水，反而說胸中痛，似乎有氣往上衝至咽喉，彷彿喉頭有一塊如肉狀物阻塞著，此必然會有輕微咳嗽和氣喘，其實並非真正的氣喘，不過是上氣不接下氣的情況，張仲景的老師在病人主訴胸中痛時即已經可以知道以後發生的種種變化，絲毫不爽，仲景不免要問，他老師的回答，可以說是非常神妙，我們且看這一段真正乃是人的一生寫照史，與《內經》有異曲同工之妙，更較《內經》為紮實，寸口脈沉而緊，我們已經說過先須重按再見脈緊，沉是脈搏微弱，輕按不見，重按方見，但是反彈力尚強，故稱緊。沉為水，早已講之又講，不再多言。緊為寒，事實上神經緊張必然背部肌肉、末梢血管緊縮，於是病人感冷，已經重複的講過，然而此種寒冷感，只是病人感覺外界有寒冷侵襲毛骨悚然，並且內裡感覺寒從中發，冷透骨髓之感，其實寒感都是從前述的機轉而來，由於表皮血管肌肉之強烈收縮，其血液循環、其血流傾向勢必奔集入裡，則中樞的心肺，腹部的胃腸循環負擔必然加重，開始則因交感性興奮而脈搏呈浮數，久則拮抗作用漸漸消失，血液向外透的力量當然也漸漸變弱，此類情況之發生，大都是有水分的積聚，或者身體衰弱、代謝低落、貧血等等，血液及代謝勢不得不集中於中樞重要系統，以做維持生命的代價，此脈之所以沉而緊是上述種種因由而構成，其時心臟搏出的血液走體表的略為少見，走中樞的略為增多，是無可諱言的。何以說是所有人一生的寫照呢？我們知道

人體最大的動脈乃主動脈，由循環搏動的衝出力，自從嬰兒的呱呱出生，就已經開始，無論以後的成長，主動脈弓隨之而成長，但自嬰兒開始一直至衰老，主動脈弓隨之在硬化，其進度隨人的一生壽命而變，有的硬化較快則壽命短，有的較慢則壽命長，故曰沉緊相搏，結在關元，關元者主動脈弓至骨盆腔的左右分歧，尤其以此處衝擊力最↑，年輕時硬化程度↓，始時尚微，年盛不覺，迨至年老「陽衰之後，榮衛相干，陽損陰盛，結寒微動，腎氣上衝，咽喉塞噎，脅下急痛。」年老之後，此處硬化更盛，脊髓神經反射↓，則使腸胃道、心肺、肝膽等等任何人體部位，由此處開始老化硬化，血流供應不及，乃處處小血管開始硬化，營養需靠血液帶入細胞間質乃入細胞，因其衰退，則生活的動力、動量均↓，心臟循環力也大↓，所以氣上衝咽喉，喉間感覺有炙肉樣物者，是臟器衰老而下垂，心臟供血之不力，我們由老年人身上可以得到明證，老年人的臉孔所以皺紋滿面髮禿齒搖者，因為頸間動脈、頸椎神經均漸漸硬化、退化之故，我們更可見老人的頸部肌肉鬆弛下垂，因而其聲帶也下垂成寬而不緊，故而聲音嘶嘎、蒼老，所謂老氣橫秋。肩膀亦下垂，胸廓成桶狀，肺中殘存氣體↑，多多少少有肺氣腫所致，喉嚨下垂，甚至甲狀腺亦垂，心臟較年輕的人為擴大（張錫純先生是讀《金匱要略》好手，功力不亞於吳鞠通讀《金匱要略》，乃創大氣下陷之說，可能脫胎於此，奇怪的是張吳二位如此善解《金匱要略》，卻始終不詮解此書）。所以一旦積水，則臟器之下垂更加重，於是胸中痛，拉扯往下也。氣上衝，心臟負荷本已老衰，而今復加重也。喉有炙肉咽喉下垂加重，於是感覺如有炙肉者即由此而來。冷空氣進入則黏膜面下之微血管本已不靈，黏膜分泌黏液↓，保護力免疫力均↓，且因小血管循環↓而血流停瀦乃生灼熱感，遇冷空氣進入或竟小小刺激即咳。脅下急痛者，乃因腸子尤其結腸運轉大為失靈，腸內容物異常發酵產生氣體，更因臟器下垂則氣體恆停留於結腸在橫膈膜左右的脾叢肝叢處，醫以為留飲而大下之，臟器之下垂，古稱氣虛而氣下陷，大下之後則更下垂，氣大陷下，病反愈醫愈重。又復重吐之，吐後電解質紊亂，由胃之賁門直至咽喉黏膜面本因燥而有炙肉感，今復因吐而大量充血，連胃

亦大量充血，成了胃家虛煩，咽燥欲飲水。身體本已衰弱，血管本已硬化，腎臟機能本已退化，如此亂整，無異落井下石。小便之不利，循環衰落是遠因，大下大吐電解質失調紊亂則是近因。水穀不化，大下之故。手足面目基於前述種種理由，當然浮腫更甚。又與葶藶丸下水所以小差者，稍微能調節支氣管中的濃痰而已。老年人 O_2 不夠，氣管炎分泌細胞分泌恆多，故見老人多痰，又因抗力↓，使痰時時同受細菌感染而成黃色黏稠，又因氣管痙攣，而痰液中的纖維全部亂打結在一起，則更黏著而不易出，葶藶丸稍稍能解除之，根本也非真正的治法，可以說全部不對頭，小差是稱幸中，嗣後不須飲食過度照樣發，飲食過度更要復發，故而腫復如前，胸脅苦滿，象若奔豚，其水揚溢則咳喘逆，當先攻擊衝氣令止，攻擊二字不太合適，當先調節，諸如附桂八味丸、喘四君子湯等補益強心之劑，復稍加五苓散、柴胡湯等等疏導之劑，則衝氣止。乃治咳，治咳也只能清肺祛痰等王道之劑，先治新病，以後再用香砂六君子湯或竟補中益氣湯以改善其本身之缺點，須以鉤藤、菊花等等穩定神經劑，調節水分劑，酌用銀翹散等方克庶幾，勉強稱職。

　　風水，脈浮，身重，汗出惡風者，防己黃芪湯主之。腹痛加芍藥。

防己黃芪湯方：

　　防己一兩　黃芪一兩一分　白朮三分　甘草半兩炙

上銼，每服五錢七，生薑四片，棗一枚，水盞半，煎取八分，去滓，溫服，良久再服。

　　身重都屬於體表（somatic）皮下及肌肉中靜脈回流量↓，以及表皮毛細血管擴張，所以汗出乃毛細血管擴張後，血流停瀦於皮下，則產生熱量刺激汗腺以發汗，汗後又經過表面空氣流動（ventilation），乃使汗蒸發，奪去皮上之熱度，故而惡風。防己果然去水分，又須黃芪的促進平滑肌收縮，則血管本由平滑肌所構成，經收縮而改善，汗出自止，機轉與用麻黃、桂枝不同，麻黃、桂枝只是一過性的刺激使之血流↑以收改善之效，黃芪則是澈底使平滑肌調節。如果有腹痛，是腸運動發生痙攣，芍藥能止痙攣，其所以發生多

半屬腸運動不正常，尤其其動量↓，黃耆在此種條件下，更具收縮平滑肌的強壯作用。

> 風水惡風，一身悉腫，脈浮不渴，續自汗出，無大熱，越婢湯主之。
> 越婢湯方：
> 　麻黃六兩　石膏半斤　生薑三兩　甘草二兩　大棗十五枚
> 上五味，以水六升，先煮麻黃，去上沫，內諸藥，煮取三升，分溫三服。惡風加附子一枚。風水，加朮四兩。

風水、惡風與上條的條件相同，上條是身重，此條是一身悉腫；須自汗出也相同；無大熱，前一條之情況判斷，也不見得有大熱。前條的重點是以黃耆、木防己之滲水，此條因一身悉腫，淋巴靜脈的收集回流量受阻更厲害，脈浮不渴便知道必須用頃刻之效的刼藥，蓋病情雖輕是以現在醫者的目光來看，古時候則認為非常嚴重，事實上當時情況判斷，的確嚴重，古人的營養遠較現代人為差，所賴以維生者全恃一些植物蛋白，大半都以醣分為主，醣之為物，緩衝力不夠，而且極多變化，變化中情況看來非常嚴重，較蛋白質的變化嚴重得多，我們看到目前的病人蛋白質漸漸消失者，都屬於慢性患疾，如果醣類發生變化則糖尿病可立刻致酸中毒的昏迷，缺醣時立刻冷汗直流，脈急增劇患者昏厥，醣的變化既然非常迅速，有時候用黃耆、木防己當然緩不濟急，則必須用麻黃收縮血管，增加血糖（由肝糖解將 glycogen → glucose），配合生薑興奮神經而去水，大棗調節血液成分，尤其對醣的補充也有益處。所以用石膏者，在以前一般老式醫生就常常不解其所以然了，因為生石膏主大熱煩渴，今無大熱更不口渴，為什麼要用石膏呢？殊不知此類浮腫屬體表性，石膏之用乃監制麻黃，不使之發散興奮過度而用之，更應以逐水分收縮血管肌肉，就麻黃配合生薑、大棗著力相當峻厲，以生石膏安撫末梢神經，則別有一套條件也。

> 皮水為病，四肢腫，水氣在皮膚中，四肢聶聶動者，防己茯

苓湯主之。

防己茯苓湯方：

　　防己　黃芪　桂枝各三兩　茯苓六兩　甘草二兩

上五味，以水六升，煮取二升，分溫三服。

　　水在皮中，此喻絕妙，但沒有一身盡腫如此嚴重，滲水即可，擴張表皮血管，著力於平滑肌收縮，桂枝、黃耆同用，如此則水血推動力具矣，加防己滲水，茯苓調節，甘草緩和，同時配合之，也有部分滲水之力，是體表水分積之較輕者用之。

　　裏水，越婢加朮湯主之，甘草麻黃湯亦主之。

越婢加朮湯方，見上。

甘草麻黃湯方：

　　甘草二兩　麻黃四兩

上二味，以水五升，先煮麻黃，去上沫，內甘草，煮取三升，

溫服一升，重覆汗出；不汗再服，慎風寒。

　　在前條之越婢加朮湯方，即是越婢湯風水加朮，惡風加附子之意思相同，在當時未明述，在此處當詳述之。裡水者，無非是在內臟（visceral）尤甚多為腹腔內積水，而非體表（somatic），風水則是水在肌表，故用麻黃。裡水，水在內部腹腔中，故當先用藥使水吸收至腸腔，或直接健運腸腔做吸收積水之手段，則白朮必用；要去其水，必須使心臟搏動力↑、代謝↑、血流運輸↑，則附子必用，尤其可與乾薑、吳茱萸同用，則水必然重新吸收而分利，由大小便分利出，而非從皮膚出汗，分利水分之真正機轉是如此，發汗是另一種途徑，不過是推動表皮血行、促進靜脈淋巴吸收，發汗者乃結果，非真正的手段，前已述之又述。裡水之用越婢加朮湯的意思也就是如此了，但是用麻黃、甘草則又是什麼意思呢？這就要看當時的條件而定了，假如水分在外，麻黃先收縮血管，後以生薑擴張血管，則表皮肌層的細血管必先收縮而後擴張，原因何在呢？我們必須看生理的前奏條件，皮下肌

肉之所以積水，乃是微血管擴張、水分溢出、淋巴阻塞、靜脈回流不良，因此病在古時候看得相當重，現在看得並不重，我們可知生理的原則，血管既先擴張以後，必然是收縮的回饋趨勢，如果擴張一直擴張，收縮一直收縮，則生物值的平衡作用喪失，必然死亡，而死亡的前一步即是如此，當然本病尚不致於死亡，所以擴張必具收縮趨勢，用麻黃幫助其收縮血管，如此則代謝生理條件立可平穩，麻黃之效力平平不過如此，所以能如此奏效者，勢也，乃順其勢而發，當然收效宏大，是故中醫學之難，遠出一般人想像之列。如今甘草麻黃湯何以能治裡水呢？殊不知裡水在內，用麻黃之收縮血管則外表之水不得不向裡集中，裡面本有水，則此時的麻黃已不是用做發表，裡水復加由外向裡集中之水，水必須從小便或大便大量利出，因麻黃內非只有麻黃素（ephedrine）而已，更有鉀劑可以利水，且裡水本已緊張，復加外水通入，則緊張更加緊張，故必以甘草緩和，否則緊張加緊張必生痙攣，小便更難出，甘草反有分利作用，因勢利導。中醫學之難，全是活著，須持當時局勢而已，一如下棋、比拳，先看別人出招，然後方始有應付之招式，非治之而後可以了事，中醫學之難，難在環境及條件，此處又得一明證了。同時麻黃又略見強心作用，使水能排泄，因為此類病痛本來就較輕，所以能如此用，若將麻黃提煉出來成麻黃素，則此類效果盡失。

　　水之為病，其脈沉小，屬少陰。浮者為風，無水虛脹者為氣水。發其汗即已，脈沉者宜麻黃附子湯，浮者宜杏子湯。
麻黃附子湯方：
　　麻黃三兩　附子一枚　甘草二兩
上三味，以水七升，先煮麻黃，去上沫，內諸藥，煮取二升半，溫服八合，日三服。
杏子湯方。

　　種種條件明示我們，風水即體表的水（somatic），由靜脈回收、淋巴阻滯而來，故當發汗以推動之，則風水簡言之是外水，因勢利導不失為良法。

裡水是內部之水，脈必沉弦等等，必須分利或經小便下，嚴重者直接由大便下，此乃是真正的去水法，裡水絕不能發表為外，此乃絕對禁忌，在生理病理學也講不通，仲聖所言相當準確，外水亦不可皆入為裡水，此類事實非常明顯，所示條文，無不孜孜告誡，在此條當作一個總交代，因為論水至此已經相當完備了，外水也稱風水及皮水，用發汗法，如果在裡則脈見沉，用附子強心去其負擔，麻黃亦具利尿作用，機能有二，一將水分在的微絲血管收縮，二則略具強心作用，配合附子效力宏大，患其不調節以甘草調節之，至於杏子湯，方已失傳，用杏仁的理由是對血液略具溶血稀釋作用，此種作用並非是主體，真正重要的還是鎮靜呼吸中樞，則緊張可緩和，再用其他利尿劑較為穩健，杏仁本能潤腸通下，也不失為當行本色，唯單獨一味杏仁恐不濟事，仍須有其他藥劑配合方行，今既失傳，大概亦可猜測而知君臣的藥方，效果是有，但不及《傷寒論》方，我們大可以師其法，方則自行創造，不見得會比之差，如吳鞠通的《溫病條辨》師法《金匱要略》處很多，而方卻更為精彩，是其最佳例子，至於「浮者為風，無水虛脹者為氣水。發其汗即已」，不必多做分類，外間體表水而已，發汗則解，早已明言。

　　厥而皮水者，蒲灰散主之。
　　蒲灰散方見消渴。

　　廣義的循環包括動靜脈、淋巴、微絲血管、細胞間質液在細胞膜間之出入，如果略有不妥，則生阻滯，阻滯之原因無非多為淋巴及毛細血管的運轉不良，皮水者，皮下毛細血管轉運↓，則多於手足微涼，稱為厥，用麻桂開之未必有效，若專門針對血管方面而非自律神經方面，則蒲黃炭的針對小血管，滑石之調節電解質，不過是其中一二道理而已，其他理由正多，容以後幾章內澈底討論之，因為於今條件仍不足也。

　　問曰：黃汗之為病，身體腫，發熱，汗出而渴，狀如風水，
　　　　汗沾衣，色正黃如柏汁，脈自沉，何從得之？師曰：以汗出
　　　　入水中浴，水從汗孔入得之，宜芪芍桂酒湯主之。

黃芪芍藥桂枝苦酒湯方：

　　黃芪五兩　　芍藥　桂枝各三兩

上三味以苦酒一升，水七升，相和，煮取三升，溫服一升，當心煩，服至六七日乃解，若心煩不止者，以苦酒阻故也。

　　承接前一條，我們知道純是積水在皮下用發汗的方式可以解決，假如積水的問題不單是淋巴、靜脈的回收發生問題，更有血液中的成分起變化，一般以感染性的敗血症為多，由於積水身體腫，發熱是感染，細菌感染而溶血，則皮膚因敗血症而成黃色，紅血球、血小板、白血球等等血中成分的連續破壞成溶血性黃疸，如果細菌的品種特殊，則所出的汗純為黃色，這種情況以鼻竇炎、鼻竇化膿的條件為多，如今已少見矣，因感染發熱而渴，因水分↑敗血症身體抗力↓而脈沉，「師曰：以汗出入水中浴，水從汗孔入得之」是純屬推測之辭，當然在現在眼光看來是不足取了。因為是敗血症（septicemia），則必有小血栓堵塞毛細血管，因而產生溶血，因溶血而水分↑，全部與前一條蒲灰散相同，但蒲灰散以蒲黃去血栓（thrombi）力量略嫌太小。此類水腫多絕非麻黃等可以解決，必須直接在血管上用功夫，故用大量黃耆使平滑肌收縮更兼強壯作用，以補敗血症的抗力不足，桂枝擴張血管，芍藥止其痙攣，則小血管中 thromboli 已有驅出之趨勢，再用苦酒亦即醋之通利，溶解小血栓，醋之為物在現代生化學上，如 acetyl Co-A、acetoacetic acid 等用處極多，為酵素轉換不可缺之物，但生化所講與現代要用的事實相差很遠，遠水救不得近火，我們所知是醋可以溶解瘀血，傷患在外敷筋腱扭傷時常用，如用米醋、麵粉、雞蛋白調和外敷，翌日則病勢大減，又見古時所謂「婦女氣鬱須開氣平鬱」，用醋炒升麻，醋炒柴胡即可見一斑。乃曰醋與之合煮，故而心煩立解，如果心煩不解者，苦酒即醋之藥尚未達到之故，確為的論。

　　黃汗之病，兩脛自冷；假令發熱，此屬歷節。食已汗出，又身常暮盜汗出者，此勞氣也。若汗出已反發熱者，久久其身必甲錯，發熱不止者，必生惡瘡。若身重，汗出已輒輕者，

久久必身瞤，瞤即胸中痛，又從腰以上汗出，下無汗，腰髖弛痛，如有物在皮中狀，劇者不能食，身疼痛，煩躁，小便不利，此為黃汗，桂枝加黃耆湯煮之。
桂枝加黃耆湯方：
　桂枝　芍藥各三兩　甘草　黃耆各二兩　生薑三兩　大棗十二枚
上六味，以水八升，煮取三升，溫服一升，須臾，啜熱稀粥一升餘，以助藥力，溫覆取微汗；若不汗，更服。

　　在前段以防己黃耆湯及蒲灰散，以及直接上段的黃汗，所謂黃耆芍藥苦酒湯中，我們不難明瞭在淋巴靜脈回流阻塞，而血液本身尚未發生實質變化時，用桂枝、麻黃、生石膏等等是有效的，一旦血液實質變化波及小血管，則必須用黃耆、木防己、原白芍、大棗、苦酒等直接對血管改善，而不用神經一過性興奮藥，因為微細血管既已條件不佳，刺激之反生反效果，此有時服利尿劑反而愈服愈腫的理由。於今黃汗是血液成分中的白血球、血小板、血漿蛋白等均因感染而有改變，改變後水的容積（volume）↑，有炎症又有血栓，長期慢性敗血症（septicemia）之消耗，心力衰弱循環不得不改變以維護中樞生命重點為要著，加以血液濃度因血液量↑膨脹而稀薄，循環的重點一如以前再三所明述，都集中在上半身，故下半身血流略↓，則兩脛自冷，假令發汗而有感染，則非但脛冷，各關節因代謝之↓、溶血量因敗血症的↑，則關節內溶解酶（lysozyme）由關節滑膜細胞溢出，反來侵襲關節囊表面，部分 lysozyme 有因感染的白血球破壞而釋出，故使之生劇痛，植物細胞因無 lysozyme，故死後不會潰爛，仍可以做木料、木材用，動物死後，細胞中 lysozyme 亦即溶酶素溢出，即使產生腐爛，如今因白血球死亡溢出，侵犯骨盆，其痛如刀割虎噬，則稱為歷節，此歷節與前所述的尿酸性歷節條件又不同了，故《金匱要略》用名字以症為分，隨心安排不知真相，必然無法溝通。常暮生盜汗者，慢性敗血症常見的現象，都是體中有部分 focal lesion，至薄暮肝機能↓而發作，肺結核又何嘗不然？久

久發熱，營養大差，肌膚甲錯，即將呈末期狀態，慢性病所通見。內中必有惡瘡者，focal lesion 也。發汗已輒輕者是 focal lesion 所生的毒素刺激之發熱，嗣後發汗時熱度略瘥，神經略趨穩定則出汗，輒輕是指出汗後一時的穩定，病人略感輕鬆。久久必身瞤動，黃汗之發，以鼻竇炎、鼻蓄膿為多，由鼻的患疾往下波及喉頭，蓋喉中往往因鼻腔發炎，膿液無形中便流向目標區，喉頭因而波及，黏膜也出現炎腫，都是由喉耳咽管（eustachian tabe）因發炎阻塞或硬化的變化，上及前庭腺淋巴的影響，平衡度↓，則瞤動。瞤即胸中痛者，是喉頭、鼻竇、鼻腔有炎性，輒會使附近肌肉緊張，緊張收縮的總向量在肌腱，此類肌腱都在胸部劍骨兩旁發生緊張，或在頸後肌肉處發生緊張，結果都可以使胸前痛。從腰以下無汗者，神經緊張的重點在鼻竇、咽喉、耳蝸，當然腰下有汗的機會少見，蓋血液此時之集中趨勢在上半身也。如有物在皮下，非其皮中有物，乃皮中血管神經緊張，淋巴靜脈回流不良而積水耳。劇者不能食，身疼痛，因鼻咽發生問題，肺活量↓、氧（O_2）↓，立即毫無胃口進食。身重有水，煩躁，輕度的呼吸交換不良，輕度之 O_2↓，小便量則因血流重點在上不在下，循環入腎之血液過濾量↓，更因緊張使血液過濾量↓，則小便不利。此為黃汗者，慢性菌毒症，重者在上之鼻耳咽部位，稱黃汗，黃汗如黃色者，乃敗血症有特別的細菌感染而汗成黃色，非其重點，重點在真正的機轉（mechanism）也，桂枝擴張血管，黃耆修補血管，配合桂枝增加其動量，芍藥、生薑制其痙攣，促其動態勢，生薑、大棗改善血流品質，促進代謝↑，其實此方雖然相當不差，如果直接知其病灶所在，直接大用消炎藥、活血溶血藥，澈底擊潰其病灶處，假如 lesion 在鼻咽，對此直接用藥，又較此高明不少，讀古書當師其意，不可鼓瑟膠柱也。

師曰：寸口脈遲而濇，遲則為寒，濇為血不足；趺陽脈微而遲，微則為氣，遲則為寒。寒氣不足，則手足逆冷；手足逆冷，則榮衛不利；榮衛不利，則腹滿脇鳴，相逐氣轉，膀胱榮衛俱勞。陽氣不通即身冷，陰氣不通即骨疼；陽前通則惡

寒，陰前通則痺不仁。陰陽相得，其氣乃行，大氣一轉，其氣乃散；實則矢氣，虛則遺溺，名曰氣分。
氣分，心下堅大如盤，邊如旋杯，桂甘薑棗麻辛附子湯主之。
桂甘薑棗麻辛附子湯方：
　　桂枝　生薑各三兩　細辛　甘草　麻黃各二兩　附子一枚炮　大棗十二枚
上七味，以水七升，先煮麻黃，去上沫，內諸藥，煮取二升，分溫三服，當汗出如蟲行皮中，即癒。

以前大講水分、血分，而今又大講氣分，所謂氣分，其實非水、非血，是什麼呢？是神經刺激力↓，動量不足，代謝↓，熱量不夠，心搏力↓，血流循環↓，但沒有淋巴靜脈回流不佳的現象，滲透壓沒有改變，惟各臟器的運動量蠕動不足，約略影響心搏量的循環而已，如說寸口脈遲而濇，脈搏動血流量↓則濇，搏動數↓則遲，遲則為寒，濇則為血不足，要之尚堪合拍，跗陽脈微而遲，寸口脈因近中樞，故循環量較跗陽為大，蓋跗陽距心臟遠，所以遲則更遲，則依然為遲，血行量更為不繼，則由濇而變微，是小血管過於代償乃致此，遲為寒之象，微為氣屬代償性，要之亦頗合拍，血流之↓，血量後繼而↓，當然手足逆冷，於是腸胃道代謝低，動量蠕動均差。心肺的運動條件近代醫學研究甚詳，腸胃的運動條件，現代醫學尚且不太清楚，其實與心肺一樣也有節律，不過較隱僻、較遲延，一般人不自覺而已，但是中國醫學上則特別注意，可補現代醫學之不足，要實事求是來講，如果一味陰陽亂轉不通，去道遠矣。我們現在談到腸子蠕動，必須有一定的條件，假定蠕動過快則腸液尚未吸收者一律下瀉，假令蠕動太慢，則腸腔內的液體非但不吸收，反要由腸外轉吸入腸腔，腸子的蠕動是有一定節律性，每隔十幾秒即蠕動一次，我們用聽診器置腹壁上聽得清清楚楚，每次蠕動即為腸鳴一次，但聲音不太響，用聽診器可以聽得，否則除非飢餓，所謂飢腸漉漉則不用聽診器直接可聽到，如今在腸管腔的水分，因腸運動遲緩吸入腸腔，則在蠕動時水量多，所以腹滿腸鳴，循環力之差，血流進入腎絲球過濾的血液相對

地↓，亦易由於腸之轉動慢之故，乃稱「相逐氣轉，膀胱榮衛俱勞。陽氣不通即身冷，陰氣不通即骨疼」，如要陽氣通，則小便非通不可，於是腎上腺素及 renin 升壓素因便不利而↑，腎上腺素使血管收縮，renin 使血壓↑，患者感到背部肌肉緊張，背部毛細血管收縮則寒毛凜凜或感冷而毛髮直豎，此即將通未通的當口所產生的現象。由於神經興奮在先，血液因神經推動而推動，故關節因神經興奮↑、血液將行而未行，乃成一過性的骨節痠疼，稱陰氣不通則骨疼，「陽前通則惡寒，陰前通則痺不仁」不過重複強調其現象而已，一旦此種情況自然改變，腸子蠕動因脊髓神經之刺激而開始調節，恢復正常，則稱「陰陽相得，其氣乃行，大氣一轉，其氣乃散；實則矢氣」，腸既恢復動力，則有矢氣，行將大便，一切緩解。在來之先，膀胱本因腸子不活動下滯而受壓，一旦腸子蠕動回復，壓力在膀胱處突然轉輕，乃生突然略有遺溺的情形，乃稱「虛則遺溺，名曰氣分」，機轉既明，名字無所謂也。

　　氣分之心下堅大如盤者，胃腸蠕動力↓，如用附子、桂枝、生薑促其代謝↑，而動量充血量↑。桂枝本應擴張表皮血管，但如今腸胃蠕動↓，重點在裡，桂枝亦隨附子、生薑一併入裡，此中醫中藥之妙用，順其勢也，所以中藥沒有一定的定點，非見勢，就環境需要而行，其高深難測之難處亦在此，非頭腦靈活之明眼者不知覺也；更以麻黃興奮大腦，備做調節樞鈕，精神之↑；復以細辛，略帶麻醉，監制麻黃之興奮過度，更能監制其痙攣，甘草亦復如此，方子非常漂亮，節節合拍。

　　　心下堅大如盤，邊如旋盤，水飲所作，枳朮湯主之。
　　　枳朮湯方：
　　　　枳實七枚　白朮二兩
　　　上二味，以水五升，煮取三升，分溫三服，腹中軟，即當散。

　　「心下堅大如盤，邊如旋盤」者，乃胃擴張，腸子不良於承合其擴大而呆滯而積水也，用白朮以調節促進吸收腸子中的水，以枳實興奮平滑肌使胃壁蠕動。更以心下堅大如盤並不是單屬胃擴張可以致此，胃擴張實在沒有這樣大的力量，原因是胃呆滯擴大後，腹壁的肌肉因外表神經受內臟自律神經

緊張之影響，腹上部的腹斜肌及腹直肌都呈緊張收縮方克致之，腹皮全部緊張收縮當然非胃擴張一個原因可以發作，乃是配合了腸內水分↑，再因之而緊張，方見如此現象，此不可不知也，故白朮、枳實同用有它的理由的。又我們常見在傷風感冒將愈之時，腿及腳特別痠疼，也屬此條的相同理由，轉氣一字的秘密，不過如此，沒有什麼神秘。

黃癉病脈證并治第十五

寸口脈浮而緩,浮則為風,緩則為痺,痺非中風,四肢苦煩,脾色必黃,瘀熱以行。趺陽脈緊而數,數則為熱,熱則消穀;緊則為寒,食即為滿。尺脈浮為傷腎,趺陽脈緊為傷脾,風寒相搏,食穀即眩,穀氣不消,胃中苦濁,濁氣下流,小便不通,陰被其寒,熱流膀胱,身體盡黃,名曰穀癉。

　　黃疸病是血漿蛋白中膽紅素（bilirubin）增加,有肝前性的溶血、肝性的膽紅素排斥或合成困難及肝後性的阻塞,都使血中膽紅素↑,其實在實際上三種情形都幾乎互相並見,在臨床上的意義較為含糊,而膽紅素的增加可以使阻塞者更阻塞,溶血者更溶血,所以單獨以此分類,其無所謂,有一點非常具有意義的,即膽紅素本身與神經梢具親和力,使神經的傳遞受阻而變遲,血管壁及一切臟器因血中膽紅素↑,神經傳遞力↓,則一切呈遲緩擴張、動能↓的現象,血管擴張則脈見浮,心搏力遲延則脈見緩,「浮則為風,緩則為痺」真相如此,痺者一切因神經衝力↓、血管擴張、精力↓,患者當然絕對呈無力感,故而四肢苦煩,脾色必黃,痺並非中風,特別標之出來,其無力非屬中風,瘀熱以行者血管運行循環慢則血流慢,故血液停瀦時間較久,則滲透壓↓,管內較稀薄之體液如血漿蛋白易於溢出,其中帶黃疸色素則膚色黃,血停久了則局部生熱感,乃稱瘀熱以行,趺陽脈因上焦的心搏力慢,則下肢血管滯留多,欲使代償循環,俾使回流不缺少,則脈管非緊縮不可,血多而脈緊縮則脈見緊數,數則為熱,熱則消穀,並非其真相,其所以消穀

乃因黃疸之故，臟器遲緩，胃腸恆成擴張狀態，擴張則胃中胃酸有時分泌因之增加，乃呈要得食而後解的虛性消穀亦即喜進食狀態，但一旦食物下胃，胃之蠕動力又不夠，因而一食即感飽滿，「尺脈浮為傷腎，趺陽脈緊為傷脾」，全屬古人推測之辭，可以不取，否則徒亂人意耳。「風寒相搏」同樣沒甚意思，「食穀即眩」卻是很有道理，我們循上所說，胃之擴張，往往影響自律神經，故有所謂「胃氣上逆」及「胃不和則眠不安」等語，胃部因擴張對受壓特別過敏，如今食物入胃當然產生壓力，蠕動力↓則胸悶頭眩、穀氣不消、胃中苦濁，均為胃之無力消化蠕動收縮之故，濁氣下流、小便不通者，因膽紅素之抑制心臟使心搏力↓，不足以應腎絲小球的過濾，更因非結合性膽紅素（unconjugated bilirubin）之不能通過腎臟，乃至小便不利。陰被其寒又是推測之辭，無甚根據，所謂陰陽八法者，古人見風張篷，隨口而走，如果以之為瑰寶，上當了，著實可憐，亦復可恨，再來什麼熱流膀胱，真是不知所云，身體盡黃可以預見，熱流膀胱是因為小便黃而赤，實在是黃疸的關係，與熱之升高、小便黃濁全部是兩碼子，今混為一談，如果全部接納，曲為辯護，思而可悲矣。

額上黑，微汗出，手足中熱，薄暮即發，膀胱急，小便自利，
名曰女勞疸；腹如水狀不治。

設或肝病腹水則腹如水狀，積水久則荷爾蒙生變化，尤其女性荷爾蒙本由肝破壞之以生平衡作用，今肝已有病，不拘是肝炎、肝硬化、肝癌，肝機能大↓，無法再破壞女性荷爾蒙，女性荷爾蒙本對皮膚生黑色有關，積水則抗利尿激素（antidiuretic hormone, ADH）有變化，ADH在腦下垂體之後葉亦即神經葉（neuropil）與黑質（melanin）之分泌同在後葉上，因而連及後葉黑色素之分泌，積水久使荷爾蒙分泌不正常而萎縮，其面色必黑，何其止於顏上。微汗出，心力不足以應身體，復加水之負擔也。手足中熱，肝既機能↓，腸胃無有不影響者，腸胃不清者在薄暮時必發，因在薄暮時肝機能本來衰弱，更何況肝有病乎，故薄暮手足發熱。膀胱急，水道應上面腹水的壓力故急，小便之通與不通，端視當時情況條件而論，不可一句抹煞也。名曰女勞疸，

是名字而已，不足深怪，治與不治乃預後之良與不良，端視病情及治療而定，但此病較為難治，自是實情。

心中懊憹而熱，不能食，時欲吐，名曰酒疸。

心中懊憹而熱，乃食道充血性的發熱，患者恆在胸中有灼熱感，而且可以明白地指出其準確的部位，食道充血而灼熱，胃必連帶波及，不能食且欲吐者，乃所謂心下嘔溫要吐，在《傷寒論》中已經明言了。

陽明病，脈遲，食難用飽，飽則發煩，頭眩，小便必難，此欲作穀疸。雖下之，腹滿如故；所以然者，脈遲故也。

此條與本章第一條情況相同，黃疸使神經組織遲緩，豈是用藥瀉下可以濟事，故腹滿如故，已經稱客氣的了，否則腹因下瀉可能更為脹滿，所以然者，非脈遲致也，乃黃疸故也。

夫病酒黃疸，必小便不利，其後心中熱，足下熱，是其證也。酒黃疸者，或無熱，靖言了了，腹滿欲吐，鼻燥；其脈浮者，先吐之，沉弦者，先下之。酒疸，心中熱欲吐者，吐之愈。酒疸之下，久久為黑疸，目青面黑，心中如噉蒜虀狀，大便正黑，皮膚爪之不仁，其脈浮弱，雖黑微黃，故知之。

黃疸對神經傳遞作用，心臟的搏動因出於心動神經，諸各神經均因黃疸色素 bilirubin 的↑而發生遲緩，心臟跳動亦慢（bradycardia）。腎臟過濾量因心搏量循環↓而降低，故小便不利。心中熱是因黃疸色素使神經機能↓而胃蠕動↓，胃酸之分泌上溢胃賁門，食道受刺激具灼熱感，乃稱心中熱。靜脈回流較遲，且足腳距心臟遠，回流遲則足部發熱，一如痔瘡，在肛門部位之靜脈曲張而回流積滯，則肛門處灼熱感如同一轍。

酒客疸，有熱、無熱端視感染的條件而定，靖言了了，神志尚安定。腹滿乃腹腔內臟器如胃腸之蠕動↓之故，稍稍蠕動即感上逆欲吐，是可以明察。鼻燥是靜脈回流之不佳，部分區域尤其是所謂上焦，其回流因下焦回流差而

滲出液較多，顯得水分不平均，一如積水然，但尚不如積水之甚，則心臟近區之水分，因滯下之水分↑而顯得不平均，鼻乃乾燥。其脈浮者，證明心搏力雖↓，神經傳導反彈力在心臟附近尚強，原因為胃中有積滯而運動不良，故當吐之，是順其勢也，瓜蒂散是其的方。若心搏力雖↓，靜脈回流差，在遠區則脈之反彈力遠不如近區之強，則脈沉弦，乃順其勢而下之，但不可純用下藥，必須配合清理血中黃疸色素劑，如茵陳、梔子、大黃可酌用之。心中熱則胃蠕動↓，胃酸上逆，本有下通之勢，乃可趁其勢催吐，吐後胃負擔減輕，可以全愈。酒黃癉即是黃疸而已，若純指酒疸者，其發黃的原因略有不同，真正因酒而發黃者，大都屬肝脂肪性變質或肝硬化，絕非一下子可以全愈，如果加以亂治，猛用下藥，則黃疸本是內臟動力不足之病，用藥下之非但動力更不良，反而加以電解質之留失，水分不平衡，肝病黃疸未必能愈，病且加重，影響內分泌之變質而衰竭，其面色因久黃而轉黑，如前述之女勞疸，實為同一條件，黃疸變了黑疸，目青面黑，心中感辣者，胃腸蠕動已大不如前，胃酸之侵入賁門，較前述者為差，但長期性的食道和胃黏膜壁充血的刺激，則由灼熱而減低了感覺，成為如嗽蒜之辣，大便正黑乃十二指腸及胃成 oozing 性之出血，皮膚之不仁，水分之失調，甚則不能滋潤皮膚，慢性之出血，營養及循環雙雙大打折扣，久則皮膚指爪均呈枯黑，脈搏因久病而浮弱，雖黑微黃者乃是汙黃色，一般都屬肝、膽、胃三者相連，並且連十二指腸都有病變，以阻塞性黃疸時久後此種變化最多。

師曰：病黃癉發熱，煩渴，胸滿，口燥者，以病發時火劫其汗，兩熱相得；然黃家所得，從濕得之，一身盡發熱而黃，肚熱，熱在裏，當下之。

感染生病對身體是一種強烈的刺激（stress），由於古人營養差，反彈抗力↓，所以開始恆呈代謝受感染抑制的不足狀態，一如 Syle 氏所述的 phase of inhibition，在拙著《傷寒論之現代基礎理論及臨床應用》中述之甚詳，而醫者不察認為是「虛」，用艾葉，古時艾灸不如現在那麼文雅，用艾葉著火，用噴筒機噴一下，或者用很小的艾柱，隔著薑片略燒一下，感燙時立刻去除，

古時候的艾灸，硬是將一大塊艾葉貼在皮膚燒，其痛苦及緊張無異於炮烙之刑，以前曾經有一張灸艾圖可做參考，所以經艾灸後，都在皮膚上留有被灼的灸瘡，如果患者既已感染而 stress，復加像炮烙之刑的艾灸，其緊張及痛苦，幾乎逼人瘋狂，當然因嚴重的緊張之下，免疫力大為↓，大量產生溶血作用，血液中的紅血球大量破壞，膽紅素則大量溢出血漿中而發黃，感染非但不去，反而加重發熱，且大量溶血溢出 bilirubin，對內臟運動的抑制，加以極度緊張對胃腸也具有抑制作用，則煩熱口渴而胸滿。肚熱者，因緊張而血液由 epinephrine↑而內集，黃疸膽紅素使內臟動量抑制，靜脈大量充血，回流↓所致，腹腔本是靜脈集結的大本營，此時一身盡黃，並且由濕得之，是由於膽紅素經紅血球大量破壞後溢出而得之，如果用大量茵陳、梔子、柏皮等去除血中膽紅素，則熱可降低，但一般的感染歸根結底，最後必然瘀結在腸子，若加大黃以瀉之，則非但膽紅素可以↓，而腸胃蠕動↑，膽汁分泌從而流暢，則肝對非結合性膽紅素可以代謝，一經觸動則一連串的改善，病可全愈，所當注意者，黃疸之下為副，清理膽汁流暢，清除膽紅素為主，如果像上條那樣亂瀉一通，便成了「黑疸」。

　　脈沉，渴欲飲水，小便不利者，皆發黃。
　　腹滿，舌痿黃，燥不得睡，屬黃家。

　　根據以上種種解釋，於今不再重複，我們可知是先發黃疸，然後方見渴欲飲水，小便不利，古人倒因為果矣！但其黃疸之發，初時不太盛時，一時不能發現，待發現後，此種症象其實早已開始，故症發之前後有所不同，古人誤解而已。

　　腹滿，乃腸胃動量↓，為膽紅素所抑止。舌萎黃，膽紅素有溶血性之非結合性膽紅素，因溶血乃至貧血，則舌萎黃。若乃阻塞性膽紅素在血液中大盛，則也可導致溶血，血液中紅血球↓、血色素↓，則 O_2 量嫌不夠，CO_2 相對↑，煩躁不得眠是 CO_2↑，能擴張腦血管也，或有人稱「我們檢查血液中並未發現 PCO_2 之升高」，殊不知在未檢查之先，其升高只須略為一點點，更加上病人的精神緊張，便可見此症象，若 PCO_2 在血液中已經檢查出明顯升

高，此人早就要帶氧氣罩了（oxygen mask），病情嚴重至此，又屬另外的階段，不可如此易予，這也是西醫處處要求證據，則處處跟著病追，成捱打被動局面，好悲哀也。當你發現到病的證據之時，病勢早已遠遠地超越在前了，所以西醫常常怪病人來之已經太遲，其實在發現之時已經太遲了，所以癌症割除之後，永遠會再發，時間久暫而已，所以必發者，病的進行已遠超過於你的治療了，並非真正根本解決。

　　黃癉之病，當以十八日為期，治之十日以上瘥，反劇為難治。

　　黃疸的發生都由於肝炎，在肝內小膽管本來非常平整而流暢，但發生肝炎後，肝細胞的炎腫導致曲突不平（zigzag），膽汁不能流暢導出，阻滯於肝內而發黃，此其一；肝硬化則肝小管因纖維化而較肝炎生更為厲害的扭曲，膽道更阻塞，此其二；或由於肝內產生瘤腫，膽小管受壓而流量↓，此其三。尚有多種原因而發生，肝機能因而↓。不能將輸出之非結合膽紅素合成結合性膽紅素，則非結合性膽紅素也↑，因膽汁不能由肝膽小管輸出，則結合性膽紅素受阻而從肝內逸出，則結合性膽紅素（conjugated bilirubin）亦↑，肝發生問題，prothrombin↓則易出血，膽紅素大↑亦致溶血，則非結合性膽紅素又復↑。總之，一旦膽紅素高而成黃疸，分肝前性、肝後性、肝性均無甚意義，因為各種膽紅素均會混合出現，肝前性的溶血黃疸，以及肝後性由於肝外大膽管因結石而阻塞的肝後黃疸較少，所謂真正肝前性、肝後性的黃疸治之不難，故以十八日為期，不過是說能確定一個時期，不是一定須十八日，或可能全愈，或至少可以說穩定，《金匱要略》中用吐下等法以治黃疸者，大都是指非肝性黃疸，若乃十日以上反劇者，多屬肝性黃疸，肝已成問題，就非可易予了，一定要肝病治愈，黃疸才會隨之而退，故為難治。

　　疸而渴者，其疸難治；疸而不渴者，其疸可治。發於陰部，
　　其人必嘔；陽部，其人振寒而發熱也。

　　黃疸而渴，大部分有水分調節發生問題，平時最常見者為門脈阻塞，腹水將起，當然是肝有問題，則其疸較為難治。疸而不渴，一般都屬於因腸胃

牽連肝膽病者，例如肝外膽道阻塞，大都是由於膽道結石，結石一過，其病若失，當然病較易治。發於陰部，意思是發於內部腸胃道因疸而呆滯，則上面幾條早已講過，其人必嘔。發於陽部的意思，是黃疸之發在體表皮膚部分，則都屬細菌性的感染，屬於溶血性的為多，前述的黃汗即為一例，故振寒而發熱。

　　穀疸之為病，寒熱不食，食即頭眩，心胸不安，久久發黃為穀疸，茵陳蒿湯主之。

茵陳蒿湯方：

　　茵陳蒿六兩　梔子十四枚　大黃二兩

上三味，以水一斗，先煮茵陳減六升，內二味，煮取三升，去滓，分溫三服。小便當利，尿如皂角汁狀，色正赤。一宿腹減，黃從小便去也。

　　穀疸的症狀及機轉，前面都已經逐條明辨細述後，茲不再重複，茵陳蒿、山梔本為利膽鎮靜之劑，更能消卻血中的膽紅素，同時對靜脈的鬱滯，可使之回流增加↑，再加大黃促進腸胃蠕動，膽紅素↓則腸胃蠕動本來就可以改善，復加大黃促進其血流，增加其蠕動，祛除其當積滯之發酵和炎症時的代謝廢料，若非肝臟真正有病，當可立愈。小便正黃，表示小便已經從不暢通而暢通，病情大為改善，非黃經小便去，當可明辨。

　　黃家日晡所發熱，而反惡寒，此為女勞得之。膀胱急，少腹滿，身盡黃，額上黑，足下熱，因作黑疸，其腹脹如水狀，大便必黑，時溏，此女勞之病，非水病也，腹滿者難治。硝石礬石散主之。

硝石礬石散方：

　　硝石熬黃　礬石燒　等分

上二味，為散，以大麥粥汁和服方寸匕，日三服，病隨大小便去，小便正黃，大便正黑，是其候也。

腹脹如水狀，即像水波流動一樣，亦即是平臥時從腹兩邊凸出如蛙腹，起立腹部像水囊般的垂臍凸出，當然腹中有水，腹壁因水之流動而起如此之變化，則非水而何，硬說非水是不可通，從女勞房室得之更不通，但有某種因房室而觸發之傾向，仍可注意，蓋房室交媾之時，脊髓不論男女均受題大的衝力及興奮，興奮之後乃必然性反饋成抑制，健康人當然無礙，若有重病之人，脊髓一時大興奮，一時立刻衰退而受抑制，則神經忽↑忽↓，各個臟器受神經支配的程度又以肝為最，只有如此一線可循之道而已，但絕非有其必然性。日晡所發熱是腸子不清。反惡寒是水分蘊積。膀胱急、少腹滿，是腹水的壓力↑。身黃額黑，前條已經講過。腹之所以積水，若非肝硬化便是門脈受阻，淋巴腺及靜脈回流大為阻塞，而大量的分泌液積滯於腹中。硝石為擴張血管的猛劑，礬石為收斂的猛劑，如此一擴張一收縮，期能達到肝膽小管的通暢，間或門靜脈閉塞的解除。礬石必須強煅為紅色方能免於嘔吐，由於其力極悍猛，故煅為散，少少與之即有效，更以大麥粥緩和其強悍之藥力，則肝膽小管、門脈如果能致通達，腸子蠕動力↑、腸動量↑，則小便隨之而大出，血液中的 conjugated bilirubin 隨小便出而成黃色，大腸動量↑，則大便大出，糞在腸內因壓力之故，或者可能因出血之故，而積成黑色。若乃腹脹滿，是由於肝機能的絕對不良，如肝硬化、肝癌末期，腹水大盛則已值臨命之頃，無法回春，則稱難治。

　　酒疸，心中懊憹或熱痛，梔子大黃湯主之。
　　梔子大黃湯方：
　　　梔子十四枚　大黃三兩　枳實五枚　豉一升
　　上四味，以水六升，煮二升，分溫三服。

　　輕度黃疸而胃擴張，則食道充血，心中懊憹，胃酸上溢至賁門則熱痛，用山梔清熱消炎而利膽道，大黃力峻助其立解，則胃即不上逆而熱，枳實收縮平滑肌則胃擴張可↓，豉可止發酵，胃擴張則內容食物發酵生氣體，轉而上逆，並帶胃酸入食道，或心中懊憹灼熱，發酵既因豆豉而止，則此因素亦隨而消滅，方子簡潔又明朗，允是好方。

諸病黃家，但利其小便；假令脈浮，當以汗解之，宜桂枝加黃芪湯主之。

桂枝加黃芪湯方見水氣。

其實因炎症而病水是不可避免的條件，試想靜脈鬱滯，水分當然外溢，膽紅素是血球破壞的結果，血球破壞則血容量必↑，靜脈管、淋巴管中水↑而壓力↑進而外溢，而一切循環乃腸胃臟器的活動又變慢，職是之故，古人稱之為濕熱，其實是一個假象的結果，一般去除其多餘的水分，當然用分利法為主，故云利小便，汗解之其實是結果，並非手段，真正的機轉仍是在利小便，如以桂枝擴張血管，黃耆推動血流量，增加小血管彈性，則使腎臟的分利力大增，ADH因之而↓，因黃耆、桂枝均為興奮劑，用之而出汗，則認為由汗出而解焉，假令脈浮，是其心臟搏力尚可，順其勢而推動之。

諸黃，豬膏髮煎主之。

豬膏髮煎方：

豬膏半斤　亂髮如雞子大三枚

上二味，和膏中煎之，髮消藥成，分再服，病從小便出。

治病的綱要不外乎兩途：凡急病來勢迅速者，立刻調節其神經，則病勢可緩，再做商議，例如水在體表中（somatic），情勢相當快的，我們可以用麻桂等神經刺激調節劑；設如病勢緩慢而成慢性及體質漸虛弱者，大概都是調節其微血管，例如水在體表已久，形勢雖緩而體力不濟，則用防己黃耆湯漸漸改善其小血管而疏導之，這是在體表肌膚下的所謂外水，亦即風水，若乃裡水，則亦復如此。如果黃疸不太厲害，非實質性的肝性黃疸，急則茵陳蒿、山梔、大黃立刻調節之；緩則用通利小血管及潤下藥調節之，豬油滋下，亂髮乃人身上的角質蛋白，對血液成分有影響，至少我們外在可見有止血作用，從而推測必有溶解小血管的小血栓作用，犀角及犀牛的角質蛋白可以化皮下點狀出血，俗稱血斑，雖非完全相同，相似之處亦不少，故以人髮去小血管之瘀，以豬油潤滑而非促腸激烈蠕動之大黃、枳殼、枳實等等，使因之

下達通便，肝小管因之而栓塞解除，黃疸亦可隨之而去，是緩圖法，所不同者是在內之緩圖法，與水在外的皮水諸法有異曲同工之妙。

黃疸病，茵陳五苓散主之。
茵陳五苓散方：
　　茵陳十分末　五苓散五分
上二味和，先食飲方寸七，日三服。

中醫認為黃疸是濕熱，分利小便可達治療的效果，前面已經早就講過，今則以茵陳蒿清解其黃疸的膽紅素，以五苓散調利其小便，但去黃疸膽紅素為主，利小便為副，故用藥亦復如斯。

黃疸腹滿，小便不利而赤，自汗出，此為表和裏實，當下之，宜大黃硝石湯主之。
大黃硝石湯方：
　　大黃　黃柏　硝石各四兩　梔子十五枚
上四味，以水六升，煮取二升，去滓，內硝，更煮取一升，頓服。

根據以前數條所述，我們可知腹滿小便不利是黃疸之故，惟其小便不利乃顯得短而赤，靜脈回流差，代謝產物由腎臟排泄出↓，乃呈赤色，大凡體內應該排泄之代謝後廢料恆屬酸性，故不但黃疸，甚則尿中毒，腎臟病小便不利時恆見小便短赤，自汗出是體中靜脈、淋巴回流因膽紅素之故流量↓，乃水分蘊積，本應由小便下，今小便不利，則自汗出，此乃代償關係，表和裡實是說說而已，促使膽道通利，膽汁之流出發動胃腸之蠕動↑，互為反饋，復以黃柏、梔子清其黃疸，大黃促進消化器官蠕動，硝石擴張膽道以利膽汁分泌，如此則治療之條件大備，病當屬可愈。

黃疸病，小便色不變，欲自利，腹滿而喘，不可除熱，熱除必噦；噦者，小半夏湯主之。
小半夏湯方見痰飲。

黃疸病而小便色不變者，恆屬於肝前性黃疸，此類黃疸因溶血的關係，紅血球大量破壞，則非結合性膽紅素大量增加，此類膽紅素並不能由腎絲球過濾而排出，故小便之色不變，但是紅血球大量破壞成溶血，則紅血球↓，乃成貧血，代謝因之而降低，脾臟復大量吸收已破壞之紅血球，新生者來不及補充被破壞者，腹之所以滿脹，一則是黃疸犯及神經，使神經動力傳遞力均↓，二則血紅素之溶解使水容量↑，則腹脹滿。喘者乃荷 O_2 之量不足，呼吸緊張而喘，代謝↓、呼吸↓而喘，當然不可以清熱，蓋熱本應代謝降低而熱量不夠，復清其熱，胃因之蠕動更↓，腸之脹滿更甚，略為蠕動即上逆而生氣體，蓋胃本擴張者肌壁無力也，今復清其熱使熱量↓，本無力之肌壁更無力而大擴張，胃中物停滯，細菌因之而發酵，氣體滿脹，焉得不噦乎，欲止其噦必須先增加其蠕動力，則擴張可↓，更因止其發酵，使不正常之分泌↓，半夏刺激副交感神經，則胃腸動力↑，生薑興奮胃壁使之收縮，半夏、生薑同用抑制發酵，調節不正常分泌，方雖簡單而效果明顯，但在此處用生半夏較製半夏有效，惜一般患其有毒性，做不求有功但求無過解，如此良方因之而效果不顯，良可慨也。

諸黃腹痛而嘔者，宜柴胡湯。

柴胡湯方即小柴胡湯，見嘔吐。按腹痛，去黃芩，加芍藥。

黃而腹痛，並非一定是黃疸，不過臉色黃而已，原因都是肝膽道血流不良，或竟因萎黃貧血而腸胃蠕動失常，原因為凡貧病之人，腸胃後天條件消化及吸收終究不良，更因貧血之人脊髓機能恆因貧血而失常，故恆感手足麻木冰涼，甚則指關節間疼痛，有如風濕。腸子更因支配之神經出自脊髓，脊髓之營養又須紅血球，而紅血球及血紅素之增生又須恃胃壁黏膜所分泌的因子，故以前稱惡性貧血者（pernicious anemia），先則以為是缺乏 Vit. B_{12}，實則 Vit. B_{12} 在食物中隨處均有，而且每日之需要量也非常有限，轉而更深入研究，乃知胃黏液分泌某種因子缺乏所致，我們可以推斷胃腸之不良必患貧血，慢性貧血久生痿矣，小柴胡湯者調節其肝膽胃腸，鎮靜其中樞神經，柴胡、半夏、人參、原白芍、生薑、甘草各有所使，絕妙好方也。

> 男子黃，小便自利，當與虛勞小建中湯。

此處之黃乃萎黃，非黃疸也，因代謝低下，紅血球血紅素不足，營養不良，消化不良，吸收大↓，故稱虛勞，小建中湯興奮之效果良好，蓋能大增代謝之力也，時方的歸脾湯較之更為完備。

驚悸吐衄下血胸滿瘀血脈證并治第十六

寸口脈動而弱，動即為驚，弱則為悸。

神經突然經過強大的刺激，例如驚怖，在腎上腺素突然強烈應變下，無不心跳氣急，其原因是為了要應付外界所來的侵犯及驚怖所生之強烈刺激的應變作用，故而脈搏跳動疾速無倫，甚則失其節律，此則為驚怖所得。悸即心悸，一般驚怖如果超過限度，外界使驚怖的條件已經消失，並不能使心悸消失，脈可能恢復正常，而心跳悸動常常久之而不愈，尤其女性為最多，所見的原因為精神衰弱，所謂精神衰弱絕不可等閒視之。我們常見中年人已經相當有地位、有產業，但卻神志不寧，心悸衰弱，尤其為女性常常發生，推論其原因都是在青年經過聯考的激烈競爭，雖然是競爭的勝利者，以後即使一帆風順，仍有此伏病，時時經刺激而發作，尤其中年以後的女性將近更年期時，女性荷爾蒙↓，神志耗弱，此荷爾蒙本對心臟血管有保護作用，如今漸漸↓則常見有此種症狀，可說其為老衰虛弱，似不為過，如果精神穩定、心志堅強則少見。

師曰：尺脈浮，目睛暈黃，衄未止；暈黃去，目睛慧了，知衄今止。

衄者鼻出血也，其血往往是從篩骨竇滲出，是篩骨竇的小靜脈充血膨脹，但篩骨竇是氣竇，中有很多很多小孔，小靜脈即由此孔出入，互為連接，小靜脈充血而膨脹為竇之孔所限，不得任意容納其張大，則破裂而血滲出至鼻腔流出，亦有鼻黏膜小血管破裂而出血者，諸凡此類出血，都屬小靜脈的微

絲血管，對五官面上在鼻竇部鼻腔上部與眼眶及眼球鞏膜之小血管均有吻合（anastomosis）及連接，也有 collateral circulation，故在充血膨脹時，眼睛因血小板及紅血球之破壞，而生局部性的膽紅素（bilirubin）微逸，鞏膜對膽紅素之反應最為敏感，所以要斷定是否黃疸，可看鞏膜是否發黃，即其明證，此乃細小末梢局部性，雖為局部法，其理由相同，眼睛了了，故知衄止，是相當漂亮的推述，實則部分近區發生變化，都可做此類推斷，其準確精細度有時勝過現代的儀器。

又曰：從冬至春衄者太陽，從夏至秋衄者陽明。

此條頗有道理，冬春之際，乃嚴寒將去，春和將臨，在嚴寒時人身的背部肌肉因寒而強烈收縮，雖是鼻衄，當知衄之血從篩骨竇而出，但篩骨竇之滲血究由何來呢？背部肌肉由冬至春主放鬆，則後頸項血管床漸漸擴張，頭面之血本由後頭頸項動脈（basilar artery）及內頸動脈（coratid interna）所供給，太陽經主人體一身之背，則其出衄從背部肌肉放鬆，血管擴張，血液擴散而來，其推論相當準確。在本條由上看似無深義，但一經貫通，將來可解不少診斷上的難題。同樣地夏至秋乃感夏日體表血管大為擴張，皮下代謝高↑，至秋則血管將行收縮，血行有由從外入內之趨勢，則皮下黏膜如果患感染恆感非常乾燥，其理在此，若乃鼻黏膜小血管突然因感染而收縮，微細血管來不及應變，小血管由膨脹而突然收縮而破裂則出血，此類出血以鼻黏膜乾燥性者為多，冬春間之出血以篩骨竇不及應血管突然擴張而破裂者為多。陽明主人體一身之前，由於乾燥，鼻中黏液變質，不足以潤滑鼻黏膜而出血，其血之出多為前面腦部所供應，其供應之血管當屬頭左右兩側之內頸動脈為主，但破壞的都是小靜脈的微絲血管。

衄家不可汗，汗出必額上陷，脈緊急，直視不能眴，不得眠。

此條與《傷寒論》中相同，古時候發生多，今少見。頭部占人體十六分之一，但血液循環之充沛卻占人體的六分之一，無論顱內或顱外血管，只須稍有變動，即使非常局限性的，只就頭部來講，變化就非常巨大，如果遭蜂

蟻等叮咬，立刻見整個頭、臉部腫。談及衄家，本常鼻出血，此處的黏膜面血流循環↓，易生小血栓，設如用發汗藥，發汗藥大抵均是興奮血壓，促進頭部血液循環之劑，本已有血栓的可能，復經發汗，表面上看是加速其循環，但因循環之加速，小血管的血栓隨之而擴散，復再進入其他區栓塞，又非完全栓塞，於是水分因血流不良而起變化，則顴下陷，顴下者面陽側也，此處對腦部尤其顱外血管的變遷相當明顯，尤其古人營養↓、蛋白質↓、血液濃度↓，則血流水分變化反↑，我們常見兩顴下低落者，必然身體健康較差，也有人說練內功精光飽滿，兩太陽穴處鼓起，內功是否有此效，未曾經驗不敢妄議，但此處下陷，直視不能眴、不得眠，一如腦血栓之輕症屬此，古時人多見，今者非常少見，甚則不見。脈緊急者，緊張致之也。

病人面無血色，無寒熱，脈沉弦者，衄；浮弱手按之絕者，下血；煩欬者，必吐血。

面無血色、無寒熱是沒有感染，脈沉弦，脈搏要重按方得，反彈情況較強，根據推測知道上部身體充血，此類上焦充血或下焦充血都是屬於神經性的，要明白何以變成這樣，須先看先置條件而定，按理說上部充血，脈搏應該浮而緊或者浮而弦，何以會是沉而弦呢？須知本是浮弦之脈，因頭顱有阻滯，阻滯者無他，惟有血栓或者充血而已，於是本浮而成沉，緊沉倒是相同，因為同樣屬於緊張條件，所謂緊張亦不一定指患者自己感到緊張，固然是條件之一，但所指者是 stress，在將衄前的 stress，脈浮弱手按而絕者，血栓充血積於上部，則距心肺頭較近，阻滯感↑，所以因阻滯而成沉弦，如果在下半身，距離心肺腦較遠，壓力緊張阻滯力↓，所以脈受影響較小，還能是浮弱之脈，但是重按之反呈脈浮消失的現象，因距離心臟遠而整體的流動量↓，故而不見，這點極難說明，我們再加以深入闡明之，我們以前曾經再三申述，如果脈搏跳得太快，則血流循環來不及進入下焦就從近區血管回流入心肺，下焦因而稍嫌缺血狀態，本來是整體性的循環，但似乎在整體的血流循環間又多了一個上焦的副循環，在該處血流多則心跳不止，人感到氣逆上冒，在遠處則血流見少而足冰涼，且因腿部缺 O_2 肌肉乳酸多而無形中見踡曲，中醫

稱之為少陰症,這裡非但是要就循環衰竭來論,更要就阻塞來講,如果上焦阻滯充血則鬱血,心臟必須努力搏動以做救濟性的代償,脈可以呈弦數。如果滯礙↑,如有血栓、血流黏聚,則見沉弦,此時的循環也分兩途來講,血流負擔因阻滯的增加,但其阻滯在遠區,則近區變化少,故呈浮弱。在下端的血流,本已無力,故如果重按,簡直可以像沒有脈一樣,是下端發生阻礙,此類阻礙尤其以血滯為接近,故曰必下血。如果腸中有積滯,或者腹腔積水,則參雜其他因素,不單單就血流循環而論,那變數就多了,不會如此簡單。因在此條的前端,我們早就看出病人面無血色,血流因血液中成分如紅血球、血漿蛋白等↓而不得不增加流量做代償,復加血液凝聚及血栓等變數,於是按生理病理的反應來論,脈本速而再加負擔則成沉弦;脈本浮而弱再加負擔,則當然幾乎不可候得了。煩渴者必吐血,血之將出,必然血液中的成分發生變動。紅血球、血小板、血漿蛋白等都變動,如果紅血球↓O_2就↓,血漿蛋白↓則患者絕對呈脫力感,O_2↓則腦生煩躁,血漿蛋白低則電荷隨之發生變化,如果再加咳嗽則血管破裂出血,即吐血,但是要看病變而定,也不是一定必然如此。

夫吐血欬逆上氣,其脈數而間有熱,不得臥者,死。

吐血咳逆上氣,大量失血,復加呼吸道呼吸↓,血栓或肺中大氣管破裂,或胃食道靜脈破裂,血液流失,其脈之所以數,是循環因失血而極度衰弱,乃休克前臨死之兆,故脈搏極為細數,間有熱是大出血或內部大出血不及吸收而產生的吸收熱,呼吸困難(respiratory and circulatory failure)則不得臥,按此種情況即使現代在醫院中,也只能勉強在加護病房(intensive care unit, ICU)維持,在古時候死亡已無法避免。

夫酒客欬者,必致吐血,此因極飲過度所致也。

長期暴飲之人,肝硬化而食道靜脈曲張,在吐血之前,因食道之靜脈曲張刺激與食道之蠕動上逆(亦即逆蠕動)而產生咳嗽,因為吐血之前兆,並非每個酒客如此,當參考其他情形而定,此因極飲過度所致,冰凍三尺,非一日之寒。

寸口脈弦而大,弦則為減,大則為芤,減則為寒,芤則為虛,
寒虛相擊,此名曰革,婦人則半產漏下,男子則亡血失精。

正因為女子半產漏下,男子亡血失精,一言蔽之是大量出血或長期失血的後遺症,脈之所以弦大是血液濃度不夠,紅血球↓血紅素↓,此時脈搏因心臟的代償必須維持一定的中樞營養及呼吸量的供給,而不得不弦緊而大,但是緊按之則脈中的流量卻不一定非常充實,所謂不充實並非是指脈管中的血流流量不夠,實乃流量中因實體物之不足,液體之相對增加,故反彈力較差之故,乃稱曰芤曰革,血紅素↓則O_2↓、營養↓、代謝↓,為虛為寒,殆無疑義。

亡血家不可發其表,汗出,則寒慄而振。

貧血的人,血液容量中紅血球、血紅素均↓,血液濃度稀薄,心跳循上條例,本已非常強大以做代償,是經不起再行興奮,發汗乃是興奮血行循環,促進代謝的一種手段,今循環雖速但弱,代謝本已低落而恆生寒冷感覺,乃經興奮已,汗雖出,出汗是興奮後的結果,非屬手段,血管擴張後因貧血則大量收縮,代謝熱量本已低落,後經發汗而↑,然後因後繼無力,大量低落↓,肌肉既不得不收縮,於是寒慄而振。

病人胸滿唇痿,舌青口燥,但欲漱水不欲嚥,無寒熱,脈微
大來遲,腹不滿,其人言我滿,為有瘀血。

胸滿者唇痿,唇痿者唇無血色,唇本為黏膜,乃血極多極細之微血管組成,唇之紅多為神經性刺激,唇之痿白多為慢性失血,胸之所以滿,非真正胸內有物,是貧血、血液不夠,則不得不以四肢末梢之血液集中至中樞以維持重要器官如中樞性的心肺腦等的血流做代償,血液集中中樞多者,非得之自然之舉,心臟負擔無形加重,肺臟呼吸的毛細血管必須擴張些許,以做努力呼吸維持生命用,故感覺胸滿悶,舌青者口苦有時恆見紫青色,有的恆見一、二塊小黑瘀點,是血流在中樞勉強集合,總嫌不及,無法平均分配之結果,更復連帶影響口燥,呼吸↓、循環量↓同時下焦的腎上腺素因血流↓而分

泌↓，血壓不得調節則口必渴，因已經影響到口腔中唾液腺之分泌也，中醫所謂「腎陽不能上達」即是此意。脈微大來遲均是循環量不足而起的代償現象，此等現象大半由上述的原因所構成。腹不滿而言我滿者，但要漱水是滋潤喉嚨便已足夠，貧血者胃中生血因子必然↓，則胃納絕對不佳，飲水下胃徒增胃負擔，使胃擴張而已，實則此時不飲水而胃腸無力，呈擴張情勢，腹中既然空空，自然不滿，其人感脹者，前述之胸滿與後述的腹滿為同一道理，考其原因當然有很多種，但在此處而言，唯一的原因厥為身體中某一部分血流不暢，乃稱之為瘀血，瘀血者並非血之如膠如漆將血管黏塞住之意，不過某一部分血流較慢，但其範圍說大不大說小不小，多數集於腹腔中，瘀血不可能存在於動脈，必定在靜脈，腹腔是靜脈大集合處，略用推動血流之劑便可改善。桃仁、紅花、地鱉蟲，甚則三稜、莪朮、蘇木、當歸頭尾均其例也。

病者如有熱狀，煩滿，口乾燥而渴，其脈反無熱，此為陰伏，是瘀血也，當下之。

　　此條與上條的證象，幾乎全部相反，所以中醫或舊式醫學陰陰陽陽，實在無法詳盡說明原委，只能說有瘀血而寒化的屬上一條，有瘀血而熱化的屬本條，是人的體質問題，如果真是如此，那麼醫之所以為醫，寒化、熱化、虛化、實化，使人愈說愈糊塗，不讀也罷，不讀還比讀來得清楚，因為讀了更糊塗，考其實質根本不須要如此複雜，弄得人昏頭轉向，明瞭人體體工的變化，只須一句話便可以交待，此條與前條其實是同一狀態、同一種情況，發生的所謂熱狀煩滿口燥，其實也不過多了一二項，其中重要的是口乾，與前條的要漱水不欲飲不同而已，熱狀的產生是 CO_2 ↑、O_2 ↓，血液中酸度↑所發生，此條患者 CO_2 尚未↑，神經的激動與酸鹼度都有關係，由是 CO_2 ↑、酸度↑，則血流滯緩，血管擴張，因為有瘀血，亦即血流不正常，心臟循環負擔大，其脈搏現象與前條的來遲是一樣的，前條的脈微大也不見得是陽象，不過卻是血液中酸度高↑的症狀，反而酸度不高者是心臟補充其不足的現象，如今血中酸度↑，無論是屬於呼吸性或者代謝性，血管本應擴張，今既已擴張則其生理反饋現象，擴張後而行擴大必然無法出現，反而應該是擴

張後更收縮，脈則反而不見熱狀，此時應該是遲而無力，微而不大，原因既明，不必多生枝節，自尋煩惱，一般貧血的條件與瘀血相似，有貧血而口渴舌燥，也有貧血而不思飲水、唾液特多者，種種現象的發生是神經反射不同，原因是代謝條件不同，例如同樣脫水，有面黑畏寒者，有臉泛紅大熱者，前者血液濃度雖無脫水而高，血中成分變動少，後者反之，如糖尿病酸中毒脫水即是。

火邪者，桂枝去芍藥加蜀漆牡蠣龍骨救逆湯主之。

桂枝去芍藥加蜀漆牡蠣龍骨救逆湯方：

　　桂枝三兩去皮　甘草二兩炙　生薑三兩　大棗十二枚　蜀漆三兩洗去腥　牡蠣五兩　龍骨四兩

上為末，以水一斗二升，先煮蜀漆，減二升，內諸藥，煮取三升，去滓，溫服一升。

　　火邪就是用艾灸，先已述及，令病者如受炮烙之刑，極度緊張痛苦之餘，神經緊張幾近瘋狂，末梢血管強烈收縮，血流內斂，則用桂枝擴張末梢血管以做拮抗，甘草做緊張的緩和劑，如此猶嫌不足，必須用鈣質劑，就是龍骨牡蠣，當作中樞的強力鎮靜，以助中樞神經恢復平衡，同時擴張末梢血管，也即間接地幫助中樞神經的鎮靜。極度緊張必致血液中成分變化，如紅血球崩潰、血小板破裂而成溶血狀態，乃不得不用大棗以改善之。生薑、蜀漆緩和地擴張微細血管，以助桂枝加強其擴張血管的效力。為什麼要去芍藥呢？芍藥不也是一種抗痙攣的鎮靜劑，為什麼不用呢？需知芍藥的重點在靜脈，以及在下身諸如下腹部，大腿足部，甚則婦科的骨盆腔中，如今重點在神經極度緊張，在中樞、在上半身，當然芍藥未必見得毫無用處，但是在擴張血管的大前題下，是使血流由中樞導向末梢，由上半身亦即上焦導至下半身亦即下焦，力有所不逮，故不用了，真的用了也不見得有何害處，不過似乎是廢藥而已，在救逆亦即極危險的當口，多用一味無關痛癢的藥往往可能影響大局，所以經方在治極重的，極緊急的病時，藥味極為精專。

心下悸者，半夏麻黃丸主之。
半夏麻黃丸方：
　　半夏　麻黃　各等分
上二味，末之，煉蜜和丸，小豆大，飲服三丸，日三服。

　　生活條件、環境的不同導致古人的身體條件與現代人大不相同，古人營養↓、代謝↓、勞動力↑、心理緊張↓、蛋白攝取量↓，所以一旦生病，抗病力及對病的緩衝都很低，此類方劑在現代人身上用處很少了，因為時代不同，工商社會生存競爭↑、緊張度↑。麻黃本來是興奮交感神經藥，能使人緊張度↑，現在處方用的時候並非絕無僅有，大概對小孩子用之，尚不致於有強烈的反應；如對女性部分婦女神經質得很厲害，如果要用時便當考慮，並非一定不用，真正要用必須配合其他藥劑以調和其作用，張仲景亦有此類用法，散見於《傷寒論》、《金匱要略》中。像古時候的人代謝↓、營養↓者比比皆是，體力勞動又多，一旦發病，往往不支，所以怕冷、積水、溶血等，《金匱要略》所指一一皆見，在古時候是非常稀鬆平常的，所以人沒有精神，代謝低落而怕冷、心下悸，伴見胃擴張、胃中積水，故而用半夏（這半夏必須生用，方見其效，製半夏力量大減）興奮副交感神經，使胃動量↑而逐去其水分，使擴張收縮而恢復，再用麻黃以針對其畏冷、代謝低、無精力，使神經興奮度↑，血管收縮，幫助半夏以去其水，則胃擴張可以速愈，但麻黃之用不單單在發汗，更能利尿，因為此藥有愈用愈差的情形，譬如用麻黃起先是收縮血管，如果一連再三的用，則收縮血管的效果愈來愈弱，結果變成反效果，反而使血管擴張了（即所謂 tachycardia），這是西藥的單味用法，中國方劑則不然，是配合用法，雖然如此，用湯劑終究不妥，故而改用丸劑，以收回饋之效，也不無有道理。

　　吐血不止者，柏葉湯主之。
柏葉湯方：
　　柏葉　乾薑各三兩　艾三把
上三味，以水五升，取馬通汁一升，合煮，取一升，分溫再服。

先不談吐血，純講出血已經不是一個簡單現象，從現代醫學教科書上摘錄下來，纍幅盈篇，來上個十本書都不足為奇，但對治病有什麼好處呢？反而愈搞愈糟，其效應以學術研究觀念來講，自是不錯，以綜合效應來論則大為離譜了。我們再講吐血，必須先自在胃（不能在腸，在腸大都是下血）或在氣管喉頭出血漸漸蘊積，起拮抗反彈而傾碗吐出，或者是某處血管破裂，血湧如泉，則大量吐出，吐血及出血不單是就何以出血這一點生化效應便可說明清楚，尚有不少生理反應條件，因限於篇幅從略，可以自行翻閱參考各種西醫書籍便暢然明白，故不再多此一舉了，所以吐血不止者，血液內容已有變化，醫之為醫是物理性化學性並行的變化，所以很難處理，在血小板大量低降之下，血流出血管則立須收縮，結果血非但不止，反而有將血管內的完全擠出為止之趨勢，外面所見乃吐血不止，這太可怕了，惟一的方法是使血液的內容恢復正常，使血管動量恢復正常，血液內容的血小板那裡去了呢？因為出血大部分都集中在出血處以止血，結果形成了許多血栓，大的一般俗稱血塊，如果不將此血栓、血塊去除，則血小板的吸附，無法重新回到血液中執行止血工作，中醫的破血即是止血，的確是高論，方子千變萬化正多，一般《千金方》及其他時方，遠勝過《金匱要略》的經方，但是經方的好處在於條例分明，容易體認，乾薑即是一例，擴張血管，增加血液流動量，則血自止，對胃對肺功能很大，尤其是肺，柏葉是收斂以止血，對肺的功用要大於對胃，艾葉是有促進一般細胞的代謝功能，在這裡我們必須考慮，艾葉是艾灸用的一般用具，用量功用極大，雖有止血的功能而效果非常卓越，但更在於一般直用在艾灸上，原因是所謂生化代謝，我們從生化學上看出其代謝酵素等等進行的元素，並非是 O 或 O_2 而是氫，氫鍵的活力用來進行鍵的聯合工作，而碳鍵之所以結合必須恃氫鍵的活力，才能發揮有機體的作用，有機化學當然包括生物化學，如果大概而言，無非是氫與碳為主角的化學劇場，艾葉中含有大量氫的賦活作用，非但增加活力而止血，更能促進生化的過程而止血。如果要維持血漿蛋白而止血者，阿膠即是，故膠艾四物湯之所以為止血名方，良有以也。然則馬通汁又是如何呢？馬通汁者是馬的大便加

上了水，包在布中過濾濘濁的馬糞水，不要說看到，聽起來就令人噁心，就《金匱要略》而言，吳鞠通實在是真正讀《金匱要略》的高手，吳氏在他的《溫病條辨》中咸稱，以馬糞烤乾為末服之可以治乾霍亂，並且舉例如無馬糞，驢糞亦可權代，何以有此效力，如果去用化學分析，恐怕什麼也沒有，那麼何以有效呢？此效果是患者服下之後，在身體中的變化而致效，不是馬糞和驢糞單獨化驗而有效，必須糞加人體病時的反應，方顯有效，嚴格地來說，假如人是健康的，可能也無效，糞的惡臭非但無效，反而噁心，大吐而特吐，但是有其治療效果是鐵定的事實，既有此事實而又無法證明，此事不能打馬虎眼，混過去算數，則必須加以推測，其事實的未知數是馬糞內必有經過馬消化後剩餘的消化酵素及酵素的基質（substrates），根據事實，凡患者大出血，其神經的反應以及心搏力的影響，血液必然由下而出，血管的收縮，大約的效應機率是下身多收縮，上身受壓力↑而強迫性擴張，於是血出不止，大凡排泄物都具有氨（NH^{3+}），此物本可穩定神經，更具有部分氮化物，可以穩定地、適度地擴張血管，其擴張條件是由上而下漸漸的擴張，腹腔諸血管的靜脈容忍量擴大↑，因而止血，故不但是糞，尿也有此作用，例如如果沒有馬糞汁，則童便亦即兒童的小便亦可，也許一般藥物學家或者精於生物化學的西醫又要說，你講的全是推測之辭，毫無根據，我們比你懂得多、讀得多，我們沒有見過如此理論，或者反而呈相反的理論，但是事實不容否認，我們的意思，儘量努力發掘事實的真相，希望實事求是，在人體實質變化上求得真相，拼命努力使之實質化、現代化，如果說我們所講的缺乏根據，則能否請持反對言論者，從所學所習中尋找解說及根據，如果確定比我們的精確，更重要的比我們更能符合不易的事實，那麼我們非常崇拜而尊敬，豈但五體投地，更請拜於門下，甘願受教，如果隨便一句沒有根據，而自己不去從事研究啟發，只不過是一句風涼話而已，成事不足敗事有餘，若為積極具建設性的理由而反對，這倒也罷了，若為反對而反對，不過自損人格而已，不能稱學者，如果真正的去從事研究，結果與我們所說不同，但分析又分析，卻離事實更遠，更無法自圓其說，那麼所求得結果可能比我們的未知

數更多，當然就更差，所以我們一再強調的必須有此事實，事實的來源並非書本，而是真正的臨床經驗，再千方百計求其事實真相之明顯，理由的連貫，俾讀者有路可循，治醫者有幫助，病者能得救，如果抹煞事實，自己又不去追求真相，一味否定，這也不知那也 unknown，別人想努力尋源頭，又說沒有根據，這恐怕對學問沒有幫助，要使學習者鬥志喪失，此所以第一流人才天才如達爾文、達文西、但丁之流棄醫而就他的原因罷，因為這種醫學這也 unknown 那也 unknown，一味死背，不可越規格一步，非一般智者所能忍受，是庸人教者而已。

下血，先便後血，此遠血也，黃土湯主之。

黃土湯方：

　　甘草　乾地黃　白朮　阿膠　黃芩各三兩　附子三兩炮
　　竈中黃土半斤

上七味，以水八升，煎取三升，分溫三服。

在機轉（mechanisin）方面深思明辨，則愈來愈精彩，前後節節相貫，思想應用靈活，在結構方面一味分之又分，則愈分愈迷糊，甚至遠離主題，支離破碎，死板呆滯，離其理之堂奧愈來愈遠，連自己也開始糊塗，此美國的大化學家 Linus Carl Pauling 所以能在極精細的物質電子活動中明辨其機轉，闡明了共振（resonance）現象，又在死板結構的 DNA 中闡明了 H[+] 鍵的連接功用，使化學之進步竿頭日上，是思考的實驗前後輝映的成就，絕非死板的實驗，隨便統計一番便可濟事。古人治醫極為實在，觀察細微，通常便血就是便血了，又何必要分先便後血或先血後便呢？其中有不少精微的辨證不可不察，先便後血者是先有大便嗣後出血，這必然是大腸出血，大腸的功能很多，零星地見於高等醫學研究書籍和論文，此類書籍與臨床脫節，所以既不近事實，又無法用之治病，閱讀者少，但在我們這樣就開中藥方而言，正用處多多，閱讀此類對我們獲益非淺，不拘如何，大腸最大、最明顯的功能盡人皆知，便是吸收水分使之成糞便積之於乙狀結腸，刺激其神經叢亦即 auerbach's plexus 再反射於大腦

而有便意，再蠕動將糞便驅之於直腸而排出，一旦大腸出血，在黏膜及黏膜下的微血管出血，於是使滲透壓大為改變，本來應該由大腸管腔吸收水分的，如今反而因大腸血管滲液性的出血，其滲透出血處一如砂鍋上的細微小洞，俗稱砂漏，呈多孔樣的小洞，血液往此類小洞中漏出，水分的滲透隨出血而反由腸外滲透至腸腔，於是腸液夾雜出血，在下面的肛門排糞時，在直腸的一段固然是糞便，隨後暴迫下注的必是大量血混雜腸液的血水，大腸出血是相當嚴重的病症，血水不止，命在頃刻，用灶心土亦即黃土大劑以吸收其不正常的腸液滲出，因黃土吸附於腸壁，更阻止其反滲透，是為急務。第二步必須健全腸的吸收作用，白朮、甘草即是。更須考慮到血之所以出乃腸子蠕動量、血管流量、血中成分發生相對性的變化，此附子、阿膠、乾地黃之所以用也。凡出血則必然緊張，凡腹水則必然腸子會充血而出血，此則黃芩之所以必用也。其實此等方子不過參考而已，真正良方在後世方中多的是，如果能酌量加黑炮薑或者乾薑使血管動量↑，雲南、白藥強烈疏導血行而止血，當然更為高著了。

　　下血，先血後便，此近血也，赤小豆當歸散主之。
　　赤小豆當歸散方見狐惑篇。

　　先血後便，則此類出血較前條之出血為緩和，大凡在糞便下降時腸蠕動隨之↓，若有肛門痔靜脈曲張，或正在發炎中，或氣脹而腹腔中壓力↑，則痔靜脈因糞便下降之壓力破裂而出血，然後糞便循之而下降，與前條所講差多了，用赤小豆當歸散，恐怕效果不多，藥力太輕，當在痔瘡腸癰方中求之，方子正多，不必斤斤拘泥於赤小豆當歸散也。

　　心氣不足，吐血、衄血，瀉心湯主之。
　　瀉心湯方：
　　　大黃二兩　黃連　黃芩各一兩
　　上三味，以水三升，煮取一升，頓服之。

　　大黃增加血管動力退充血，黃芩鎮靜神經退充血，黃連殺菌安靜腸胃黏

膜退黏膜之充血，三味合併而止血，此類之血多從胃黏膜或十二指腸黏膜潰瘍而出血，微量有效，大量則非佐以血管運動藥物及血液成分改善藥物不可，故此非心氣不足，實則乃胃及十二指腸潰瘍性的小出血漸漸滯積而吐出之出血即是。

嘔吐噦下利脈證并治第十七

夫嘔家有癰膿，不可治嘔，膿盡自愈。

嘔家的嘔字，普通一定知道是從口中吐出，凡經口中吐出之物，一定又會聯想到必從胃中吐出，從胃中嘔血則常見如胃出血、十二指腸出血等，但是只能吐血，十二指腸的吐血已經比胃中吐血的機會少了很多，胃中要吐癰膿乃是絕不可能，胃中是無法生癰膿的，唯一能解釋的是胃中積聚其他地方的膿液，起反彈強烈收縮而將積聚之膿癰出，使胃在不知不覺漸漸積膿的部位倒是很多，例如喉頭蓄膿、扁桃腺、腮腺炎的化膿，齒槽膿漏，鼻蓄膿，支氣管膿痰都有可能使膿汁的分泌漸漸下降而至胃，還有鼻子的膿痰，支氣管的痰液積貯在胃，乍看起來，也像膿痰，一般現代的化膿湯方《千金方》葦莖湯、桔梗甘草湯、赤小豆、當歸等等的藥物。重一點的尤其在肺膿瘍、支氣管膿瘍時，犀黃丸、桔梗白散都很有效，但是仔細研考此類方劑，均為肺、鼻、喉頭、氣管等化膿瘍及分泌膿汁的清理而設，而此類膿汁之排除，必須從口嘔吐而出，幸而能吐清乃屬上上大吉，豈能用藥去止，否則是逆其道而行，非治病，是故意與病人過不去了，此條例說得非常漂亮，如果不知其來源，則無法貫徹其精義矣。

先嘔卻渴者，此為欲解，先渴卻嘔者，為水停心下，此屬飲家，嘔家本渴，今不渴者，心下有支飲故也，此屬支飲。

中醫常常寫一些形容病情的描寫辭句，例如氣上衝，發作欲嘔，其人叉手自冒心，心下悸要得按，血氣上逆，胃氣上逆等等，不一而足，若能仔細

思辨，實則不過心跳加速，無法自制，此時心臟血管循環系統，因心跳速不期而然好像分成二個循環圈，全體大循環中，忽然又增加了一個靠心臟附近的血液循環圈，因心跳過速來不及推動到下身，也就是說下身的血流尚不及達到下身下肢時，心跳心搏力又推動次一波的血流傳達，在此種情況下，下身亦即下焦、下腹部以及大腿下肢的微小血管因血液來不及傳達循環，而不得不收縮，於是血液循環在上身↑，滯積於上身，心臟負擔↑，心跳更速，這種機轉在嘔吐、在吐血、在大腸積聚水分、或耳蝸前庭水分↑身體不平衡、或者極度緊張致血液內聚而末梢血管強烈收縮等等條件之下，均可能發生此種現象，而用桂附之擴張末梢血管，或用川連、大黃之促進腸胃蠕動，使血液往下行，神經緊張得以緩解，在《傷寒論》、《金匱要略》中屢見不鮮，此條情況也跳不出此範圍，由於嘔吐，乃致交感性神經緊張↑、心跳↑，而胃中的分泌隨之而嘔出，唾液腺的分泌因交感興奮而抑止，根據中醫的描寫稱之為「胃氣上逆」，此時電解質中鈉及氯亦即胃中的鹽酸、黏液隨之而流失故口極渴，一旦一切平復，而胃中的障礙內容物，因嘔吐而袪除，病自然至少可趁快於一時，故先嘔卻渴者，此為欲解，反過來講，如果胃中有水使胃飽滿，胃則須強烈收縮以去其水，在收縮之前必影響心搏的跳動，心臟跳動↑，自律神經緊張↑，則胃自然收縮以去其內容之水，在胃未收縮之前，自律神經必先↑，心臟於是跳動↑，則必口渴，故云先渴卻嘔者為水停心下，此屬飲家，蓋常飲酒之人，胃部因喝酒而恆呈擴張狀態，故易積水，如果嘔之後，本應渴方是正著，今反嘔之後不渴者，心下有支飲故也，渴與不渴本為心跳速而自律神經的反應，假如心包膜積水，或者胸腔積水，則心臟的跳動被抑止而不能搏動快，自律神經亦不能興奮，則當然不渴。但是仍會嘔吐者，是水飲積之過多，局部呈一過性反應，胃收縮而嘔，是壓力脹滿關係。所謂心下溫則是心胃症狀，溫欲吐。人王部隱青，是副交感神經代之而興奮，胃即蠕動，但胃滿脹，所以蠕動後，心下溫而溢出性的嘔吐，與前述的機轉迥然不同。

　　問曰：病人脈數，數為熱，當消穀引飲，而反吐者，何也？

師曰：以發其汗，令陽微，膈氣虛，脈乃數。數為胃熱，不能消穀，胃中虛冷故也。脈弦者，虛也，胃氣無餘，朝食暮吐，變為反胃。寒在於上，醫反下之，令脈反弦，故名曰虛。

脈數本來可認為是代謝↑，當消穀引飲，亦即能吃能飲，而反吐者何也？因脈的跳動快屬代謝↑是一條件，如果因自律神經緊張而心跳↑則另作別議。此時的胃因之而收縮，胃中內容物因收縮而吐出，並沒有什麼難解之處。心跳之所以速，脈速，自律神經興奮度之所以高者乃是用藥發汗的關係，亦無疑義。後面的「以發其汗，令陽微，膈氣虛，脈乃數。數為胃熱，不能消穀，胃中虛冷故也」，一下說胃熱，一下又說胃中虛冷，到底是熱是冷？再任你怎樣講也講不通。因自律神經↑而胃收縮，因胃收縮後必然會擴張，而且胃部因擴張收縮，收縮擴張，胃黏膜必然充血。胃酸溢出入賁門部，因而感熱。胃的應變能力大差。脈弦者經過如此一再劇變的 stress，胃神經、大腦神經均緊張則脈應緊亦可以說弦，那就稱弦罷，也無關宏旨。朝食暮吐乃進食之後胃的蠕動↓，消化力↓，食物反而變成胃的負擔。起先無力嘔除之，漸漸蠕動之後，乃使胃內容物吐出，蓋胃既不能消化，自必於胃內發酵脹氣，壓力↑逼使之局部反彈而嘔出，但須經過一段時間，胃方能有此力量，蓋胃機能已經大大的衰退也，故朝食而必須待暮時方吐出。此時應該用大量芳香健胃劑，使胃神經安定如六君湯、四君湯、二陳湯、平胃散、柴苓湯、甚則六一散等均可以，先使胃安定，再漸漸趨向強化，一至五加減正氣散都可以用。如果再用湯藥大下之，則虛上加虛，脈本緊張再加上緊張則大弦↑，名曰虛，可以體認。

寸口脈微，微則無氣，無氣則榮虛，榮虛則血不足，血不足則胸中冷。

營養不良，代謝力低落，能量產生↓，脈搏本來就無力而微，稱為無氣。無氣則榮虛，此等患者，蛋白質攝取量不足，血液濃度不夠。榮虛則血不足可以說得過去，但是以平常的形容字便能使人人通曉，又何必一定說榮虛？榮虛固然是古時醫學的術語，但懂其真相即可，不必重行使用，使人如墜五里霧中。

血液濃度↓，如果再嘔吐，血漿中電解質更容易發生不平衡而脫水，營養不良的患者，本來因能量不足而怕冷，一經嘔吐，腎上腺素興奮，表皮血管收縮；血液內集，本來應該內中發熱，但由於脫水，則血管在內也同時收縮，代謝力更低落↓，產生熱量尤其低，雖然收縮之程度不如表皮血管之甚，其所以不得不收縮者，因為血液量尤其 Na^+ 由血管內滲至血管外組織間液中而減少。血管是活性物，立刻反應以適合血流之量，否則便成休克而死亡矣，如此則非但表皮冰冷，而且冷至骨髓，當然其冷必然起自心臟循環，故而胸中寒。

趺陽脈浮而濇，浮則為虛，濇則傷脾，脾傷則不磨，朝食暮吐。暮食朝吐，宿穀不化，名曰胃反，脈緊而濇，其病難治。

趺陽脈通常當伏，原因前面已經解釋過。趺陽是候下焦骨盆腔的脈，如果趺陽脈浮，當然是下焦充血，其理由是中樞心臟搏動力不夠，故而四肢，尤其下肢靜脈回流轉差，但並非絕對很差。如果是絕對下焦缺血時，脈管及血管壁強烈收縮，則趺陽脈反不見了或脈極微而無法候得。現在不過是心搏力推動血流循環略差，血管神經有輕微的反應以作救濟，脈乃見浮。濇的意思是脈搏力雖見浮而脈管的反應卻不見緊。亦即脈管的彈性較差，因為血管內之內容血流不足夠乃致脈管彈性，只能符合血流之容量而已。故見濇，心搏無力，胃腸動量隨之而差，尤其是心搏無力影響肺流量、肺納氧量時則更差，雖然進食而不能消化，胃腸亦不能立即起反應而將之驅出，須慢慢等待一段時間再反彈其壓力的反應而嘔出，成了朝食暮吐，暮食朝吐，宿穀不化。迨至寸口脈見濇而緊，則心搏力代謝之差更為明顯，後果就較不妙了，乃稱難治。

病人欲吐者不可下之。

凡治病的大法，要順其勢，也即順其生理、病理反應而治之。如果本欲吐，當然任其一吐去除胃中負擔為快，今反用下藥，是逆自然之勢，當然不妙。恆見西醫開刀常常逆其自然之勢，病竟惡化或者雖可奏效於一時，對開

刀後之纖維化，血液流動的改道，剖除部分在體內空間的填補都不予考慮，然發生後遺症其後果之嚴重，事前應該謹慎考慮，更應該誠懇先告知病人有何好處，間或有何不良處，由病人考慮後，方可行之，否則一味強調手術，開刀後又置之若棄，一概不聞不問，醫道、醫德之淪喪，將使整個醫界蒙羞而墮落。

噦而腹滿，視其前後，知何部不利，利之愈。

腹部滿脹而噦為胃部擴張，胃中食物停瀦而發酵則噦，還有大便不通，大腸中積滯很多，腸子由上而下之蠕動反生逆蠕動，則噦。前者是胃苓湯、平胃散的底子，後者可用大柴胡湯、大承氣湯下之。還有胃部擴張係胃的蠕動量不夠則易擴張而脹氣，則可用補中益氣湯或者興奮胃神經兼胃收縮方茯苓、桂枝、丁香而收功，活法在人，機轉不同。

嘔而胸滿者，吳茱萸湯主之。

吳茱萸湯方：

　吳茱萸一升　人參三兩　生薑六兩　大棗十二枚

上四味，以水五升，煎取三升，溫服七合，日三服。

吳茱萸是極為有效的藥劑，具有殺滅細菌，止酵的功能。一般上消化道潰瘍得之可以消毒，可以使潰瘍處的殘留細菌殺死，並能早日促使潰瘍面收縮全愈，人參強壯胃動量，生薑興奮胃神經，大棗對醣分之增加，配合人參對胃之動量具相當強的作用。胸滿是胃無力擴張，嘔是胃壁收縮不良致胃神經痙攣而產生的後果，故均可解除。一般用佐金丸是吳茱萸、川連相配而成，對上消化道種種失調症相當有效。

乾嘔，吐涎沫，頭痛者，吳茱萸湯主之。

乾嘔者並非胃中有物，乃胃神經痙攣性的嘔吐，故而雖吐而無嘔出物，但是涎沫甚多，涎沫之來，並非單是胃，可能喉頭、口腔都一併上逆而吐。因是乾嘔而無物，所以嘔吐的衝力及其刺激力更大，非但胃部充血，頭部亦

因充血於顱外血管而頭痛，吳茱萸、生薑使胃神經穩定，胃壁膜穩定，緊張度↓，大棗、人參增加其穩定度，緩和緊張。上則為胸滿，人參、生薑為主；此則乾嘔，重點在吳茱萸、人參。

嘔而腸鳴，心下痞者，半夏瀉心湯主之。
半夏瀉心湯方：
　半夏半斤洗　黃芩　乾薑　人參各三兩　甘草三兩炙　黃連一兩　大棗十二枚
上七味，以水一斗，煮取六升，去滓，再煮，取三升，溫服一升，日三服。

腸蠕動本來是正常的生理作用，每分鐘之蠕動總為幾次，蠕動過度則腸子的水分於是瀝瀝有聲，古稱腸鳴。下半部消化道包括小腸的後段及大腸部分，蠕動過度則產生逆蠕動，本來動的方向是由上而下，如今則由下而上，於是胃的蠕動本是從上而下。遇到逆蠕動時，則從上而下的蠕動小於從下而上的逆蠕動，胃呆滯則見心下痞悶，再進一步則嘔吐上逆了。半夏鎮靜胃神經，黃芩鎮靜兼退充血，乾薑擴張胃血管，血管與神經本屬互相牽連，不拘是一般的傳遞神經，或者是液態的神經肽，無不與血流，血管的擴張收縮有密切的關係，散見高深的現代醫學書籍上。甘草具有近似類固醇性質，但力量較類固醇（steroid hormone）差得不及千分之一，我們在此不需要用強力的像類固醇般的藥劑，只需輕微的呈中和作用也即和緩作用即可，因為並非是單一種類的藥物是複方，更用其他藥物隨之而成加成作用。擴大作用範圍，例如用人參、大棗即是，更加以黃連使穩定作用加強，對胃壁、腸壁充血作用更加改善，如此則一切緩和，逆蠕動↓，立刻可以收治療之效。

乾嘔而利者，黃芩加半夏生薑湯主之。
　黃芩　生薑各三兩　甘草二兩　芍藥一兩　半夏半斤　大棗十二枚
上六味，以水一斗，煮取三升，去滓，溫服一升，日再夜一服。

中國醫學之妙，在取其勢，同樣是嘔，但此是乾嘔。嘔而無物則神經的緊張度大為升高，尤其是胃及上消化道因神經緊張度↑，則蠕動量更↑，蠕動的方向和條件，本是從上而下，而胃腸消化道動態最大的部分是十二指腸區，蠕動↑從上而下，則下部的小腸後段亦即迴腸區及大腸或稱結腸區的蠕動隨之而增加，那就瀉了。故稱乾嘔而下利，成了上吐下瀉。同樣的病，不同的動機，產生不同的症狀，此條與前條的相差，不過是先置條件不同而已，其所謂失之毫釐，差之千里了。此條重點在神經緊張度，尤其是胃神經首先變化，故須以黃芩為君，益以鎮靜退嘔吐及胃壁的充血為主題，生薑興奮胃機能，甘草和緩緊張，芍藥也緩解腸胃的緊張度，但其重點在消化道的下段亦即下腹部，故用之以緩和腸壁因下利而緊張，半夏調節其動量抑止過度分泌，大棗本是營養劑，亦能止瀉，為治下利的用藥。

　　諸嘔吐，穀不得下者，小半夏湯主之。
　　小半夏湯方見痰飲篇。

　　諸嘔吐而不得下是腸子的逆蠕動，前一條已經充分說明。半夏是副交感神經興奮劑，嘔吐是胃部收縮，而半夏即可調節而放鬆，如此則蠕動可以隨之而調節，更能抑止不正常之分泌。

　　動量過甚之抑制方法有二種，一是調節其動量使之由↑而↓，第二則動量先高而後低，則必先是由下而上。今經抑制其出路必然由上而下，由上而下者，是一般生理正常狀態也。因其不得下，今因安定從上而下之力↑，則不得下者便下得矣。

　　嘔吐而病在膈上，後思水者解，急與之。思水者，豬苓散主之。
　　豬苓散方：
　　　豬苓　茯苓　白朮各等分
　　上三味杵為散，飲服方寸七，日三服。

　　嘔吐後渴思飲水，本屬欲解，先前已經講述，但有一點不得不補充者即

嘔吐時交感性興奮，心跳速，則血流集中於上身，理由已經講了又講，不再繞舌。如要使之儘速全愈，我們可以想像者，凡血液集中或滯留於上半身時，如果使胃及腸增加吸收水分，則血流必隨之而下降，蓋血行之流動，電解質也隨之，電解質之結聚，水分亦隨之，平衡水分即所以平衡電解質即所以導血流下降。豬苓、茯苓平衡電解質的藥劑，蓋嘔吐之後，電解質必然產生不平衡，白朮使胃腸道尤其是腸增加水分之吸收以作調節，不用湯劑而用粉劑者，目的在充分保護胃腸的黏膜面，間接是保護恢復黏膜的作用。

　　嘔而脈弱，小便復利，身有微熱，見厥者難治，四逆湯主之。
　　四逆湯方：
　　　附子一枚生用　乾薑一兩半　甘草二兩炙
　　上三味，以水三升，煮取一升二合。去滓，分溫再服，強人可用大附子一枚，乾薑三兩。

　　嘔是胃收縮，血液因嘔之帶動，心跳速因之而滯留上半身，當小便不利，如今小便利，可知血液未能全部集中於上半身（上焦），此乃心搏量不足。自律神經興奮度不夠，身有微熱是電解質因嘔而失調，復因小有感染而微發熱。見厥者乃手足冰涼，因心搏力↓，腎上腺分泌↓，自律神經反應↓，考其原因，無非是心機能衰弱，代謝↓，要使代謝↑，心機能恢復則用附子以強心興奮代謝，乾薑擴張血管增加循環，甘草維持其電解質，安定鎮靜使之漸漸恢復。所謂難治者，乃辨治之難，非難在治療也。

　　嘔而發熱者，小柴胡湯主之。
　　小柴胡湯方：
　　　柴胡半斤　半夏半斤　黃芩　人參　甘草　生薑各三兩
　　　大棗十二枚
　　上七味，以水一斗，煮取六升。去滓，再煎，取三升，溫服一升，日三服。

　　此處之嘔，乃《傷寒論》中寒熱往來之嘔，多半屬於肝膽道之疾病，尤

其膽囊膽管區。此類疾病最為多見，柴胡鎮靜大腦神經，蓋肝膽區之自律神經反射性極強，發熱則往往寒熱併見，因其發熱，柴胡、黃芩消退之，因其自律神經處於↑而善嘔。柴胡、半夏、生薑以平靜之，復以人參、大棗、甘草以支援緩和之，如果再用青蒿、鱉甲等藥劑，則方可更為完備，溫病條辨方可以參用。

胃反嘔者，大半夏湯主之。
大半夏湯方：
　半夏二升　人參三兩　白蜜一升
上三味，以水一斗二升，和蜜，揚之二百四十遍，煮藥取二升半，溫服一升，餘分再服。

反胃之症屬食道狹窄症者居多，大便如羊屎般圓而黑，此類病症以食道癌、胃癌居多。由於貧血、膽汁之分泌不良，食道狹窄之餘乃使肛門直腸區亦發生變化，其理雖不甚明瞭，據推測亦可知之一二，蓋舌咽神經與控制大便及感覺之骨盆尾椎骨神經同屬副交感性神經，此等疾病往往副交感神經受抑制，糞便積於直腸、乙狀結腸者時久，復因蠕動之特別變化，乃呈羊屎狀。以半夏興奮副交感神經，白蜜滋潤乾燥之糞便，人參以補其身體反應之不足，或可庶幾。但不過是治此病之正宗原則，此方並非針對此病之良方，當另行加減以補充之，否則必難收效。

食已即吐者，大黃甘草湯主之。
大黃甘草湯方：
　大黃二兩　甘草一兩
上二味，以水三升，煮取一升，分溫再服。

食而即吐，可知胃之反應極為強烈，進食後立即吐出，如此強烈之反應，若即在區域性的胃部加以治療，恐怕未必有效，當從遠處的腸子方面著手。用大黃促進腸蠕動，腸充血則胃充血與胃緊張可緩和。蓋動量較↑之處，必使蠕動隨之而下也。人體的消化道進行，本當從上而下，以大黃助其一臂之

力，也是幫助其勢能位能的意思。加甘草的目的，一來是緩和大黃的峻猛，二來是大黃味道不良，以甘草做矯味劑，是一舉兩得的作法。

> 胃反，吐而渴，欲飲水者，茯苓澤瀉湯主之。
> 茯苓澤瀉湯方：
>   茯苓半觔　澤瀉四兩　甘草　桂枝各二兩　白朮三兩　生薑四兩
> 上六味，以水一斗，煮取三升，內澤瀉，再煮二升半，溫服八合，日三服。

此條與「病在膈上」一條幾乎相同。所不同者，前條是以補充調節為主，較為被動。此條則強調其所以吐逆受腸中水分不調節逆動而上逆。欲去其上逆當利其水，就是使水分先平衡之意。故用茯苓、甘草調節電解質，澤瀉、桂枝配合以利導其腸中的水。白朮增加腸壁的吸收，生薑興奮胃神經而止嘔，略為使小血管擴張，配合利水劑之利水。

> 吐後，渴欲得水而貪飲者，文蛤湯主之。兼主微風，脈緊頭痛。
> 文蛤湯方：
>   麻黃三兩　杏仁五十枚　大棗十二枚　甘草　石膏　文蛤各五兩　生薑三兩
> 上七味，以水六升，煮取二升，溫服一升，汗出而癒。

吐後口渴要得水乃吐後之常情，而貪飲可見其水分的損失不止單在胃腸更在肺部，由於吐之自律神經↑，血液集中，不但有胃腸的問題，更使肺小血管有時也生問題。乃致使肺心的氧代謝 O_2↓，則 CO_2 相對地↑乃致渴而貪飲，肺之 O_2↓、CO_2↑使顱外血管擴張則頭痛，脈緊。麻黃擴張肺中小氣管使 O_2 量↑，則 CO_2 可↓，杏仁鎮靜呼吸中樞，蓋嘔吐之後，我們往往見到呼吸急促似喘而非喘之狀，甘草、生薑止其嘔，大棗補充血中醣分以強壯而抗體可↑，生石膏使血中酸度↓，文蛤則因吐而下利，以導其渴，麻黃、杏仁、

甘草、石膏力量宏大，兼具驅水之力。文蛤配合之已經足夠，麻黃更能收縮末梢血管，乃使 $CO_2\uparrow$ 而擴張之血管恢復其正常度，血管恢復，不再擴張則頭痛自愈。蓋頭之所以痛是 $CO_2\uparrow$ 擴張血管，血管分歧處，尤其小血管，其血管擴張則分歧處之微小自律神經及感覺神經因牽引而痛也。

乾嘔吐逆，吐涎沫，半夏乾薑散主之。
半夏乾薑散方：
　半夏　乾薑各等分
上二味，杵為散，取方寸七，漿水一升半，煎取七合，頓服之。

乾嘔是胃神經緊張而發，非胃中真正有物，吐涎沫者，此涎沫來自胃中者少，來自喉頭、鼻腔、口沫、氣管者多，故除以半夏止嘔之外，半夏更能祛痰，配以乾薑擴張肺血管而鎮靜其支管，又能興奮胃神經使胃之緊張度↓。所以不用湯劑而用粉劑者，湯劑入胃以液體故常轉晃搖動，藥味又不太好，胃本已極過敏，必然換來的結果是大吐而特吐。粉劑可免此弊，用漿水者，米湯也，助其適宜於胃，不使之噁心而吐。

病人胸中似喘不喘，似嘔不嘔，似噦不噦，徹心中憒憒無奈者，生薑半夏湯主之。
生薑半夏湯方：
　半夏半升　生薑汁一升
上二味，以水三升，煮半夏，取二升，內生薑汁，煮取一升半，小冷，分四服，日三夜一，嘔止停後服。

種種形容之辭，沒有什麼特別的地方，無非是胃中難過泛惡，將要嘔吐前的種種症狀的描寫。如能止其嘔，當然要先安和其胃。半夏止嘔的機能是促進胃的動量，減少胃內分泌液，以調節胃的機能，生薑是興奮胃神經，配合半夏以調節胃蠕動以止嘔，如此而已。

乾嘔，噦，若手足厥者，橘皮湯主之。

橘皮湯方：
　　橘皮四兩　生薑半斤
　　上二味，以水七升，煮取三升，溫服一升，下咽即愈。

乾嘔多屬神經性，噦是胃中氣體脹滿，刺激胃壁收縮而氣上升，手足所以厥逆是胃神經緊張。如果使胃神經緊張解除，病可立愈，因為是較簡單的單純病症也。橘皮止酵，芳香健胃，生薑興奮胃神經使之調整，因為患者雖有病，其身體自己之機轉，無不處處抗病，使病能自然而愈也。有時候此種方式反而比看醫生更為高明，故曰「不服藥為中醫」即指此而言。身體正向愈病的路在走，如果略為加上一把力，立刻可全愈。橘皮止酵則酵自止，生薑興奮胃神經，胃緊張收縮自能緩和，手足厥冷因自律神經↑，今既已緩和，血液乃由內轉至外則厥自愈。

噦逆者，橘皮竹茹湯主之。
橘皮竹茹湯方：
　　橘皮二觔　竹茹二斤　大棗三十枚　生薑半觔　人參三兩
　　甘草五兩
　　上六味，以水一斗，煮取三升，溫服一升，日三服。

橘皮具揮發油能興奮大腦助消化而止發酵，竹茹鎮靜自律神經，尤其在胃及食道部位常用之。生薑止嘔，人參、大棗乃是支援之劑，如果噦逆則人參幫助鎮靜，大棗緩和緊張，其他藥物，早已講之又講，所以能收全功，不從單向，在腎、在腸及咽喉、食道都已包括在內了。

夫六腑氣絕於外者，手足寒，上氣，脚縮，五臟氣絕於內者，
利不禁，下甚者，手足不仁。

由是以觀，古時陰陽之論，絕對不可靠，如果現在再談陰陽則中醫亡無日矣。請看此條便見周章。手足寒是表皮血管強烈收縮，血液從不重要的皮下繼續流向中樞大腦心肺，以保生命所賴以維持之中樞，中樞血流↑心搏力因血流向內，血液壅塞而搏力須加強，血液循環在遠區之血流量↓則不得不

緊縮，故手足寒而上氣，亦即胸悶呼吸困難是可以想知。古人不知現代醫學機轉的真相，乃云六腑氣絕於外等天方夜譚式的陰陽勉強做解釋。如果一味尊經崇道則絕對無法脫其樊籠。復次因血流不能充足循環於下肢為甚，則下肢肌肉代謝所需之 glucose 不能還原則乳酸增加而腳縮，如果更進一步心臟搏力繼續↓則大、小腸開始鬱血，而循環尤其指靜脈循環不利，回流入心臟↓，靜脈滯鬱之量在腹腔↑，則腸管內容物本應由腸壁吸收者，卻反其道由腸壁向腸管反滲透於是利不禁，大量腸液之下瀉使 Ca^{2+}、K^+ 離子大為↓，無鈣離子則神經不穩定，無鉀離子（K^+）則肌肉動作無力，如此則手足不仁，乃稱五臟之氣絕於內，平心而論，問題都出在一端，又何必硬分陰陽，令人讀之不知所云，更硬要人死背，此類人簡直毫無心肝，地獄之說如真有之，當早已為其定位了，古人不得已也，今人乃有意整人，學者無辜，教者夠惡了。

　　下利脈沉弦者，下重，脈大者為未止，脈微弱數者，欲自止，
　　雖發熱不死。

　　脈之所以有圓湛之意者，是神經使之調節而使然也。神經的調節度有賴電解質的平衡，蛋白質在血液中具緩衝作用。故病的開始，脈絕不會弦，病之久則脈弦。而下利是使電解質的鈣鉀大量流失↓，蛋白質因下而大量失落，如此則調節的功能大為↓，單憑脈搏脈管的跳動則脈必是弦急，蛋白質之流失，使人體力↓，組織失卻彈性，神經緊張度↑故必呈下重。脈大者是電解質↓，不能產生調節作用，單見脈搏獨跳則脈大，電解質既不能回復，神經已然緊張，可知仍有腸內物一併下瀉，故稱未必會止。脈微弱數者欲自止，Ca^{2+}、K^+↓失落之現象反見此脈，水分雖然有脫水現象，神經反應漸漸緩和，則脈微弱而數，故稱將欲止。雖發熱不死者，水分之不調節漸趨平和則心臟之搏動即將穩定，危候將好轉，雖有發熱性的感染，未必即死，蓋心臟仍有餘力可作救濟也。

　　下利，手足厥冷，無脈者，灸之不溫，若脈不還，反微喘者，
　　死。

下利，手足厥冷即已見心搏衰弱之危候，先前的六腑氣絕論中已經講過，灸之是使代謝升高↑，心臟跳動恢復正常的手段，若不溫，脈不還已成不可逆變化，心搏↓，O_2 不能還達及肺，乃微喘。呼吸將衰也，死亡為必然之勢，但非一定如此。當細心思辨其先置條件，如何方能真正斷定其症狀的後果，每條所述視情形而定，否則死煞句下，全信書不如無書較為高明。

少陰負趺陽者，為順也。

少陰之為病，本屬心臟衰弱，心搏力不夠，故而下肢肌肉葡萄糖氧代謝不夠，葡萄糖還原↓，而積乳酸，腳乃蜷曲，此時雖屬危險，心臟若使之振奮，當有一線生機。故在下肢之趺陽為負脈，負脈者微小弱等，與其病情符合。用附子、乾薑、人參、吳茱萸、四逆湯或喘四君子湯當可轉使心房衰弱，代謝低落之負脈、陰脈起衰回生，蓋趺陽脈本沉且弱，是負脈，但是也是順脈而非逆證。

下利，有微熱而渴，脈弱者，令自愈。
下利，脈緩有微熱，汗出，令自愈，設脈緊為未解。

腸子下利，久則脈必弦，前已論及。有微熱而脈弱者可自愈也，已經充分解釋。設脈緊為未解者，蛋白質、電解質未能充分補充調節之故，今不復贅。有微熱一方面是可能有感染則熱較重，而電解質不平衡亦可生微熱，在《溫病條辨》中有效之方極多，《金匱要略》、《傷寒論》之方不及也，可參照之。

下利，脈數而渴者，令自愈，設不差，必圊膿血，以有熱故也。

脈隨病定，病隨機轉條件而定，此條的情形又是另外一種局面了，與前面所講迥然不同，有急性感染所以脈數而口渴。與《傷寒論》、《溫病條辨》上所講初期病感染的情況不同，人體的防禦能力，因人為萬物之靈，相當精密細緻，即使現代醫學如此發達，尚不能知其萬一，一般病之所以全愈，絕

非醫藥的功效，醫藥不過是幫助使之速愈，真正愈病的機轉，還是靠體工自身的反應力，所以令自愈也不無有道理。設不差則病隨其自然結果必然如古稱的由表入裡或者是裡面發炎，一如腸炎等等炎症最後的結局是化膿，化膿後不是被排出體外，便是自動由吞噬細胞，白血球除卻而帶走，今看病之條件，既然在腸，故下瀉。則膿成後最有利的條件便是下膿血，下後則漸漸全愈，膿盡自愈也。

下利脈反弦，發熱，身汗者自愈。

下瀉之後，脈當緩軟，今反弦而緊且發熱，可見其緊張度並未因下瀉而改善，反而更緊張。人體緩解緊張的條件有二途，不是直接由體內排出如瀉出、嘔出、咳出、便是間接地由小便通暢而緩解，或由出汗而緩者。出汗者非手段，乃是結果，此在拙著《傷寒論之現代基礎理論及臨床應用》中述之甚詳，可作參考。

下利氣者，當利其小便。

基於近代生理、病理，凡發病，病情嚴重時，小便量恆少，若見小便轉多，疾病將愈之機會增多，原因是病的緊張度↓，腎上腺素之分泌不須大量以應其變了，自然就緩和得多了。

下利氣者，下利特別多，正治用固澀收斂消炎之法如黃連、訶子肉等等，尚不能止者，當考慮利小便法，如果小便能利，可見小腸的運動及作用漸漸恢復，則分泌體液當由腎臟過濾而成小便，病亦可緩解，傅青主深明其理，白朮、車前子之用非無因也。

下利脈反浮數，尺中脈自濇者，必圊膿血。

純是下利，寸脈必伏或緩弱，如今反浮數，可知有感染，尤其是重點及病灶都在腸中，所以下利。寸脈既浮而數，表示炎症或是發熱，脈的寸關尺本屬同一條血管亦即橈動脈上所見的現象，如果寸口脈浮，尺中脈本較寸口脈為微而緩，此乃生理上、解剖上、力學、拓樸學上的常情。今寸口脈浮大，

229

至少尺中脈經其帶動必須也略為興奮，較前見略大略浮些，但反見濇者，可見重點並非在原始的心臟搏動及血流上，而在脈管的彈力及血液的濃度變化上。其實此時因骨盆中具有壓力，壓力使副交感神經在尾骶骨中者興奮，其脈當沉而遲，壓力之來源出於腸子，尤其乙狀結腸及直腸段因為積膿而動力↓，乃使尾骶骨的迷走神經興奮，呈沉遲之脈，但是化膿感染力很強，迫使身體做強烈的抗病反應，則心搏數而血流快。明白言之，寸口脈亦受到影響而呈心搏數，血流快的浮數之脈以應感染的抗力，亦因骨盆的副交感興奮而變慢，但其影響力不及抗病的浮數之脈，故雖有影響，其改變小而不感覺，故可不計及此。但本來沉小的尺脈就影響大了，立見濇脈，可知其脈管反應弱，血流質之因炎質雜而濃度高也。必下膿血乃成必經之途，膿血下後，一切將恢復正常了。此也就其病之不同而言，並非每種病都是如此，泛泛而談病，不如不談，蓋愈談愈無聊，認真而論病，則各種特色的機轉愈談愈有意思。

　　　下利清穀，不可攻其表，汗出必脹滿。

　　下利清穀，食而不化乃代謝已經非常低落，消化機能跌至底線矣，如果再用發汗，發汗必須以能量血流↑，心跳速↑，腎上腺分泌↑，糖解量↑為代價，代謝本已大衰，發汗則使之衰上加衰，何異雪上加霜，於是乎連瀉下完穀的條件均被剝奪，胃腸道的蠕動大為下降幾近於停，腹部膨脹而滿。

　　　下利，脈沉而遲，其人面少赤，身有微熱，必鬱冒汗出而解，
　　　下利清穀者，其人必微厥，所以然者，下虛故也。

　　腸子所含的神經肽很好，在小腸絨毛中的嗜銀細胞往往因刺激及緊張，在不同的病況下，分泌出大量血管張力素（serotonin）又名5-HIAA，如果長期分泌則成了一種病稱類癌症候群（carcinoid syndrome），原因是嗜銀細胞（argentaffin cells）長期大量分泌5-HIAA，亦即serotonin，此物與腎上腺素呈部分拮抗作用，所見的現象恰巧與腎上腺素，epinephrine及nor-epinephrine所分泌的現象相反，故見脈沉遲面赤，身有微熱，亦是一種負面性的刺激。如果腎上腺分泌與之拮抗，必然先使血管收縮，待一切神經情況穩定則汗出

而解。復次下利清穀者，消化力↓，代謝↓，能量↓，熱量↓，血液由外內斂，其人微厥即手足冰涼，乃理所當然。是否下虛卻大有商榷，此乃血液，心搏力有所不及乃致於此。若使其心搏力↑，代謝自然可以恢復。一般都用附子、乾薑、肉桂類的「溫補藥」，中醫認為是「培本固元」，又認為是先天之原，故稱下虛，如果就現代觀念論之，因其緊張度↑，腎上腺素之分泌有所不夠應付的局面，如能增加其分泌穩定局面，糖解之速度增加，即肝醣變成葡萄糖 glycogen → glucose 之速度增加，俾使身體得之以救急，則工備矣。腎上腺素其實不一定在腎，不過原始先發現在腎而已。腎，中醫認為屬下焦，故稱下虛故也。

下利後，脈絕，手足厥冷，睟時脈還，手足溫者，生。脈不還者，死。

此乃常情耳，一般下利不影響心臟者，下利時水分大量失落，脫水，心力因血流量銳減，靜脈回流大差，不得不強烈收縮表皮血管以增加中樞血流，靜脈之回流以保中樞的大腦、心、肺等重要支持生命的器官，如果救濟成功，則心跳呼吸漸漸恢復常態，脈自平，血流體系再回復正常，手足當溫，病情不過是一過性的急難，是可逆的。若乃脈一去而不還是轉屬不可逆性的休克則死矣，此類大凡心肺固有疾病者屬之。

下利後腹脹滿者，身體疼痛者，先溫其裏，乃攻其表，溫裏宜四逆湯，攻表宜麻黃湯。

在前面「下利清穀，不可攻其表」一條中，理由已經詳細敘述，可知攻表後腹脹而滿者，是腸腎代謝大低而蠕動↓，身體痠痛者是表皮肌肉血流不足，其血都調集內部以做救濟去也。表皮肌肉營養代謝↓則乳酸在缺氧而恢復力↓，刺激肌肉致痠痛，血管收縮，O_2 及醣之供應不足而呈微弱痙攣，故重著而痠痛。因先所急者為代謝血流一般性的低落，先溫其裡者，興奮強壯之也，四逆湯附子、乾薑之強心，配合吳茱萸之活血以興奮代謝，增加血流，內部既已安定，更須將血流推動至肌表以和緩其缺氧、缺醣，血流循環↓之

苦，用麻桂之擴張體表血管，杏仁、甘草之穩定中樞呼吸作用，及內臟穩定蠕動作用，則痠痛自行解除矣，步步循行無缺，惜識者不多耳，乃若堅持麻黃湯是發表發汗而用以八法治病，不足以言大道也。

　　下利，三部脈皆平，按之心下堅者，急下之，宜大承氣湯。

　　下利而三部脈都正常，可知循環，呼吸一切均無問題。按之心下堅，證明胃中有物不下降，或竟胃中無物而擴張牽引外表肌肉，亦即腹直肌及諸腹斜肌緊張而收縮，或竟胃中有物，腸子蠕動太快而生逆蠕動使之無法下降而脹滿，最簡單平淡易行之法就是瀉之，一下即可使腸子穩定。蓋內容物或糞便、或細菌、或過敏物質、或有毒物，盡下而去之，腸刺激去則緊張去，蠕動正常胃因之而恢復，心下自然不堅矣。

　　下利，脈遲而滑者，實也。利未欲止，急下之，宜大承氣湯。

　　脈遲是副交感神經興奮，滑是骨盆腔中有壓力，其理已經述之再三，由於骨盆腔有壓力則刺激尾椎骨的副交感神經興奮，則脈遲。雖下利，似有積在內，仍須承氣湯下之，能知機善變，在此可以稱高手矣。要成高手，必須對病的轉變成因瞭如指掌方可，否則樣樣不知（unknown），我未知其可也。

　　下利，脈反滑者，當有所去，下乃愈，宜大承氣湯。

　　脈滑本可作為身體內部有物，而體工的能力可以袪除之，但力有所不及。中醫古籍上也記載得非常明白，然而真正的機轉，沒有一書能做明白的交待，我們細看有痰脈滑，有積脈滑，女子有妊脈滑，又說脈滑是血氣旺盛的現象，其實「滑」之一字，意思是往來流利，是濇的對意辭。同樣體內有物而見濇，是身體無力將之驅出的現象，必須用大劑活血、破血之劑，或竟用利水劑配合將之驅出。脈滑本是平常脈，而往來較平時的動量更↑些的脈。證明身體條件不差，循環血流推動自己無形中動量增加↑，脈管彈性↑，一般性代謝也↑，一般生理現象趨於旺盛的狀態，如果所有變化，只須去其所積即可，故雖下利而脈滑，可知仍有滯留，當然可再瀉下，故用大承氣湯。

　　《金匱要略》之論下瀉較《傷寒論》深得多，變化也多，須症病脈種種方面

合參，乃能作準，否則徒自論脈，必然壞事。

> 下利已瘥，至其年月日時復發者，以病不盡故也，當下之，宜大承氣湯。

下利已瘥，至其年月日時復發者，從未聽見過有如此之病症，若直率指其不通卻不可以，蓋太草草從事了。如果仔細思辨，其所謂的年月日時復發，並不一定要如此準確，否則豈非成了笑話，不過是指大約而已，例如某人在冬天恆發氣喘，是支氣管慢性發炎，支氣管過敏，遇外界寒冷而發作，並非一定要指某月某日某時必發，病之不盡也可以說得通。一般慢性病時發時愈，其時根本不愈，不過是隨時隱伏，一旦外界氣候、情緒、飲食之變化即隨之而發作，一般醫者不察則非常慘，一服藥把人吃死了，其實一服藥何嘗會置人於死，特其人本有伏病，如所稱之病未盡也。如果此人本有心臟病，心臟已經擴大如蒲扇，當年並沒有 X 光等科學儀器可做診斷，偶然患感冒，遇到一位倒楣的醫生開了一帖隨便什麼藥，瀉藥、發汗藥、補藥，感冒不足以死人，舊病本可致命，曰感冒後發汗而致命，說是藥將其吃死了，則百口莫辯。於是眾起相走譁告把人吃死了，如果真要病理解剖在臨床病理討論會（clinical pathologic conference, CPC）討論，至少可見真象，就不致於造此冤獄。一般視中醫為寇仇，不共戴天者，我也不知其理為何，似乎中醫不亡，彼等絕不甘心，隨便說一句是中藥吃死的，不負責任，欲加之罪，何患無辭！眾口鑠金，無端隨便亂講，其心可誅！

如今復論下利，此類下利多半是胃腸道吸收有問題，如十二指腸有潰瘍則有時便秘，有時下利，還有本來腸子過敏者，食某種食物必然致瀉，如曾生過阿米巴痢疾者（amebic dysentery）愈後，腸子上的潰瘍處雖結疤收口，但纖維化便成蟹足腫（keloid）。十二指腸、胃潰瘍均有之，平時蠕動相當正常，突然食物不宜，次則受涼，更甚至氣候略為變化，腸蠕動主要在結疤 keloid 處生不正常的逆蠕動，乃致下瀉。或竟膽中結石，膽汁逆流，胰臟發炎，病況隨條件而變，如果去其病變，下之宜大承氣湯是一種簡單的示範法。以此為根據，轉而構思各種妙方，此吳鞠通先生之高招，今之治醫高手，既

知原委，處方當更高於吳鞠通先生也。

下利譫語者，有燥屎也，小承氣湯主之。
小承氣湯方：
　　大黃四兩　枳實三兩　厚朴三兩炙
上三味，以水四升，煎取一升二合，去渣，分溫二服，得利則止。

下利有譫語是腸中大腸桿菌因發熱而使菌落（bacterial flora）生長不平衡，產生毒素，循環致腦，呈一時的昏迷，如果用藥即時袪除其積，E. Coli↓菌落生態平衡，病可立愈，此乃《傷寒論》講而又講，不多說了。

下利便膿血者，桃花湯主之。
桃花湯方：
　　赤石脂一斤一半全用一半研末　乾薑二兩　粳米一升
上三味以水七升，煮米熟，去滓，溫服七合，納赤石脂末方寸七，日三服，若一服愈，餘勿服。

赤石脂性收斂，尤其對出血的小血管具有收濇促進其止血作用。下利便膿血，重點在腸子，腸壁黏膜下的小血管出血呈無數小針孔樣。赤石脂從內收斂使小血管收縮更能吸附於腸壁而保護腸壁，再用乾薑使小血管的流量溝通量增高，乾薑的擴張血管，因赤石脂的收濇更使血流增長增速，如此則滲透更降低，粳米的功用是使小便分利，則腸子因粳米的分利小便而暫時安定。由於中國方劑具各種特別作用，則其止血作用良好且持久，甚則純用收濇止血藥而不用溫通促進血管血流循環藥，血雖暫時能止，鬱積愈久，滯留的血量愈增加，最後破裂而大量出血。一如鯀治洪水以圍堵，大禹之治水是先疏導，再做堤岩以防水，是疏導第一，防水第二。乾薑止血之功，當更高明於赤石脂，殆無疑義。故嘔血、咳血、吐血，乾薑都可以用，赤石脂只用於便血、下血，範圍少多了。

因為中、上焦距心臟近，血管結構及循環都較下焦反應速，只須乾薑擴

張血管，通利血流，血管自然成調節收縮，下焦在腸中又礙於腸上黏膜的浮腫，所以須以赤石脂配粳米。

熱利下重者，白頭翁湯主之。
白頭翁湯方：
白頭翁二兩　黃連　黃柏　秦皮各三兩
上四味，以水七升，煮取三升，去滓，溫服一升，不愈更服。

熱利則肛門口如火灼，原因為經常如廁，而且腸黏膜靜脈充血而浮腫，直腸動量大為低下↓，於是糞便無法暢快驅出，直腸壓力↑促使大腦感受要大便而大便又不能出，努脹之結果下些黏液、黏膜，當然痛苦不堪，乃稱下重。要解此病先須消除黏膜炎腫，而且可能有細菌感染作祟，於是用白頭翁殺菌，清理腸子，黃連、黃柏消炎退充血，更能抗菌，秦皮收斂腸黏膜，清理其浮腫，原因既除，愈病可待。

下利後更煩，按之心下濡者，為虛煩也，梔子豉湯主之。
梔子豉湯方：
梔子十四枚劈　香豉四合綿裹
上二味，以水四升，先煮梔子得二升半，納豉煮取一升半，
去滓，分二服，溫進一服，得吐則愈。

下利之後靜脈充血，腹腔中靜脈回流至肺後，因心臟搏動至大腦之血液較平時為少則心煩。更有甚者，單在腹腔中的變化影響或許還較輕，按之心下濡者是食道、胃及賁門處都因腹腔充血而充血，食道、賁門之蠕動力↓則擴張充血，所以心下更濡，稱為虛煩，因為沒有積滯內容物，用梔子消腫退充血加以鎮靜神經，豆鼓的止酵，使胃中發酵的情況↓，自屬治療之法。

下利清穀，裏寒外熱，脈微欲絕，汗出而厥，通脈四逆湯主之。
通脈四逆湯方：
附子一枚生用　乾薑三兩強人可四兩　甘草二兩炙

上三味，以水三升，煮取一升二合，去滓，分溫再服。

下利清穀，代謝極差已經完全沒有消化食物的能力了，代謝的來源，大部分出自肝臟，部分又出自血流循環的心臟，生化性者屬肝，生理性者屬心，肝的糖解作用大為低落則醣分不夠利用，熱量的來源↓，則感裡寒，病人感到有寒自胸中起；寒冷徹骨。心臟的搏動除了靠氧之外，更重要的便是需醣，醣是由肝送出，肝的支援力不夠，心臟的搏動力，循環力大弱，如果腎上腺素再不夠，無法上達心臟以支持其生理動量，則末梢血管的血液因心臟推動力↓，腎上腺素↓，無法再收縮使皮下肌肉的血液集中於重要中樞以應急，則血液滯留於皮下肌肉，故外表熱也，心力↓，脈微欲絕，汗出而厥者，此時的汗是神經極度緊張的冷汗，中醫認為是絕汗，故手足厥冷如冰，事實上也是真正瀕臨休克死亡之境了，但是這是一過性的，容易救，若乃真正臟器有病而致末期者，顯然無法挽回。至於體工突變一過性的，如下利清穀，當用附子、乾薑強心興奮其代謝，甘草緩和其劇變，立刻會好轉，中醫稱之為回陽。

下利肺痛，紫參湯主之。
紫參湯方：
　紫參半斤　甘草三兩
上二味，以水五升，先煮紫參，取二升，內甘草，煮取一升半，分溫再服。

下利不可能使人肺痛，但下利常常促使電解質紊亂，對靜脈回流影響相當大，一旦肺中生小血栓或者心臟冠狀動脈阻塞或痙攣，病人的胸部感到劇痛，古人見胸痛不明解剖，就症狀所外觀視之，認為胸痛也未可厚非。紫參對心臟血管痙攣，心肌梗塞均具有良好的調節作用，配合甘草的緩和其急變，對病有幫助，但不致於如此簡單即可治療，現今處方雖較之進步，出源於此，也是一例。

氣利，訶黎勒散主之。

訶黎勒散方：

　　訶黎勒十枚煨

　上一味，為散，粥飲和頓服。

　　氣利即容易下利、水瀉等等下瀉的症象。訶黎勒即訶子肉，味澀而對黏膜面具收斂作用，可以幫助氣不下利。煨者，不煨難於研末，今既說研末為散，故當煨後用，散劑則更使訶子發揮固瀉的作用。

瘡癰腸癰浸淫脈證并治第十八

諸浮數脈,應當發熱,而反洒淅惡寒,若有病處,當發其癰。

感染性的發熱,脈息當然是浮數,如果感染力極強的病毒,諸如葡萄球菌或有肺炎球菌或……,非但使病人發生高熱,體溫之高於外界環境自然漸漸惡寒。若有痛處,則必然是感染的病灶處,像葡萄球菌之感染極易化膿,同時在患處成局限性的化膿帶(focal lesion)。唯一的治療法是使其化膿處早些化膿;則此處腐爛、腐敗,可以漸漸緩和而痛稍減,膿之蓄積既已成熟,自當使之破潰而出,則一切全愈。

另有一種所謂冷膿瘍(cold abscess),亦即所謂陰瘡者,按之冰涼,組織繼續化膿潰爛,其臭無比,一般結核菌常有此類現象。唯一使之全愈之法即使之趁早成熟,早些化膿,方劑中以陽和湯為第一,使之加速成熟,早些化膿破潰之妙方。如用麻黃三錢、炮薑三錢、熟地黃一兩、鹿角膠三錢、肉桂一錢,是 cold abscess 者更加附子,此種方劑,其精彩超妙,乃稱絕唱。不必用手術刮去其腐爛處,以麻黃、炮薑、附子之擴張血管,增加代謝,促進血流,熟地黃增加血糖,稀釋血液膿度,增加結締組織之強度。以防病患處化膿而潰散,更以鹿角膠加強其白血球吞噬力及滲透力,處方之漂亮,乃稱一絕,非一般西醫師能夢想,採用之佳則必須知其機轉,善自靈活應用,更遠勝《金匱要略》之經方也。

師曰:諸癰腫,欲知有膿無膿,以手掩腫上,熱者為有膿,不熱者為無膿。

膿之形成必然是白血球吞噬細胞，大量滲入，與病原展開強烈的抵抗作用。代謝因之升高↑，充血量↑，當然病灶處發熱，而腐敗的組織及死亡的白血球吞噬細胞則積貯而化膿，如果不發熱則無此種症狀，只不過是一種粗淺的診斷法。古人別無他法，如此已經相當不容易了。在將化膿而未化膿之際，此類情況正如火如荼的進行中，真人活命飲及六神丸對淋巴及抗體，白血球吞噬力之增加↑具有莫大的幫助作用。乳香、沒藥各二錢以止痛消腫，炙山甲片三錢、皂角刺三錢以貫穿膿頭使膿出而速愈。防風一錢助其神經穩定以利血行，土貝母四錢消堅硬血腫，甘草二錢緩和其勢之峻厲，歸尾二錢、生耆三錢增加血行對血管收縮血流行運增進，且具補益作用以增人體的抗病免疫力，赤芍通利血管，改良血管內膜，銀花大量消炎殺菌，要使排膿加速則多用白芷，膿成自然必潰，未成必然可以消除，蓋增淋巴疏導之力，抗病力自然增加也。此類方勝《金匱要略》古方多矣。

> 腸癰之為病，其身甲錯，腹皮急，如腫狀，按之濡，時時發熱，自汗出，反惡寒。其脈遲緊者，膿未成，可下之，大黃牡丹湯主之。脈洪數者，膿已成，不可下也。
> 大黃牡丹湯方：
> 　大黃四兩　牡丹一兩　桃仁五十個　冬瓜仁半斤　芒硝三合
> 上五味，以水六升，煮取一升，去滓，内芒硝，頓服之，有膿當下，如無膿當下血。

諸凡慢性疾病，多屬激力↓，來勢緩，但是病的進行，時間久而且特別遲延，據我們所知，本書的黃汗就是一例，其實是敗血症（septicemia）。但是來勢甚緩，如果是現代人的身體反應，可以絲毫不覺，但感身體有些不爽快，體內免疫力↑，抗體充沛，原因是營養↑蛋白質攝取量多，不多久被自行消除，或者用抗生素即時撲滅，絕不會遷延很久，如果遷延長久，大都是抗生素無效，敗血症有是有，但呈慢性，或身體本有慢性疾患，不易康健，具輕微的敗血症，嗣後方發生黃汗之類的病象，現代人身上不是沒有，不過

絕對少數而已，所以古代之病與現代之病大不相同，發展各別，絕不能一張中西病名對照表就可了事。這種天真的想法，可說對於醫學毫無知識及見地。

即今就腸癰來講罷，腸癰本是腸間化膿而言，腸子化膿的地方不好，在腹腔中，膽道可以化膿，胰臟炎來不及化膿，胰液外溢把四周圍的臟器組織全部消耗潰爛，恐有不至化膿的程度，病情甚至已經非常嚴重，可能已經死亡。腸癰化膿大部分是指盲腸炎，盲腸炎是急性的病症，非立刻開刀不可，何以能拖成慢性呢？要知道凡生盲腸炎的人，大都是肉食者，喜吃肉，少吃蔬菜，如此則纖維素不夠乃生之。小兒盲腸口很大，不易生。中老年人腸蠕動已較慢，雖有患者究竟是少數，占最多數的是年青人。古時候營養絕差↓，蛋白質、肉類很少吃到，即使如我們這一代來講，以前過年是大事情，可以大吃大喝，這不過僅四十年，如今民阜物豐，大魚大肉天天吃，天天過年，過年早已不過應景而已，沒有如此盼望了。即使四、五十年之差已經大相逕庭，況千年以前的古人乎？於是生盲腸炎因食肉少，甚至反應也較緩和，不像現代那樣急性（acute），須立刻處理，古人的醫學知識都是混混噩噩，一直要等到此慢性炎症不死不活拖到腹皮急，如腫脹，按之濡，方才知道腸子中已經化膿，慢性盲腸炎進行到化膿程度，長期感染的 focal lesion 化膿物時時溢出，當然時時發熱，惡寒。其身肌膚甲錯者，長期消耗病症，營養差，更由於一般皮膚病，如今最新的研究已經大概知道與神經緊張有關，更與小腸的消化機能以及溢出的神經肽（neuropeptide）有密切的關係，例如 serotonin 就是一例，其他種種不一而足，參照較高深的西醫生化內科，書中不乏其例，我們不想抄書，就此打住。腸癰既為慢性進行的消耗，皮膚甲錯一如其他慢性消耗病相同，是皮下小血管發生變化。其脈遲緊者，蓋腸有癰腫則腸蠕動↓則壓力↑。膿未成可下之，膿之成與未成非古人可以診斷，只能講個大概而已，可下之，大黃牡丹湯中，大黃退充血，促進腸蠕動，丹皮即牡丹，對小血管內膜有退腫消炎作用。桃仁、冬瓜仁前者具有 CN^- 離子，然量微小不足以言溶血，但是情況至此，組織在化膿之前，本是已經有溶血現象，略加觸發即可，何況桃仁潤腸，配合冬瓜仁，也有潤腸去腫的作用，

加芒硝使滲透壓改變，芒硝是鹽類，可生反滲透作用，使糞便軟化，蓋反滲透使腸外水分反滲入腸內以助下瀉也。再全部協力就大黃之力，總其下瀉之大成。膿已成不可下也，又說有膿當下，如無膿當下血，豈非前後矛盾乎？實則並非如此。本方本來有下膿血之功，有膿血不可下的理由，如果病者抗病力已經大差，膿之潰散有成敗血症的危險，如不溢散或溢散將成而腸蠕動下勢甚急，則一併下瀉。

> 腸癰者，少腹腫痞，按之即痛，如淋，小便自調，腹無積聚，身無熱，脈數，此為內有癰膿，薏苡附子敗醬散主之。
> 薏苡附子敗醬散方：
> 　薏苡仁十分　附子二分　敗醬草三分
> 上三味，杵為散，取方寸七，以水二升，煎減半，頓服，小便當下。

前條說的是腸癰，乃腸中疾病化膿者，多為盲腸炎。此條所說的是腸癰，少腹痞，按之即痛如淋，此類腫癰大概病原多在骨盆腔中，尤其以女性為多，一者女性是開放性性器，易於感染，二者女性是內在性性器，諸如子宮、卵巢均在腹中，在骨盆腔中易發盆腔炎，更因大腸之不潔G（-）陰性菌較多，則從腸中滲透入骨盆腔者也多，子宮頸糜爛，黃綠五色帶，極為惡臭，更有卵巢囊腫、子宮腫瘤等等，不一而足。有化膿者，有出血者。生薏仁、敗醬草均為抗生消炎，消腫去血滯，或稱消瘀血之藥，復加附子助其血行，增其活力，方不一定完備，處方精神甚佳，殆無疑義。

> 問曰：寸口脈浮微而濇，法當亡血，若汗出，設不汗者云何？
> 曰：若身有瘡，被刀所傷，亡血故也。

此條所述極為精微，如果亡血，脈先立刻收縮，血管的收縮在發生之當時，身體有補救作用，血流中的紅血球當不致於稀少，故脈搏的變數，當不至於非常明顯。至亡血後兩、三天，方顯出血，紅血球↓，此時的脈搏反應微，脈搏↓因血管的收縮而呈濇，身體因亡血，血流當快速以補救其不足故而易

出汗。如果不出汗,非真正的不出汗,是因為傷口疼痛使神經緊張,表皮血管因緊張而恆在收縮狀態下,故不出汗,待處理妥當,一旦血止則痛↓而安定,則汗必出由緊急狀態而安定,汗不出而何?

病金瘡,王不留行散主之。

王不留行散方:

　　王不留行十分八月八日採　蒴藋細葉十分七月七日採　桑東南根白皮十分三月三日採　甘草十八分　黃芩二分　厚朴二分　乾薑二分　芍藥二分　川椒三分

上九味,前三味燒灰存性,各別杵篩合為散,服方寸匕,小瘡即粉之,大瘡但服之,產後亦可服。

排膿散方:

　　枳實十六枚　芍藥六分　桂枝二分

上三味,杵為散,取雞子黃一枚,以藥散與雞子黃相等飲和服之,日一服。

排膿湯方:

　　甘草二兩　桔梗三兩　生薑一兩　大棗十枚

上四味,以水三升,煎取一升,服五合,日再服。

　　創傷的愈合(wound healing)在病理學上有相當詳細的描寫,我們不想在這裡重複,有一點是非常可惜的,現代醫學的病理學只對瘡口的愈合做客觀性的病理變化描述,而對真正的病人感覺如何卻完全忽略而不談,果然病人所感有時難免是心理作用是無可否認的,但也不能完全否定,否則變成不是醫學,而是實驗室的動物實驗了,反而動物是受極悲慘殘酷的待遇,求生不得,求死不能,我們不正將之搞死為止,反正是死定了,又何必多加追究。醫者,仁人之心,即對動物如果略具惻隱之心,則動物雖死,也算是為人犧牲,如果動物亦有靈性、有感性,將其靈性、感性記錄下來,再對病加以研究,比濫殺無辜,雖不能說是草菅人命,至少也可以避免暴殄天物罷。動物頭腦簡單,非常可憐,又不能自己表達感受及意見,病人是人,和我們醫生

同樣是人,說不定有些比我們智慧更高、成就更大、反應更快,更具感受、更具靈性,豈能忽略他們的感受及主訴於不計?所以皮膚上有刀創,只是流血,血止後傷處慢慢肉芽化(granulation)嗣後纖維化(fibrinlization)而結疤、結痂,此時創口感覺乾燥,有一種乾而膨脹的感覺,因為纖維化,纖維之形成產生膨脹,迨至纖維化,水分漸漸進入則創口便開始發癢,就漸漸全愈了。被破壞而再生的皮膚及肌肉收縮而形成刀疤或創痕,此類疤則永遠不能恢復,蓋皮膚與神經同發源於外胚層,受損壞後形成的疤痕永遠存在。王不留行對皮下毛細血管及微小血管附近諸細胞如肥大細胞(mast cell)等等都有促進流量,恢復組織血管修補作用。蒴藋細葉略具麻醉作用,可以止劇痛,桑白皮本是古時候外科開刀後做縫線用,具收澀修護作用,加川椒、乾薑之活動血流量以增加代謝而促進修補。厚朴、黃芩之鎮靜抑止以防止強烈收縮而生血栓之形成。甘草緩和疾病反應的強烈。

排膿散單將枳實、芍藥、桂枝排膿之力,實在不夠,即加雞子黃,還是不夠。排膿湯之甘草、桔梗、生薑、大棗,類似對胃中有宿物,肺中有膿痰略有幫助,如要真正用在排膿,恐怕不夠力。

> 浸淫瘡,從口起流向四肢者可治,從四肢流來入口者不可治。浸淫瘡,黃連粉主之。

浸淫瘡乃神經性亦即過敏性的一種濕疹瘡,分泌水多,化膿亦多,古時候又缺乏適當的治療法,發作劇時,束手無策,只能任之而已。任其發作都在四肢,濕疹尤其在下肢、腹部、臀部特多,患處的範圍亦特別廣大,從口流向四肢者,即以此以訛傳訛,如果病情愈來愈嚴重,從下肢起端,一片擴散侵及上身,則情況更為惡劣,範圍更為擴大,故曰從四肢入口者難治。亦即神經緊張↑,過敏性濕疹蔓延愈廣已從下而上矣,則云不可治。黃連粉一面抗生消炎,一面使分泌改少,亦可謂使之乾燥,則濕疹稍稍改善,亦不失為一法,但不能根治,後世方勝之多矣。

趺蹶手指臂腫轉筋狐疝蚘蟲脈證并治第十九

師曰：病趺蹶，其人但能前不能卻，刺腨入二寸，此太陽經傷也。

趺蹶之意描寫人身前傴，俗謂跌跌衝衝，其人只能向前走，不能向後退，此乃是屬神經性的大病，並非寒濕等字眼可以搪塞，現在所發現各種神經精神症狀，古代並非完全沒有，按此種病情之推敲，寒濕筋痺，絕不致於如此嚴重，必然是脊髓神經及大腦皮層的極度不協調，方能致之，遍查所有神經病例，則以帕金森氏病（Parkinson's disease）最為接近，腦中多巴胺（dopamine）發生問題，以致神經穩定度不夠，此是嚴重病症，用針刺腨二寸絕對無效，不過是神經刺激一時性轉穩，最多只能一至二小時，嗣後必然再發，再針則完全無效了。

病人常以手指臂腫動，此人身體瞤瞤者，藜蘆甘草湯主之。

藜蘆甘草湯方闕。

手臂腫是神經性代謝先↓，後再蔓延波及小血管，其腫亦不會腫得非常厲害，不過看起來略為浮腫而已，有的甚至完全看不出，手指身體瞤瞤而動亦屬 Parkinson's disease 之主症，藜蘆是催吐藥，配合甘草未必能治此等重病，且又缺方，似乎無法看論足矣。

轉筋之為病，其人臂腳直，脈上下行，微弦，轉筋入腹者，雞屎白散主之。

雞屎白散方：

　　雞屎白

　　上一味為末，取方寸匕，以水六合，溫服。

　　轉筋者即扭筋也，一般不常勞動者而年紀近五十歲的人很容易發作，有時不巧一轉身甚至打一噴嚏都可發生，頭頸及腰部強直痛不可忍，常服維他命 B 可以避免此類轉筋。中藥的柴胡桂薑湯，小建中湯常服之均可避免之，一旦發作則須用大劑溫通劑如薑、萸、附、桂之流，更須鬆弛肌肉之劑如原白芍、伸筋草、絲瓜絡、路路通、威靈仙等等方克有效，在轉筋者，手腳均牽制極痛，故其人臂腳直，脈上下行者，臂之肌肉強直所致。轉筋入腹又是另外一種患病即睪丸精索靜脈或腹腔內卵巢囊腫扭轉（strangulation）稱之轉筋入腹，是危險的重病，西醫列為 acute first aid。用雞屎白可能致瀉，一瀉而愈，患其藥力擴散率不夠，乃以酒引而擴散之及於小血管。

　　陰狐疝氣者，偏有大小，時時上下，蜘蛛散主之。

蜘蛛散方：

　　蜘蛛十四枚熬　桂枝半兩

　　上二味，為散，取八分一匕飲和服，日再服，蜜丸亦可。

　　狐疝氣其實是小腸疝氣（inguinal hernia），腹腔內卵圓孔（foramen ovale），在腹股溝的卵圓孔處黏膜破裂而小腸由此而脫出。西醫方面只須用小手術（minor operation）約略割開肌肉，用針縫之即可。其實此類小腸之下壁並非自始至終在下垂狀態，有時縫合後即愈，有時即使開刀縫合，不數日依然發作，其真正的癥結在於該處一節小腸的蠕動量不夠或失常，乃生膨脹，腸壁隨之而↑產生壓力而下垂。桂枝活動其腸壁，腸肌肉血管，配合蜘蛛的蛋白，不知是何種蛋白使腸壁肌肉收縮，腸運動正常，則所墜之腸子未必一定壓在腹股溝的卵圓孔上，只須略為過頭，或遲達，或略為斜置或偏差，就擱在、掐在卵圓孔上面而不下垂。一旦如此則卵圓孔之膜漸漸黏連而正常，如果腹壓恆使之不高，則此病可以不急，甚至全愈。

問曰：病腹痛有蟲，其脈何以別之？師曰：腹中痛，其脈當沉，若弦，反洪大，故有蚘蟲。

凡痛則 prostaglandin 及緩激肽（bradykinin）一定升高，前者使血壓↓，血管收縮，則脈必成細沉。後者使心搏動↓，則脈必先沉而遲，但這是一般的通則。如果有特定的區域性刺激勝過一般性的通則時，病的反應傾向於較強的一方面。區域性的有蟲使腸子蠕動↑則對沉遲的脈相拮抗，故見數而浮。為什麼呢？由於是過敏性，寄生蟲在腸內是外物造成過敏而發熱，酸性↑則脈呈洪大，脈呈洪大是寄生蟲在腸內造就的大量血中酸性（acidity）↑，故病的神經性分泌力量被遮蓋而不明顯了。但是大承氣湯類之正脈不是會洪大嗎？絕不洪大，因腸中積滯，而骨盆腔壓力↑，影響迷走神經反見沉遲，絕不洪大，事實如此。

蛔蟲之為病，令人吐涎，心痛，發作有時，毒藥不止者，甘草粉蜜湯主之。
甘草粉蜜湯方：
　甘草二兩　白粉二兩即鉛粉　白蜜四兩
上三味以水三升，先煮甘草，取二升，去滓，內粉蜜，攪令和，煮如薄粥，溫服一升，差即止。

蚘即蛔蟲，在寄生蟲學上述之甚詳，但其生命交替史中，要上竄至肺，在此一段時間中，患者的症狀較多，有時胃痛唾液增加。用白粉是鉛粉，本身即有毒，其實一般性殺蟲藥，西藥較中藥為優而且安全，又何必用此藥，但根據研究興趣方面，倒卻別有一番解說，鉛粉有毒，能殺寄生蟲的蛔蟲。一般有寄生蟲的患者常會發生神經質、精神急躁等症候，患過敏症也有此種現象，例如患過敏性氣喘，治療方法在中醫學上是非常多，而且也是非常有效的，其中有一張最奇怪的方名，紫金丹，是紅砒及綠豆所做成。據說綠豆可以解砒毒，其實不是，乃是綠豆可以將砒的份量沖淡，使其輕之又輕，淡之又淡，雖有毒但毒性很小，有何用處呢？其最大的用途就是殺滅氣管壁內的嗜伊紅細胞（eosinophil cell），此類細胞如經砒石毒死，氣喘及過敏至少

要全愈一大半，eosinophil cell 在寄生蟲病的宿主，假設就人類說罷，為數也是很多，用鉛粉既能鎮靜神經，又能殺死嗜伊紅細胞，不失為一良法。但鉛有毒，則如綠豆粉對砒石一樣，用白蜜、甘草中和之使其量變小而毒性變輕，能治病而不足以損害身體，我們未必一定要用此方，但此方給我們的啟示良好。

> 蚘厥者，其人當吐蚘，今病者靜而復時煩，此為臟寒，蚘上入膈，故煩，須臾復止，得食而嘔，又煩者，蚘聞食臭出，其人當自吐蚘。蚘厥者，烏梅丸主之。
> 烏梅丸方：
>   烏梅三百個　細辛六兩　乾薑十兩　黃連一斤　當歸　川椒各四兩　附子　桂枝　人參　黃柏各六兩
>   上十味，異搗篩，合治之，以苦酒漬烏梅一宿去核，蒸之五升米上飯熟，搗成泥，和藥令相得，內臼中，與蜜杵二千下，丸如梧子大，先食，飲服十丸，日三服，稍增至二十丸，禁生冷滑臭等食。

此種情形的發生，必須有相當多的蛔蟲造成腸阻塞，否則不一定會發生，蛔蟲在人體的寄生史，必然要從腸內上升經過肺、咽喉、食道附近再復下降至腸中，可參閱寄生蟲學，茲不復贅，其時胃中劇痛，痛得目珠上翻，挺然如死，痛至極自然手足冰涼乃稱厥，是蛔蟲上升肺及胃之反應。但必須先有腸阻塞，此痛 colic pain 的條件，有時候鼻中，喉中有蛔蟲上升而逸出，腸胃的逆蠕動，蛔蟲上升乃至痛而抽搐，並非蚘聞食臭而出。蛔蟲的交替史本來如此，所可惜者，西醫的寄生蟲史單只講病，從來不講病人在什麼時候當有什麼感覺，什麼現象，此所以在治療上有時反而中醫書較實在。如今唯一的方法，是使腸胃安定，不使上逆，故用烏梅的酸而收斂，以川椒、乾薑的辣而溫通止痛，黃連使胃腸充血↓，細辛麻醉，黃柏殺菌消炎，當歸、人參支援以上各種藥物的交互發揮作用。如此則充血可退，不正常的蠕動可止，嘔吐亦止，痛可安止，腸胃之逆蠕動↓，附子、桂枝的促進血行循環，興奮代謝，

著著見勝，方相當有效，所以此方之用，並不在乎有或無蟲，是強力的腸胃安撫劑，不是蛔蟲也可以用。

婦人妊娠病脈證并治第二十

師曰：婦人得平脈，陰脈小弱，其人渴，不能食，無寒熱，名妊娠，桂枝湯主之，於法六十日當有此證，設有醫治逆者，卻一月加吐下，則絕之。

女子懷孕，本來是一樁正常的事情，脈不需要有任何變化，但胎兒在子宮內日趨長大，在開始時，母體尚未能習慣時，尺脈有些小弱，其實這些都是猜想，單憑脈象未必能候得出懷孕與否。其人渴不能食，是懷孕後，一人的營養，因胎兒發展的需要、營養及代謝都會升高，其人渴者，代謝略為升高的現象，此類現象，在古時候社會簡樸，營養不夠，婦女終日勞動者，間或有之，現代少見了。不能食是婦女懷孕後，產生的妊娠惡阻，一般多見於懷孕後二個月之內，二個月之後，則此類症象消矣，故曰於法六十日當有此證。桂枝湯對之未必有效，其實二個月後自然消失，什麼用桂枝湯，醫而有逆，卻一月加吐下則絕之，自然都是些贅語，不必太認真去解釋。桂枝湯亦好，絕之也好，非其治，也不須治則絕之，由其自然，不須用藥，倒是惡阻吐瀉得非常厲害，對母體有不良作用，而孕婦本身也很難受，何況用粉則用六一散、川連、半夏、生薑之流研末沖服，卻也能治愈不少，其中尤以六一散為最妙。

婦人宿有癥病，經水斷，未及三月，而得漏下不止，胎動在臍上者，此為癥痼害，妊娠六月動者，前三月經水利時，胎也，下血者後斷三月，衃也，所以不止者，其癥不去故也，

當下其癥，桂枝茯苓丸主之。

桂枝茯苓丸方：

　　桂枝　茯苓　丹皮　桃仁去皮尖熬　芍藥各等分

上五味，末之，煉蜜丸，如兔屎大，每日食前服一丸，不知，加至三丸。

　　宿有癥病，範圍包括甚廣，女子本為內生殖器，都在腹腔也即骨盆腔內，本有癥症，是腹中有硬塊，是子宮肌瘤抑是卵巢囊腫，或竟是大腸某一段蠕動不良，都不能斷然確定，再看其下文，說其未及三月而漏下不止，一般孕妊女性月事便沒有了，蓋子宮內膜因著床漸漸變厚以養胚胎，絕不致崩漏，而今漏下不止，可見是具有壓力，壓力之來源大多屬於子宮，如果是前置胎盤，則胎兒漸漸長大，其頭壓在子宮頸上，而不巧，胎盤正在子宮頸口，胎盤受壓，胎兒長大之壓力則時時出血漏下，子宮頸處既在子宮口上，則胎兒必在子宮口之後，故胎動在臍上。妊娠六個月則胎兒更大，壓力更大則出血當更多，所以不止者，其癥不去之說，未必正確，因為假使是子宮有肌瘤，如果其瘤長在子宮底部，則子宮因胎兒長大而擴大，瘤腫因子宮之充血↑，有時能自然消失，若瘤腫在子宮之前半部，則可能有本條所說之現象，其癥不去，方能適用桂枝茯苓丸，其效是趁其勢在胎兒長大時用之，則其癥易於消失。若乃前置胎盤，恐非桂枝茯苓丸能收效，有時反而得反效果。

　　婦人懷妊六七月，脈弦，發熱，其胎愈脹，腹痛惡寒，少腹如扇，所以然者，子藏開故也，當以附子湯溫其藏。

　　此非婦女科病，乃內科病與妊娠無關。因為已經懷孕六、七個月，其事大定，胎兒已經長成，受外界影響較少，脈弦發熱是感染，腸中氣體膨脹，本已懷孕，腹已相當大，復加腸子有氣體，乃誤解為胎愈脹大，腹痛惡寒均為外界感染問題，少腹如扇者，懷孕骨盆腔中本來壓力↑，再加腸中氣體膨脹，則孕婦感覺小腹更往下墜，陰道黏膜感覺異常，因壓力之故，恆感下身陰戶似要開、要脫之症狀。腹中壓力↑，骨盆腔不勝其荷也，用附子湯溫其

藏即愈。或曰產前不嫌寒，產後不嫌熱，何以得在產前用溫藥如附子湯，其實此種諺語，毫無根據，藥本無寒熱，病本無陰陽，不過解說而已。懷孕已經六、七個月，豈是一般附子湯，可以使之墮胎。附子湯增加代謝，懷孕婦女代謝本已↑，附子湯只約略觸其機能即可。

師曰：婦人有漏下者，有半產後因續下血不絕者，有妊娠下血者，假令妊娠腹中痛，為胞阻，膠艾湯主之。

膠艾湯方：

　乾地黃六兩　川芎　阿膠　甘草各二兩　艾葉　當歸各三兩　芍藥四兩

上七味，以水五升，清酒三升，合煎，取三升，去滓，內膠令消盡，服三升，日三服，不差更作。

妊娠而漏下，半產後即小產後，續下血不止時，子宮內膜未能全部剝離清除，故而下血不止，西醫則要刮子宮，使子宮內膜清理後，自然血止，但是也有子宮收縮無力而內膜不能自行清除者，刮子宮非但去其殘餘之內膜，更能刺激子宮肌壁的收縮。假令在妊娠中腹痛下血，則證明子宮的收縮無力，與女性的黃體素有關，其實不單是黃體素而已，與好多原因有關，此時西醫必將胎兒去掉，其實是不需要如此硬幹的，我們可以用膠艾四物湯加減，一則使子宮恢復正常，二則保全一條小生命，亦始不功德無量！艾葉本為止血之劑，配合阿膠止血力更↑，熟地、川芎、當歸促進血行動量，更使腦下垂體之內分泌處發生作用，蓋此時腦下垂體本來已經發生作用阻止其病變的發展，但力有所不及耳，我們先要順水推舟——服膠艾四物湯即可濟事，又其中的芍藥是做安定子宮痙攣之用，安定下腹部腸子同用，可見非但對子宮本身，更須對子宮附近的環境加以調節，否則單刀獨行恐怕無法速功，尤有進者膠艾四物湯不但用在婦科上，對其他一切出血之症幫助相當大，常常互相參用，用清酒者，協助其藥力隨微絲血管擴張之勢，使之動力↑，而收效速。

婦人懷孕，腹中疼痛，當歸芍藥散主之。

當歸芍藥散方：

　　當歸　川芎各三兩　芍藥一觔　茯苓　白朮各四兩　澤瀉半觔

上六味，杵為散，取方寸七，酒和日二服。

懷孕腹痛是子宮痙攣性痛，用當歸收縮子宮肌壁，川芎影響腦下垂體的分泌，做適當的調節。此時腹痛，當然身體的條件和作用都集中如何使腹不痛，子宮不痙攣，故用此兩味已經可以奏效，但此不過是主力，四周環境尤須注意，不可以小失大也，乃重用芍藥以止痙攣性的腹痛，本來內科也用，婦科也可用，恐其腹痛來自腸胃，或有電解質之不調節，茯苓、白朮使之平衡，澤瀉則利通其水分，蓋妊娠時，女性荷爾蒙改變容易使 Na^+ 滯留而積水，澤瀉為主，古人去除之，配茯苓、白朮則收效更宏。互相反饋互相反制本是生化上的條件，而中醫之方藥上，其實早已用之矣，對安定子宮，當歸芍藥散效果極佳，我每次用之而收效絕響。

妊娠嘔吐不止，乾薑人參半夏丸主之。

乾薑人參半夏丸方：

　　乾薑　人參各一兩　半夏二兩

上三味末之，以生薑汁糊為丸，梧子大，飲服十丸，日三服。

妊娠惡阻，用乾薑人參半夏丸，在古時候也許可以，蓋古人身體差，勞動力大於緊張，生活條件雖苦，生存競爭的緊張壓力卻很少，故而嘔吐不止者，防其電解質流失而脫水，以乾薑、半夏止嘔，人參補益調節之，今人用之恐無大效，反而用黃連、黃芩、黃柏及六一散為末較為有效也。

妊娠小便難，當歸貝母苦參丸主之。

當歸貝母苦參丸：

　　當歸　貝母　苦參各四兩

上三味末之，煉蜜丸，如小豆大，飲服三丸，加至十丸。

女子在月經來之前,身上恆積水分,假使有氣喘,皮膚過敏,神經衰弱,則必然大為發作。原因是女性荷爾蒙使 Na^+ 滯留則水分滯留,電解質之不平衡乃發生種種現象,如今因懷孕而非月經來之前,當然情況更為緊張了。腦下垂體本為很小的一粒,分前後二葉,各有微絲小血管相通,懷孕時往往水分相當地積聚,孕婦因胎兒在骨盆腔的壓力↑而腳腫,有時小便亦感困難。當歸、貝母、苦參均非利水之劑,當歸約略改善骨盆腔的血行,貝母、苦參則對小血管的靜脈回流略為改善,如此亦即不必用什麼大劑藥物。

妊娠有水氣,身重小便不利,洒淅惡寒,起即頭眩,葵子茯苓散主之。

葵子茯苓散:

　　葵子一升　茯苓三兩

上二味杵為散,飲服方寸匕,日二服,小便利則愈。

這下子是真的小便不利而積水了,但是亦非大量積水,所以只稱是水氣而已,此類所謂「水氣」者,積於頭部,或在腦底小血管,或在耳喎、咽喉的歐氏管相連的半規管,故起則頭暈,葵子是利水劑,茯苓是調節水分劑,用之取漸效之功。

婦人妊娠,宜常服當歸散。

當歸散方:

　　當歸　黃芩　芍藥　川芎各一觔　白朮半觔

上五味,杵為散,酒服方寸匕,日再服,妊娠常服即易產,

胎無所苦,產後百病悉主之。

妊娠之難題大都在子宮的痙攣,子宮收縮無力,最重要的是難產,胎位不正,用當歸、川芎調節女性荷爾蒙,本來當歸、川芎可以用在很多地方,並不限於婦科,但此處既是以懷孕為重點,則當歸、川芎的效果就傾向於懷孕方面走了,一如注射盤尼西林或者抗生素,全體那一處發炎,此類藥物就全集中到其發生處是一樣的道理。黃芩鎮靜神經,芍藥鎮靜兼具抑制痙攣作

用。白朮健和腸胃，調節水分，使吸收↑作用良好，是否此藥尚有調節胎位作用則不得而知，因為胎位之不正，恐怕胎兒在羊水中尚有其他因素問題而使之不正，惜吾人未深度加以研究耳。妊娠婦人代謝必高，則本身感熱而多汗，則以黃芩清之。腸胃道因胎之壓力恆有所不正常，則以白朮調節，芍藥抑制之，方子用意甚佳，效果也好，今人喜歡用四物湯，其實與此方比相差遠矣。

妊娠養胎，白朮散主之。
白朮散方：
　　白朮　川芎　蜀椒去汗　牡蠣各三分
上四味，杵為散，酒服一錢七，日三服夜一服，但苦痛加芍藥，心下毒痛倍加川芎，心煩吐痛不能食飲加細辛一兩，半夏大者二十枚，服之後，更以醋漿水服之，若嘔，以醋漿水服之，復不解者，小麥汁服之，已後渴者。大麥粥服之，病雖愈，服之勿置。

白朮、川芎已經講過幾遍，是屬於內科藥，但是可以轉用於婦科，端視情況而定，中國醫學的用藥之常例。蜀椒即是川椒，對一般性因腸胃道受涼或副交感性神經興奮而腸蠕動↑用之有效，或竟對一般黏膜面的分泌過多所構成的困擾，可使之黏液減少以求安定之效。牡蠣使神經穩定，尤其對淋巴腺的腫脹、流量等均有改善作用，中醫說他能消腫、消炎，但力量不大，中藥力量都很微小，所以單味藥作用範圍雖廣，真正作用的著力點極微弱，所以很難真正說明此藥物有任何具體的作用，因之在實驗室裡任你如何努力，大致都失效，搞不出名堂來，其真正效用及功力端須在配合中，更須在身體中在某一個條件時方始發生驚異的效果，有時真使人有意想不到的神奇，諸因素由於太多，所以無法定位，用得準，效果絕對驚人。妊娠中腹痛，由於胃腸蠕動失常，加以胎兒的壓力，其來勢有時非常厲害，有時卻也不過如此，須視當時的情況而定，例如此條就相當厲害了。痛是痙攣則加芍藥以制痙，劍骨下痛之甚則加川芎何哉？因為川芎可使腦中充血略退，配合之做中樞性

的鎮靜，芍藥重點在下腹部，也即少腹部，中樞的重心在心下，單是川芎無法奏效，必須配合川椒、白朮方克有濟。心煩吐加細辛穩定大腦使之暫時生些許麻醉作用，更配合半夏以止嘔。醋漿屬收斂性，胃中之收縮不正常，服醋之強烈酸收亦可止嘔於一時，而嘔吐後口必渴，用醋也可暫為略緩和之，蓋醋究係刺激性物則以小麥緩和之，嗣後感口渴者用大麥汁緩和之，大、小麥汁均可緩和胃神經，以緩其醋之刺激酸斂也。

> 婦人傷胎懷身腹滿，不得小便，從腰以下重，如有水狀，懷身七月，太陰當養不養，此心氣實，當刺瀉勞宮及關元，小便微利則愈。

懷孕七月當然已經大腹便便，腰以下垂自無問題本來就是如此，如果突然發生小便不利，不須用什麼「太陰當養不養，此心氣實」令人不解，一無是處，母體須負擔胎兒的營養和代謝，胎兒又復日益增大加重，孕婦常感小便頻數是有的，而且由於羊水之大增，身上的水分較平時多出許多，偶然一時抗利尿激素（antidiuretic hormone, ADH）失調而↑，則小便不利，以後種種症狀都是小便不利的描述，刺勞宮穴在手掌中，所以刺激腦下垂體，使ADH恢復正常而降。刺關元則所以刺激膀胱收縮，配合胎兒由上往下之壓力，小便必然微利，微利是帶動起頭作用，以後是胎兒下壓膀胱之關係，小便當然趨於正常，此類都是小小失常，算不得大病，但是其中機轉頗耐人尋味，如果頭腦聰明的人以之治大病配合諸複方似乎也可，吳鞠通即是一例，張錫純又一例，胎兒不下，我祖父惲鐵樵在他的臨症筆記上也有特殊的例子，治法在人，不可拘泥也。

婦人產後病脈證并治第二十一

> 問曰，新產婦人有三病，一者病痙，二者病鬱冒，三者大便難，何謂也，師曰，新產血虛，多汗出，喜中風，故令病痙，亡血復汗多，故令鬱冒，亡津液胃燥，故大便難。

新產婦人在現代的環境條件中幾乎很少見到此類病了，病發是以前產後處理不良，見痙者是與嬰兒的臍風一樣是破傷風菌，由新產裂傷的產道感染而發，病鬱冒者是新產後，由於生產之時，用力努張使胎兒由產道出來後，營養本差，身體衰弱，恆感有氣上衝，心跳加速，因為下身負擔既已去除，壓力↓則腸胃在重新調節，子宮在收縮時所產生的症象。大便之所以難在於腹腔中胎兒既經產出，腹部空空尚未復原，腹壓施不出著力處，迨幾天之後自然恢復。這三類病只有病痙是較為嚴重，其他都是產後後遺症狀，即使不服藥休養幾日也可以全愈，古時如此，現今婦產科發達，營養又良，處理又得當，此類症象已經幾乎絕跡了。

> 產後鬱冒，其脈微弱，嘔不能食，大便反堅，但頭汗出，所以然者，血虛而厥，厥而必冒，冒家欲解，必大汗出，以血虛下厥，孤陽上出，故頭汗出，所以產婦喜汗出者，亡陰血虛陽氣獨盛，故當汗出，陰陽乃復，大便堅，嘔不能食，小柴胡湯主之。

前條的多汗出喜中風，故令病痙，今亡血汗多故令鬱冒，津液乾燥故大便難，這些解釋可以說是全部錯誤，古人不知，隨便類推，要強自解釋徒增

困擾，而本條則更是匪夷所思，不知所云，硬將陰陽亂套一通，什麼孤陽上出，陽氣獨盛，均是實在無法解釋，出於無奈的遁辭，古人如此也就算了，今人如此，則無人能懂，如此中醫必趨滅亡，可嘆也。古人營養不良，身體又弱，婦人尤甚，生產是一樁大事，產後是筋疲力盡，故脈微弱，唯不能食者，腹中去一大塊肉，胃腸反應，必須略俟時間，產後極累、極須休息，故而沉睡，一時正常血行尚未恢復，乃稱鬱冒，既然鬱冒，當然不能進而嘔，大便反堅者，產後子宮收縮，骨盆腔內一切肌肉臟器都呈收縮以求恢復原狀，則大便焉能不堅硬，不像現在未產之前均先已經完全處理妥善，而且生產先剪開產道，產後再將之用針縫上，古時是自然生產，陰道因胎兒出而會陰破裂，只能隨其自然恢復，必須經過一段日子，故稱為坐月子。在大大的刺激 stress 及 tension 之後，在趨於安靜時必然大汗出。但頭汗者，腹內臟器緊張狀態尚未完全恢復之故也，什麼「血虛下厥，孤陽上出」、「亡陰血虛陽氣獨盛」，在現在眼光看來，簡直是隨口胡謅，胡說八道，喜談陰陽者可以休矣，否則照字面硬作解說一定不知所云，很簡單的一樁事情講得玄之又玄，不敗何待。小柴胡湯，一來鎮靜中樞神經之興奮度使之↓，二來使中樞鎮靜即所以使末梢腹腔中血管擴張以利恢復，則嘔自然而止，清空如畫，並不難解，又何必大兜圈子。

病解能食七八日更發熱者，此為胃實，宜大承氣湯主之。

迨產後一切緊張情況自然漸漸穩定而恢復，此不能算是病，是生理性的恢復。則當然能進食了，但是又發熱者，可知骨盆腔內乙狀結腸及直腸處因會陰破裂的緊張及收縮，故大便見困難，如果腸中有雜質或者大腸桿菌↑，則發熱，尚有產後的惡露尚未清潔則發熱，用大承氣湯清理之未始不可，但是似乎太原始了，清理之法正多，此不過為之立一法而已，餘類可以類推，不必斤斤於大承氣湯也，胃實、胃虛非其診斷之要義，大柴胡湯、桃仁四物湯隨症用之可也。

產後腹中疞痛，當歸生薑羊肉湯主之，併治腹中寒疝虛勞不
足。

產後腹中疞痛者，大都是產後腸胃蠕動配合子宮的收縮不太協調，生薑羊肉是高熱量食物，當歸更能使子宮收縮，蓋膨脹之子宮此時正在收縮中，增加其熱量亦即增加其能量，如此則腸運動子宮收縮均能順利進行，而且具大量營養價值，可以說是食品不是藥方，相當妙著。腹中寒疝亦是動量不合拍，腸子抽痛，用之亦佳。

產後腹痛，煩滿不得臥，枳實芍藥散主之。
枳實芍藥散方：
　　枳實燒、令黑勿太過　芍藥各等分
上二味，杵為散，服方寸七，日三服，併主癰膿，大麥粥下
之。

產後腹痛，腸蠕動生痙攣用芍藥鎮靜之，子宮由擴大而收縮，用枳實促進其收縮，大麥粥清滑潤腸，則滑利善使腸中內容物易運走而排出，併主癰膿者，未必真正能排膿，但對腸中有膿癰時，使之易於排出亦不無助一臂之力。

師曰產婦腹痛，法當以枳實芍藥散，假令不愈者，此為腹中
有瘀血著臍下，宜下瘀血湯主之，亦主經水不利。
下瘀血湯方：
　　大黃一兩　桃仁三十個　䗪蟲二十枚去足熬按此即地鱉蟲
上三味末之，煉蜜和為四丸，以酒一升煮丸，取八合頓服之，
新血下如豚肝。

產婦腹痛如用前條的枳實芍藥散而仍不愈，不知子宮的收縮無力，原因是子宮腔內尚有產後的殘餘物質，用大黃促進蠕動而退充血，桃仁之驅除停潴的血流，䗪蟲亦即地鱉蟲對血栓血流滯留均有很好的效果。再者子宮、腸子之所以失常，脊椎運動神經之支配失常也有參與，用桃仁、大黃、䗪蟲，

前可去滯留在子宮的剩餘物,如已黏結的血塊,破碎的黏膜,後更可調節脊髓之神經,在此前後的緊急場面中,助一臂之力,是非常重要的。

> 產後七八日,無太陽證,少腹堅痛,此惡露不盡,熱在裏,結在膀胱也。不大便。煩燥發熱,切脈微實。日晡時,更倍煩躁發熱,不食。食則譫語,至夜即愈,宜大承氣湯主之。

無太陽症意思就是說沒有外感,亦即未受到風寒侵襲,照現在的意思即沒有任何感染。臍以下堅硬而痛,是腹壁肌肉因子宮收縮不良,子宮內膜剝離不全而痛,因而波及腹壁肌肉強直,按之堅硬,張仲景最喜歡講熱結膀胱,血結膀胱,其實無非是骨盆腔中,不拘是子宮是直腸、是乙狀結腸一概名之為血結熱結膀胱,並不是我們所說的膀胱,用現代解剖觀念的膀胱以解釋之,無異使人笑掉大牙。大嘆古人連解剖都不通,其實古人之著重點在形勢,及據其勢而順其勢作臨床的治療,與解剖無關。不大便的煩躁或發熱,前條已經很精細的談過,日晡前更發熱是一般肝臟腸胃患疾而腸子內有積滯一定的症象,其原因一與腸內內容物的菌落有關,二與每日胰島素的分泌定時代謝有關(見拙著《內經素問真相之探討》中),發熱而不食,食則譫語,是大腸中宿積未清,E. Coli 繁殖↑之故,下之則愈。

> 產後風,續續數十日不解,頭微疼,惡寒,時時有熱,心下悶,乾嘔汗出,雖久陽旦證續在耳,可與陽旦湯。
> 陽旦湯方:
> 桂枝三兩去皮　芍藥三兩　甘草二兩炙　生薑三兩切　大棗十二枚　附子一枚　牡桂四兩

產後風續續數十日不解,頭微疼,惡寒,時時有熱,心下悶,乾嘔,汗出諸症象都是由於平時營養不良,家務操勞,懷孕產後又不能善於補益,乃生此等症象,產後失血不多,但是身體受強烈的緊張及產後以求迅速恢復,是母體康復的必要條件,如果本來身體虛弱,則往往產後因產前高升的代謝條件,突然產後而下降,則感風續續數十日不解,其實不過是血糖代謝不足

感冷而已，惡寒頭微疼都是由此而來，時時有熱，心下悶乾嘔是腸胃機能產後未能迅速回復，汗出是乾嘔的結果，此類之病極須興奮代謝，調節血糖及表皮血管循環，故而桂枝湯為底子調節血管、血糖使之不畏寒，以附子興奮代謝，不過此類發熱，絕非高熱，不過微微有熱，身子不爽而已，單是用藥恐怕這是手續，而沒有實質的底子，我們除用藥之外，更應該補充具高營養高蛋白的食物為底（substrate），然後始克有濟也。

產後中風發熱，面正赤，喘而頭痛，竹葉湯主之。
竹葉湯方：
　　竹葉一把　葛根三兩　防風　桔梗　桂枝　人參　甘草各一兩　附子一枚炮　生薑五兩　大棗十五枚
上十味，以水一斗，煮取二升半，分溫三服，覆使汗出，頸項強，用大附子一枚，破之如豆大，前藥揚去沫，嘔者加半夏半升洗。

前條是不過虛弱而已，並無感染，此條是非但虛弱更有感染，故而發熱面赤喘而頭痛，與上條比嚴重多了，由於頭項是感冒病灶在鼻，乃用葛根、桔梗，產後發熱見面赤一是酸度高，二是腎上腺素上升度因產後虛弱而不夠，前者乃用竹葉以清熱，其實是降低酸性（acidity），後者用附子以刺激之，則面赤可降。如果嘔則用半夏，配合生薑以止嘔。

婦人乳中虛，煩亂嘔逆，安中益氣，竹皮大丸主之。
竹皮大丸方：
　　生竹茹　石膏各二分　桂枝　白薇各一分　甘草七分
上五味，末之，棗肉和丸彈子大，飲服一丸，日三夜二服，有熱倍白薇，煩喘者，加枳實一分。

產後授乳中，若然感覺虛煩嘔逆，我們根憑二點來看，第一所謂虛煩實在是指食道及縱膈腔中充血，尤其是食道充血的前置條件，充血↑則生嘔逆，如果將充血↓，嘔逆自止，其充血的理由是酸性的侵蝕，尤其是胃酸的上逆

賁門，賁門的黏膜受刺激而充血，竹茹、生石膏一方面退充血，一方面穩定頸椎神經，桂枝、甘草溫暖胃腸，則胃腸的氣逆自然而止。白薇是一味婦科方面常用的藥，其好處在於產後多汗煩且熱者，白薇用之相當有效，其實一般暑天發燒，略有熱度，發熱老是不退，白薇配合青蒿，用之也非常有效。又有甚者，婦女在生產後，子宮極欲自然收縮，授乳餵嬰兒，嬰兒之吮吸乳頭，恆間接地能促進子宮收縮，此時如果子宮在擴張收縮得較快，則腸胃進之而蠕動則上逆，更尤其在吮吸乳頭時抗利尿激素（antidiuretic hormone, ADH）會↑，所以乳母有時對被乳養的雖非親生兒女，我們在戲劇常常看到對被乳的兒女亦非常有感情，有時竟同親生母親相差無幾者，原因在此，而發生上述症狀的原因也在於此也，蓋愛原本基礎的出發點在性，亦算是一種證明。

　　產後下利虛極，白頭翁加甘草阿膠湯主之。
　　白頭翁加甘草阿膠湯方：
　　　白頭翁　甘草　阿膠各二兩　秦皮　黃連　柏皮各三兩
　　上六味，以水七升，煮取二升半，內膠令消盡，分溫三服。

　　藥本無所謂溫涼，病也無所為虛實。產後下利用白頭翁、黃連及黃柏消炎退充血，秦皮的略加收斂則以達到調節整理腸子的目的，尤其是在直腸部分，但有一點是非考慮不可的，是產後因生產時的出力，神經緊張是否全部恢復，惡露是否全部乾淨頗成問題，大凡消炎、退充血的藥，則對組織的動量，血管的流動性都有抑止性，單單一味阿膠及緩中的甘草恐怕無濟於事，因力有所不逮，如果加肉桂、黑炮、薑附子、吳茱萸等溫通興奮代謝，亦即增加活力，則當然是完美無缺了。

婦人雜病脈證幷治第二十二

婦人中風七八日，續來寒熱，發作有時，經水適斷者。此為熱入血室，其血必結，故使如瘧狀，發作有時，小柴胡湯主之。

女性在月事來時，由於內分泌的變化與平時相異，大部分女性荷爾蒙對鈉離子（Na^+）的滯留，因之而部分積水，體內水分的增多，雖不同於外界天氣的氣壓低，以及空氣潤濕使皮膚蒸發力↓、通氣（ventilation）↓之身上積水分，如果一經感染，在外面表示出來的又有許多相同之處。中醫所說的濕熱往往使發熱連綿竟日而不退。如果女性在月經中受感染亦復如斯，其不同之處是外界潮濕蒸發力不夠的發熱，是綿綿不斷的發熱，而熱度不高。此條月經適斷的寒熱是發作有時如瘧狀，就我們目前所知，荷爾蒙的代謝與肝臟有密切的關係。例如肝硬化門脈積水，身上女性荷爾蒙因肝能使之破壞而不致增多，此可作調節。若肝機能衰弱則女性荷爾蒙無法破壞而繼續積貯，可見男性乳房肥大症（gynecosmastis），女性荷爾蒙與黑質有關，大可見患肝病腹水者面目黧黑，方今月經剛完，女性荷爾蒙調節時，突然感染，則水分之增加尚未調節平衡，唯一之法即是肝來調節女性荷爾蒙，肝機能既↑則女性荷爾蒙調節，調節正常則水分條件自然正常，則寒熱往來情形即可消失，小柴胡湯可以鎮靜中樞神經。柴胡本有些許退熱作用，全方的配合則可調節肝膽，亦即所謂強肝利膽。

婦人傷寒發熱，經水適來，晝日明了，暮則譫語，如見鬼狀

者,此為熱入血室,治之無犯胃氣及上二焦。必自愈。

此條與上一條其實是同一種類型,我們既已知道月事來時,身中水分↑,Na⁺↑,這對神經的穩定大有影響,晝日當能明了者因晝日代謝↑,血流尚能勉強維持。晚間代謝↓,心肺動力,血液流動力都差,於是部分水分則更由小血管滲入血管外的間組織,則水較晝間為更多,亦即晚間體液較晝間為膨脹,而量 effective volume 無形中增加,我們可見中風,腦血栓 CVA 之病人都在晚間或者熟睡時發作亦可作旁證之一,暮則譫語如見鬼狀,真相不過如此。「熱入血室」是形容詞,何謂血室,血室又在何處,無法落實來講,沒有意思。乃身上多水者恆使人的耳蝸前庭部分受影響,則頭暈目眩,是真武湯治療的對象,或者因為經來之時,女性荷爾蒙的大盛影響及肝及肝膽部分較為過敏,易於感染,原因是下骨盆腔充血因之腸胃恆生蠕動的變化↓,導致上逆,所以毋犯胃氣及上二焦,迨月經自行通利後,則自然平靜否則用藥也可以小柴胡湯加四物湯加減,都不失為治。

婦人中風,發熱,惡寒,經水適來,得之七八日,熱除,脈遲身涼和,胸脇滿,如結胸狀,譫語者。此為熱入血室也,當刺期門,隨其實而取之。

此條與前條相同,不同處在熱已除,脈遲身涼和胸脅滿如結胸狀,其實原因,已不難認知,我們再三講述婦女月經水分會積聚,或者最保守的來講,至少比平時要多。所以月經來前,精神痛苦,往往情緒性特別高,如果感染發熱,已述此類感染可能是滲透壓當時因水改變而生的肋膜炎、心包膜炎,雖然是屬於流行性的小病,現今醫學卻認為是大病,而且其滲出的水都屬 transudate,並非真正的急性滲出物(exudate),或者僅不過是此患者代謝本來↓,經發熱後雖將恢復正常,當有些許不妥之處,積水一也。胃腸蠕動差二也,精神緊張未去三也。均可有此種症象。刺期門,凡針灸效雖速而真正治療性質遠較藥物為差,大部分是局限性或暫時急救性者。《傷寒論》、《金匱要略》、《溫病條辨》用之不多,即用之亦不過一、二點,微而又微而已,至於《內經》因為用針灸,而效果又不良,乃想想種種條件以作限制,意思

是在此條件內，針灸可行，哪知仍是不靈，結果其所述的種種條件，卻是身體上不易之原則，於是形成一本非常了不起的書，而其針灸則依然不若《傷寒論》、《金匱要略》的藥方來得精確有效，此所以《內經》針灸反而成了個對立地位，因為針灸不靈，反而使《內經》種種注釋目的在使針灸要靈，結果不靈，然其種種條件卻是千古不易之原則。因為現代洋人在對此大感興趣，洋人之心情與國人不同，洋人希望立刻見效，針灸的確是可以的，是否能把病治好則又是另外一問題，只看西藥便可以知其心態了。西藥簡單服之立刻見效，以後愈服愈不見效，副作用反效果叢生層出不窮，可見不是治病是救急而已，針灸之道亦復如斯，雖然不像西藥有副作用，但是其效果是與西藥大同小異，因洋人喜之，國人崇洋將之大捧而特捧，真相如何，試過者自然知道，不便多講，總之針灸之道鎮靜而已，針期門鎮靜之，小病則效，大病則略有小效，真大病當用方劑，古人不亦云乎一針二灸三藥，可知病愈深則愈該用藥，最近出現許多怪招，我亦不屑一談，我人自己知道就可，蓋處方用藥較針灸複雜而難行得多。

陽明病下血譫語者，此為熱入血室，但頭汗出，當刺期門，隨其實而瀉之，濈然汗出者愈。

同樣是感染，不管是在經前或月經中，本來就下血，其實非血是月經，譫語者一如《傷寒論》中譫語的條件相同，但頭汗出是緊張之至，使之鎮靜刺期門，可用小柴胡湯，尤其大柴胡湯最為相宜，鎮靜以後則汗大出而愈。

婦人咽中如有炙臠，半夏厚朴湯主之。
半夏厚朴湯方：
半夏一升　厚朴三兩　茯苓四兩　生薑五兩　蘇葉二兩
上五味，以水一斗，煮取四升，分溫四服，日三夜一服。

女性腸胃本不及男性之健行，故平時食量亦較男性為少，更由於古時候女性局限於家庭家務事，見識不廣則多心胸狹窄，動量不夠則多胃腸下垂，由之而形成食道連胃腸下垂之故，而由咽至喉之處亦感下沉，則感覺咽中如

有炙臠者，咽喉處既下沉則黏膜面充血，小靜脈多滯留則感熱，用半夏、厚朴調節其動量之痙攣（rhythmic spasm），用茯苓調節其電解質，生薑興奮胃神經，蘇葉使胃中氣體之發酵↓，則排氣量↑胃中舒服，此方今名之為四七湯，效果在古時候相當不差，近代則較不太有效，原因是腸胃既下垂而無力感，何不用補中益氣湯使之大腦脊髓、喉頭黏膜同時改善勝四七湯遠矣。而且喉頭如炙臠用西洋參、牛蒡子、麥冬、連翹配合補中益氣湯遠勝此方。

　　婦人藏燥，悲傷欲哭，象如神靈所作。數欠喜伸，甘麥大棗湯主之。
　　甘麥大棗湯方：
　　　甘草三兩　小麥一升　大棗十枚
　　上三味，以水六升，煮取三升，分溫三服，亦補脾氣。

　　其實此處數則都不能稱是真正的病，不過是一些輕微的後遺症以及精神性症狀而已，要詳細闡述清楚，卻須費一片周章，我們知道女性較男人柔和溫順，不若男性的衝動與豪放，各有其優點及弱點，不須用人來講自然界其他高等脊椎生物（vertebrate）都是如此。反應都是忍耐，情緒則多感觸，長期以往，上有翁姑，中有丈夫，下有子女，可以說集家務重擔於一身，工作多則力不逮，精神受抑止，長期受抑制精神失常，更加每月有月經，情緒性變化極大，於是悲傷要哭，象如神靈所作，數欠喜伸者均是精神抑鬱而致，如果活動範圍廣，工作雖有壓力，亦可以調節或者心情開朗均不可能有此病，甘草、小麥、大棗鎮靜之。

　　婦人吐涎沫，醫反下之。心下即痞，當先治其吐涎沫，小青龍湯主之，涎沫止乃治痞，瀉心湯主之。

　　女性肺活量較男性差，呼吸量也較男性為低，故而腸胃的進食量均較為低，尤其古代女性多關閉在家，活動量絕少，至少做些女紅家務事而已，由於靜多動少，則副交感興奮機會相當大，一旦有所感冒，往往吐涎沫特多，活動力↓、代謝↓，又往往精神委靡不振、畏冷、胸悶，尤其以吐涎沫最為特

出,吐涎沫多雖是副交感性興奮↑,但是肺活量不足,使涎中多帶泡沫,可見吐涎及痰沫中泡沫特多者,肺氣體交換量不盡於理想之境,我們常見長期肺有痰症的人,肺中分泌之痰涎如不在急性發炎期,常可見痰中泡沫特多,有如蟹吐沫,此還不太像,如果以肥皂小泡沫形容之則最為絕倒。痰中帶氣泡證明肺小氣泡(alveola)的換氣量不足,要使之振奮則非用乾薑、甘草以通暢肺之小血管流量,用麻桂以興奮其交感性神經,則使呼吸量加強,更以五味子、白芍、鎮靜其小氣管之痙攣、半夏之去其分泌則通暢其氣道不可,如此則成了小青龍湯。如果用苓甘細夏五味仁薑湯安之也大同小異,不過治療的症象略輕而已。肺活量不足的原因由小青龍湯中可以細心推得,肺活量不足致使腸胃道動量亦↓,食物進入亦↓,今不用小青龍湯興奮之,反用藥瀉下,逆治非獨不能治病更使情形惡化,心下本若肺活量不足,胃腸動量↓呆滯而滿,今瀉下後當然非但滿脹,更因其蠕動反常而結痞塊,於是本來很悶如今反悶之又悶,胃中又充血,胃壁又擴張,情形相當糟糕,唯一的治法,當應萬本歸元,以整治其氣,亦即↑呼吸量、循環量則用小青龍湯,俟其氣安定,本來可以已經全愈,但如胃腸充血難以消退,動量已然呆滯,則只能用瀉心湯的黃芩、黃連以消其充血,以鎮靜其神經。復以乾薑、生薑等以興奮其血管及肌肉,如此則病可愈,《金匱要略》所創之法,相當精彩,但世人所求的是方,有何等方能治何等病,則其去道也遠矣。蓋其不解從根本著手解決也。

> 婦人之病,因虛積冷結氣,為諸經水斷絕,主有歷年,血寒積結胞門,寒傷經絡,凝堅在上,嘔吐涎唾,久成肺癰,形體損分,在中盤結,繞臍寒疝,或兩脇疼痛,與藏相連,或結熱中,痛在關元,脈數無瘡,肌若魚鱗,時著男子。非止女身,在下來多,經候不勻,令陰掣痛。少腹惡寒,或引腰脊,下根氣街,氣衝急痛,膝脛疼煩。奄忽眩冒,狀如厥顛,或有憂慘,悲傷多嗔。此皆帶下,非有鬼神,久則羸瘦,脈虛多寒,三十六病。千變萬端,審脈陰陽。虛實緊弦。行其

鍼藥，治危得安。其雖同病。脈各異源，子當辨記，勿謂不然。

此條之氣大不類張仲景平日所寫，惟在此將婦人病是擬做一總結束之言詞，所寫的多是些形容字，於實質之病情相去甚遠，按字面解釋無非是虛與寒二個字，虛者營養不良，血流不夠代謝↓，寒者能量不足，動量不夠，應該血流量通暢之所轉為鬱滯，久則由血液滯鬱（blood congestion）而成了血積（blood stasis），例如身體虛弱，呼吸量↓，則支氣管壁細胞因缺氧而分泌↑，於是氣道受阻，肺活量不夠，則血紅素釋 O_2 量↓，嘔吐涎唾，腸胃因之而影響肺運動量不正常，有時拉成長線，有時結聚成一團，乃成所謂盤結繞臍。寒疝者，婦人的腹部赫尼亞（abdominal herniation），或兩脅疼痛是橫結腸中氣體發酵，壓力倍增往升處橫結腸的 hepatie plexus 流向橫結腸而至 splenic plexus 產生 tension 牽引稱與腸相連，此類形容字無甚深意，知道了機轉（mechanism）即可迎刃而解，不須多贅，或者是腸癰，亦即慢性結腸闌尾處化膿，以前也已經詳述過，肌若魚鱗，當用大黃蟅蟲丸，闌尾炎的條件男女都有，非為女性所有，但是帶下來多，經候不匀，會陰掣痛，當然絕對是女性的病，男性無之，下血經來特多，陰處發炎而掣痛，少腹畏寒，多屬骨盆腔炎尤其有革蘭氏陰性細菌 Gram（-），在人身下體特多，發炎的力量較革蘭氏陽性細菌（Gram（+））要厲害的多，一般多食肉類葷腥的人，陰性菌容易繁殖，素食類的人則陽性菌較多。陰性菌較陽性菌發作起來厲害得多，故生闌尾炎的人多屬喜食葷腥肉類的，茹素食者極少。Gram（-）一旦發作可以生高熱惡寒。所謂「引腰脊，下根氣街，氣衝急痛」者，革蘭氏陰菌感染所常見，尤其女性性器屬內在性及開放性者，故極易受感染而且更易深入侵入盆腔，則病甚重時感染大發高熱惡寒，氣衝急痛，炎性病灶性發作，膝脛疼煩，炎性感染性散播，奄忽眩冒，高熱循環↑，狀如厥巔則熱↑而呈昏憒，精神離散，或有憂傷，則又屬另外一種格局，悲傷多嚏是屬於內分泌不正常的精神心因性者，前幾段已經講過，更有帶下，則內臟下墮，壓及骨盆腔，靜脈回流微

絲血管抗力↓，凝聚多↑，則易感染而帶下，病若似非病，實則是長期隱伏緩遲的慢性病變。「脈虛多寒，三十六病……勿謂不然」，無非一些贅言瑣句而已，已無甚深意，其中有一點值得討論的，就是病雖相同而脈不同，其實絕對沒有如此情形，病不同因而脈不同絕不可以，為病因而脈不同，其不同處不過慢性病過程既長，反應階段不一，因之脈呈不相同之勢，全部《金匱要略》既討論到了，不必再多講。

> 問曰，婦人年五十所，病下利，數十日不止，暮即發熱，少腹裏急腹滿，手掌煩熱，唇口乾燥，何也？師曰，此病屬帶下，何以故，曾經半產，瘀血在少腹不去，何以知之，其證唇口乾燥，故知之，當以溫經湯主之。
>
> 溫經湯方：
>
> 　吳茱萸三兩　當歸　川芎　芍藥　人參　桂枝　阿膠　丹皮　生薑　甘草各二兩　半夏半升　麥冬一升
>
> 上十二味以水一斗，煮取三升，分溫二服，亦主婦人少腹寒，久不受胎，兼治崩中去血或月水來過多，及至期不來。

按此例講，實在不是婦科病，而是以內科病開其端，由於屬腸胃性疾病，故下利數十日不止，年近五十左右，本來已經漸趨停經期，女性荷爾蒙開始衰退，復加下利則電解質大為失常，暮即發熱，手掌煩熱，唇口乾燥均是電解質流失，腸子發生不正常反應而發少腹裡急腹滿，是下利不止的結果，此病屬帶下曾經半產，瘀血在少腹不去，不是這種現象，其診斷大有問題，唇口乾燥是下利的關係絕非半產云云，溫經湯倒是一張好方子，婦人少腹寒不受胎，原因正多，不是少腹寒一句話就能了結，但是溫經湯則仍是有效，當歸、川芎、芍藥對子宮下垂有效，蓋當歸收縮子宮，川芎對女性腦下垂體至少有間接作用，蓋可以使腦部充血↓，阿膠、麥冬調節電解質，口唇乾燥緩解，吳茱萸、生薑、甘草、半夏對止瀉大有效，配白芍制其痙攣性，加人參、桂枝以支持其體力，及胃腸道甚至骨盆腔循環代謝的活力，是一張良方，端視是否用得合適。崩中去血或月水過多都是婦科病，此方之川芎、白芍、阿

膠、丹皮、吳茱萸、生薑均為正用劑，人參、當歸為主用劑，甘草、麥冬為助用劑，收發自如也。

　　帶下經水不利，少腹滿痛，經一月再見者，土瓜根散主之。
　　土瓜根散方：
　　　土瓜根　芍藥　桂枝　䗪蟲各三分
　　上四味杵為散，酒服方寸匕，日三服。

　　帶下有炎症或上腹部具壓力，骨盆壓力↑，由於月事不順，䗪蟲、桂枝使之暢通，部分由於子宮內膜不易脫落，乃是子宮蠕動力不夠，中醫認為由於濕熱，則用土瓜根主之，少腹痛是痙攣，芍藥鎮靜之，雖然可以分別來講，其實治療之法是合一的，䗪蟲尤其為主藥，其痛均為內膜不下之故。

　　寸口脈弦而大，弦則為減，大則為芤，減則為寒，芤則為虛，
　　寒虛相搏，此名曰革，婦人則半產漏下，男子則亡血失精。

　　此即在虛勞及吐血，衄下血中，一再重複，但均無處方，但講病法，我們已經述及過，於今不憚其煩，再申論之，脈弦為脈搏的跳動，本來不是單單由血液循環，心臟之搏動而已，裡面會有更多的因素，例如神經肌肉的調節及緩衝，然後方能出現緩和圓湛之脈，若病久體衰，神經不能再使之調節，則純見脈搏之跳動，搏動的情況，顯得單純，純搏動則脈見弦，所以說弦則為減。大則為芤又是如何呢？蓋脈并不是大，而是肌肉收縮調節失敗，脈搏起落感覺↑↓之幅度增寬乃稱為大，因為脈管的彈性已較先時初病當口大為降低了，既是久病，代謝↓則人感無力而畏寒，無力是虛，畏寒那當然就是寒了，虛寒相搏此名曰革，婦人則半產漏下，男子則亡血失精，形容字耳，作前面虛寒的所謂注解。

　　婦人陷經漏下，黑不解，膠薑湯主之。
　　膠薑湯方（可能是膠艾湯見《千金方》）。

　　經之所以漏下是子宮收縮無力，收縮無力的原因是漏下，故血管因之而

收縮作代償性的救濟，於是真正能得助益之循環，反而難於更作修補外，用於生薑艾葉四物湯藥對荷爾蒙具促進作用外，擴張血管則血液流量↑。大凡一樁事實，自然界萬事均是如此，要使之活潑則接觸機率增高，生物的蛋白質亦復如斯，熱量能量↑，接觸機會↑則痛的全愈率亦↑，何況除增加內分泌外，擴張小血管，增加子宮肌層的收縮，都對之有助益。

　　婦人少腹如敦狀，小便微難而不渴，生後者，此為水與血俱結在血室也，大黃甘遂湯主之。
　　大黃甘遂湯方：
　　　大黃四兩　甘遂　阿膠各二兩
　　上三味，以水三升，煮取一升，頓服，其血當下。

　　產後下腹部膨脹而凸出如敦，以現在看法很少有人見像敦這種器皿，我們可說像西瓜狀，是由於產後子宮依然脹大，收縮力極↓，子宮是在膀胱之前，則膀胱受壓，小便微難，不渴與渴，按理非此症的主要條件，云水與血均結在血室，亦即子宮內當有羊水，子宮內膜當未完全剝離，大黃推動骨盆腔臟器，促其充血使動量增加，甘遂祛水，阿膠是蛋白質，促進其子宮內膜血行，使之早時脫落，但處方太峻烈，其實不必用此方，後世良法多矣，做一參考法則可。

　　婦人經水不利下，抵擋湯主之。
　　抵擋湯方：
　　　水蛭　虻蟲各三十個熬　桃仁三十個　大黃三兩浸酒
　　上四味為末，水五升，煮取三升，溫服一升。

　　經水不利屬代謝低落，能量降低則可用溫經湯，假如組織神經反應遲緩，肌肉鬆弛，收縮力不夠，可以用土瓜根，產後子宮收縮不良，羊水積滯，則用大黃甘遂湯（但是太厲害了不太相宜）。此條的水蛭、虻蟲、桃仁、大黃非同小可，力量很峻，在現今眼光視之，除非月事久久不下，否則一般通經

藥即可，不必如此峻猛之藥。

婦人經水閉不利，藏堅癖不止，中有乾血，下白物，礬石丸主之。

礬石丸方：

　　礬石三分燒　　杏仁一分

上二味，末之，蜜丸棗核大，納藏中，劇者再納之。

杏仁無所謂，礬石相當厲害，收斂力極強，好在是外用，納諸陰道內，若藥力由黏膜內透入子宮，則強烈收縮，以下堅癖，如今已極少用之，備格而已。

婦人六十二種風，腹中血氣刺痛，紅藍花酒主之。

紅藍花酒方：

　　紅藍花二兩

上一味，酒一大升，煎減半，頓服一半，未止再服。

紅藍花性溫和對血栓、血管的調節頗有作用，且充其對心臟跳動的穩定性也不差，配方用在心跳過速上亦有效果，因為欲助其勢，故配用酒浸，使血管運行擴張之力倍增，所謂七十二種風，事實上都是神經性的症狀，穩定其神經，除了用直接穩定法之外，用神經附近小血管循環改善法亦可行，而且更為穩健，古人常稱治風先治血，血行風自滅者類此。

婦人腹中諸疾痛，當歸芍藥散主之。

女性為內生殖器，其患病或有其他各種症狀，不是單治婦科方面便能見效，必須考慮骨盆腔，婦科臟器的四周環境問題，亦能有所幫助，如果腹痛多半屬於子宮收縮血流問題、女性荷爾蒙不調節者，當歸芍藥散是相當優良的方子。

婦人腹中痛，小建中湯主之。

女性除了婦科病可致腹痛之外，其他外圍環境也可致腰痛，女性活力代

謝力均較男性為差，古時候營養又不良，此類之腹痛多半屬內科，而非直接屬婦科，屬婦科者是間接的，此條的腹痛實在與《傷寒論》上用小建中湯相類，是代謝低落，腹受涼後運動↑，血糖較↓之腹痛，與當歸芍藥散是不同的。

> 問曰，婦人病飲食如故，煩熱不得臥，而反倚息者何也，師曰，此名轉胞，不得溺也，以胞系了戾，故致此病，但當利小便則愈，腎氣丸主之。

腎氣丸方：

　　乾地黃八兩　山藥　山茱萸各四兩　澤瀉　丹皮　茯苓各三兩　桂枝一兩　附子一枚炮

上八味，末之，煉蜜和丸，梧子大，酒下十五丸，加至二十丸，日再服。

此方之用處極大，幾乎占中國醫學處方之泰半，加減用的更多，錢仲陽以之去桂枝、附子而成為六味地黃丸，用途更廣，如果將此方能分析得當，則本病不講可以自喻，山藥、地黃都是對於糖分有相當關係的藥，山藥中有糖轉化酵素，更有荷爾蒙，但這解說不足以說明用此藥的理由，而且效果亦非一味藥能解決，我們再加一味地黃，地黃可以強心，能使血糖調節使之先升後降，山茱肉及粉丹皮對小血管內皮具有良好的改善作用，澤瀉平衡水分，茯苓副之，更用桂枝、附子強力推動微絲血管的循環，尤其是腎小血管、腎絲球體血管，則小便自然漸漸能出，其標的是在腎臟過濾機能，其總括條件，包括範圍極廣，對血糖、電解質、小血管，甚至對結締組織均有影響，病人飲食如故可見，本無大病，煩熱亦絕不像白虎湯那樣的煩熱，不得臥反倚息是小便不利，不是臟器因小便不利而腹中積水那樣嚴重的病，而是子宮骨盆區之緊張收縮而使之不得臥而煩熱。如果單用桂枝、附子便可將不能臥煩熱，去掉大半，更加六味丸之穩定神經，導行血管，補充醣分的調節，當可至愈。

> 婦人陰寒，溫陰中坐藥，蛇床子散主之。

蛇床子散方：

　　蛇床子

上一味,末之,以白粉少許,和合相得,如棗大,綿裹內之,
自然溫。

陰寒事實上未必要用藥,或用內服藥,或下半身多穿衣服即可,推斷其症狀可能是陰道發癢,這倒是常見,又其以黴菌感染者最多,也有中年婦女將停經時陰道黏膜因荷爾蒙之↓產生角化,亦會感覺癢,蛇床子是抗黴菌、真菌之藥,納入陰道中自然可以殺滅或者抑制黴菌,至於用鉛粉,自用作收澀劑,使陰道黏膜鬆弛,則癢收斂則自然不癢,如說是殺菌殺蟲,例如陰道滴蟲病,自亦不無有道理,但是未經試過,現代即使要試,機會絕對很少,因為現代婦科,多半去找西醫了。

少陰脈滑而數者,陰中即生瘡,陰中蝕瘡爛者,狼牙湯洗之。
狼牙湯方:
　　狼牙三兩
上一味,以水四升,煮取半升,以綿纏筋如繭,浸湯,內陰中,日四遍。

骨盆腔底部,尾椎骨處有壓力則脈滑,如果血流滯積又兼生瘡化膿,則發炎脈必數,須配其他症候條件,則脈滑數。陰中生瘡陰蝕者潰爛也,狼牙草今極少見用,有人說是狼毒,陰道潰爛其原因正多,婦科學上屢見不鮮,狼牙或狼毒,外用是否見效,未嘗經驗,不敢妄識,不得已只能如闕,以待高明。

胃氣下泄,陰吹而正喧,此穀氣乏實也。膏髮煎主之。
膏髮煎方:
　　豬膏半斤　亂髮如雞子大三枚
上二味,和膏中煎之,髮消藥成,病從大便出。

陰吹的意思是肛門的排氣情況似乎是從陰道出來,只是感覺而已,絕不是真的,肛門氣體往陰道放出,即使肛門及陰道有瘻管(fistula),也不致於如此,其真相在拙著的《溫病涵義及其處方述要》中論及甚詳,今復不嫌辭

煩，復再論之，因為陰道的部位，前有尿道及膀胱，後面是直腸及肛門，如果直腸、肛門重垂，則在直腸所排出的氣體，使前壁前的陰道振動加強，感覺有如排氣從陰道而出，一般身體肥胖者或竟直腸、肛門一段較為滯鬆而蠕動↓者，則排氣從肛門出時，其振動（vibration），恆使陰道連帶一併振動，患者錯覺氣由陰道出，如果用藥，一則使肛門、直腸的黏膜潤滑，二則使肛門及直腸的蠕動力改善，用收斂法，亂髮者燒成炭稱血餘炭來治下血，配合橘葉合用止血如神，極為神效，今以豬膏煎之，也是別開一面，一則收斂，二則潤滑，直腸、肛門條件改善則自然陰道不受其排氣之振動，陰吹自息，並非陰道吹從大便，蓋大便一出，直腸、肛門立即輕鬆上升，陰吹之感消失。

方劑索引

一畫
　一物瓜蒂湯　42
二畫
　八味腎氣丸　82
　人參湯　105
　十棗湯　141, 147, 148
三畫
　小半夏加茯苓湯　146, 153
　小半夏湯　145, 198, 221
　小承氣湯　234
　小青龍加石膏湯　96
　小青龍湯　142, 148, 268
　小建中湯　81, 200, 274
　小柴胡湯　199, 222, 259, 265
　大半夏湯　223
　大承氣湯　31, 114, 120, 232, 233, 260, 262
　大青龍湯　142
　大建中湯　115
　大柴胡湯　114
　大烏頭煎　117
　大黃甘草湯　223
　大黃甘遂湯　273
　大黃牡丹湯　240
　大黃附子湯　115, 116
　大黃硝石湯　198

大黃䗪蟲丸　85
土瓜根散　272
己椒藶黃丸　146
下瘀血湯　261

四畫

王不留行散　243
木防己湯、木防己湯去石膏加茯苓芒硝湯　143
五苓散　147, 157
升麻鱉甲湯、升麻鱉甲湯去雄黃、蜀椒　51
天雄散　80
文蛤散　157
文蛤湯　224

五畫

白朮附子湯　39
白朮散　256
白虎加人參湯　42, 161
白虎加桂枝湯　59
白頭翁加甘草阿膠湯　264
白頭翁湯　235
甘草附子湯　40
甘草粉蜜湯　247
甘草乾薑湯　92
甘草麻黃湯　179
甘草瀉心湯　48
甘麥大棗湯　268
甘遂半夏湯　140
甘薑苓朮湯　128
半夏厚朴湯　267
半夏麻黃丸　208
半夏乾薑散　225
半夏瀉心湯　220
四逆湯　222, 231
瓜蒂散　121
生薑半夏湯　225

六畫

　竹皮大丸　263

　竹葉湯　263

　百合地黃湯　46

　百合知母湯　45

　百合洗　46

　百合滑石代赭湯　45

　百合滑石散　47

　百合雞子湯　45

七畫

　赤丸　116

　赤小豆當歸散　51, 212

　防己地黃湯　66

　防己茯苓湯　178, 179

　防己黃耆湯　37, 177

　吳茱萸湯　219

　皂莢丸　93

　牡蠣湯　61

八畫

　附子湯　252

　附子粳米湯　112

　奔豚湯　99

　抵擋湯　273

九畫

　風引湯　68

　侯氏黑散　66

　苓甘五味加薑辛半夏杏仁湯　151

　苓甘五味加薑辛夏杏大黃湯　152

　苓甘五味薑辛湯　150

　苓桂五味甘草湯　149

　苓桂朮甘湯　139, 140

　枳朮湯　186

　枳實芍藥散　261

　枳實薤白桂枝湯　105

　厚朴七物湯　112

厚朴三物湯　113
厚朴大黃湯　145
厚朴麻黃湯　93, 94
苦參湯　48
柏葉湯　208
紅藍花酒　274

十畫

射干麻黃湯　92
狼牙湯　276
桂甘薑棗麻辛附子湯　185
桂枝去芍藥加蜀漆牡蠣龍骨救逆湯　207
桂枝生薑枳實湯　107
桂枝加桂湯　100
桂枝加黃芪湯　183, 197
桂枝芍藥知母湯　71
桂枝附子湯、桂枝附子湯去桂枝加白朮湯　38
桂枝茯苓丸　252
桂枝龍骨牡蠣湯　78
桂苓五味甘草湯去桂加乾薑，細辛　150
桃花湯　234
茯苓戎鹽湯　159, 160
茯苓杏仁甘草湯　106
茯苓桂枝甘草大棗湯　101
茯苓澤瀉湯　224
柴胡桂薑湯　61
烏梅丸　248
烏頭赤石脂丸　107
烏頭桂枝湯　118
烏頭湯　72
茵陳五苓散　198
茵陳蒿湯　195
桔梗湯　95
栝蔞桂枝湯　28
栝蔞薤白白酒湯　104
栝蔞薤白半夏湯　104

十一畫
　　梔子大黃湯　196
　　梔子豉湯　235
　　麻子仁丸　128
　　麻黃加朮湯　36
　　麻黃杏仁薏苡甘草湯　37
　　麻黃附子湯　180
　　蛇床子散　275
　　麥門冬湯　95
　　通脈四逆湯　235
　　乾薑人參半夏丸　254
　　排膿散　243
　　旋覆花湯　125

十二畫
　　黃土湯　211
　　黃芩加半夏生薑湯　220
　　黃芪芍藥桂枝苦酒湯　181, 182
　　黃耆建中湯　82
　　黃耆桂枝五物湯　75
　　黃連粉　244
　　陽旦湯　262
　　硝石礬石散　195
　　腎氣丸　140, 156, 275
　　越婢加半夏湯　96
　　越婢加朮湯　167, 179
　　越婢湯　178
　　紫參湯　236
　　雄黃熏方　49
　　訶黎勒散　236, 237

十三畫
　　葵子茯苓散　255
　　滑石白魚散　159, 160
　　葛根湯　29
　　溫經湯　271
　　蜀漆散　60

當歸生薑羊肉湯　118, 261
當歸貝母苦參丸　254
當歸芍藥散　253, 254, 274
當歸散　255
葶藶大棗瀉肺湯　95, 145

十四畫
蒲灰散　159, 181
酸棗仁湯　84
蜘蛛散　246

十五畫
膠艾湯　253
膠薑湯　272
豬苓湯　20, 21, 161
豬苓散　221
豬膏髮煎　197, 276

十六畫
橘皮竹茹湯　226
橘皮湯　225, 226
橘枳生薑湯　106
頭風摩散　68
澤漆湯　93, 94
澤瀉湯　144

十七畫
薏苡附子敗醬散　242
薏苡附子散　106
薯蕷丸　83

十八畫
瀉心湯　212, 268
雞屎白散　245, 246

十九畫以上
藜蘆甘草湯　245
礬石丸　274
礬石湯　73
鱉甲煎丸　57

國家圖書館出版品預行編目（CIP）資料

金匱要略新論 / 惲子愉著. -- 新北市：華藝數
位股份有限公司學術出版部出版：華藝數位股份
有限公司發行, 2021.03
　　面；　公分
ISBN 978-986-437-188-4(平裝)
1. 金匱要略 2. 中醫典籍

413.31　　　　　　　　　　　110002415

金匱要略新論

作　　　者	／惲子愉
責任編輯	／楊雁婷
封面設計	／張大業
版面編排	／莊孟文

發 行 人	／常效宇
總 編 輯	／張慧銖
業　　務	／吳怡慧
出　　版	／華藝數位股份有限公司　學術出版部（Ainosco Press）
	地　　址：234 新北市永和區成功路一段 80 號 18 樓
	電　　話：(02)2926-6006　傳真：(02)2923-5151
	服務信箱：press@airiti.com
合作出版	／惲純和、葉姿麟
發　　行	／華藝數位股份有限公司
	戶名（郵政／銀行）：華藝數位股份有限公司
	郵政劃撥帳號：50027465
	銀行匯款帳號：0174440019696（玉山商業銀行 埔墘分行）
法律顧問	／立暘法律事務所　歐宇倫律師

ISBN	／978-986-437-188-4
DOI	／10.978.986437/1884
出版日期	／2021 年 3 月
定　　價	／新台幣 550 元

版權所有・翻印必究　Printed in Taiwan
（如有缺頁或破損，請寄回本公司更換，謝謝）